Andreas Kutschke
Sucht – Alter – Pflege

Verlag Hans Huber
Programmbereich Pflege

Beirat Wissenschaft
Angelika Abt-Zegelin, Dortmund
Silvia Käppeli, Zürich
Doris Schaeffer, Bielefeld

Beirat Ausbildung und Praxis
Jürgen Osterbrink, Salzburg
Christine Sowinski, Köln
Franz Wagner, Berlin

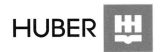

Andreas Kutschke

Sucht – Alter – Pflege

Praxishandbuch für die Pflege
suchtkranker alter Menschen

Verlag Hans Huber

Andreas Kutschke, Pflegewissenschaftler (BScN),
Krankenpfleger für geriatrische Rehabilitation, Qualitätsmanagement
Hochstraße 23
41189 Mönchengladbach
E-Mail: kutschke.saez@t-online.de

Lektorat: Jürgen Georg, Dr. Susanne Lauri
Herstellung: Daniel Berger
Titelillustration: pinx. Winterwerb und Partner, Design-Büro, Wiesbaden
Umschlag: Claude Borer, Basel
Satz: punktgenau gmbh, Bühl
Druck und buchbinderische Verarbeitung: Hubert & Co., Göttingen
Printed in Germany

Bibliografische Information der Deutschen Nationalbibliothek
Die Deutsche Nationalbibliothek verzeichnet diese Publikation in der Deutschen Nationalbibliografie; detaillierte bibliografische Angaben sind im Internet unter http://dnb.d-nb.de abrufbar.

Dieses Werk, einschließlich aller seiner Teile, ist urheberrechtlich geschützt. Jede Verwertung außerhalb der engen Grenzen des Urheberrechtes ist ohne schriftliche Zustimmung des Verlages unzulässig und strafbar. Das gilt insbesondere für Kopien und Vervielfältigungen zu Lehr- und Unterrichtszwecken, Übersetzungen, Mikroverfilmungen sowie die Einspeicherung und Verarbeitung in elektronischen Systemen.
Die Verfasser haben größte Mühe darauf verwandt, dass die therapeutischen Angaben insbesondere von Medikamenten, ihre Dosierungen und Applikationen dem jeweiligen Wissensstand bei der Fertigstellung des Werkes entsprechen.
Da jedoch die Pflege und Medizin als Wissenschaft ständig im Fluss sind, da menschliche Irrtümer und Druckfehler nie völlig auszuschließen sind, übernimmt der Verlag für derartige Angaben keine Gewähr. Jeder Anwender ist daher dringend aufgefordert, alle Angaben in eigener Verantwortung auf ihre Richtigkeit zu überprüfen.
Die Wiedergabe von Gebrauchsnamen, Handelsnamen oder Warenbezeichnungen in diesem Werk berechtigt auch ohne besondere Kennzeichnung nicht zu der Annahme, dass solche Namen im Sinne der Warenzeichen-Markenschutz-Gesetzgebung als frei zu betrachten wären und daher von jedermann benutzt werden dürfen.

Anregungen und Zuschriften bitte an:
Verlag Hans Huber
Lektorat: Pflege
z. Hd.: Jürgen Georg
Länggass-Strasse 76
CH-3000 Bern 9
Tel: 0041 (0)31 300 4500
Fax: 0041 (0)31 300 4593
E-Mail: juergen.georg@hanshuber.com
Internet: www.verlag-hanshuber.com

1. Auflage 2012
© 2012 by Verlag Hans Huber, Hogrefe AG, Bern
(E-Book-ISBN 978-3-456-95067-9)
ISBN 978-3-456-85067-2

Inhaltsverzeichnis

Danksagung 11

Geleitwort 13

Abkürzungsverzeichnis 15

Einleitung 17

1. Eine Herausforderung: Sucht im Alter 27
1.1 Geriatrische und gerontopsychiatrische Pflege 28
1.2 «Das ist doch ein Penner» – Ein Fallbeispiel 30

2. Missbrauch und Abhängigkeit im Alter 33
2.1 Pflegerische Bedeutung von Abhängigkeitserkrankungen im Alter .. 34
    2.1.1 Fachberatung und Therapie 35
    2.1.2 Eingeschränkte Fachkenntnisse bei Alkoholabhängigkeit 36
    2.1.3 Fehlende Konzepte und Strukturen 36
    2.1.4 Körperliche und soziale Probleme 38
2.2 Epidemiologie 39
2.3 Begriffsbeschreibung: Sucht, Abhängigkeit, Missbrauch, Sucht im Alter 46
2.4 Klassifikationen der Suchterkrankungen 48
2.5 Entzugssymptome erkennen und adäquat reagieren 51
    2.5.1 Delir 52
2.6 Pflegediagnosen im Zusammenhang mit einer Abhängigkeit oder einem Missbrauch 59
2.7 Wie kommt es zu einer Abhängigkeit? 54
    2.7.1 Neurowissenschaftliches Modell 54
    2.7.2 Biologisches Modell 57

	2.7.3 Psychologisches Modell	57
	2.7.4 Soziokulturelles Modell	58
	2.7.5 Entwicklung einer Abhängigkeit	60

3. Alkohol ... 61

3.1	Alkohol im Überblick	62
	3.1.1 Allgemeine Auswirkungen von Alkohol	64
	3.1.2 Körperliche Folgen des Alkoholkonsums	65
	3.1.3 Auswirkungen von Alkohol auf den älteren Körper	66
3.2	Auswirkungen des Suchtmittelkonsums auf Pflege und Betreuung	68
	3.2.1 Früher (early onset) und später Beginn (late onset)	68
	3.2.2 Angehörige als Mitbetroffene	71
	3.2.3 Gesundheitliche und soziale Folgen	72
	3.2.4 Das Korsakow-Syndrom	77
3.3	Umgang mit dem Rückfall (Relaps)	80
	3.3.1 Unterstützende Angebote	81
	3.3.2 Einschätzung bei einem Rückfall	82
3.4	Verfahren zur Erkennung von Alkoholabhängigkeit	82
	3.4.1 Risikoabschätzung und Screening-Verfahren	83
3.5	Pflegekonzepte und Strategien im pflegerischen Umgang	89
	3.5.1 Leitlinien und Ziele in der Behandlung älterer Alkoholkranker	89
	3.5.2 Konzepte zur Begleitung älterer Alkoholkranker	92
	3.5.3 Alkoholabhängige Bewohner im Altenheim	96
	3.5.4 Alkoholkonsum im Altenheim	98
	3.5.5 Konzept: Sucht im Alter	100
	3.5.6 Ambulante Betreuung und Pflege	104
	3.5.7 Case Management (Fallmanagement)	105
	3.5.8 Motivation herstellen	107
	3.5.9 Entwöhnung	107
3.6	Pflege	108
	3.6.1 Pflegeinterventionen bei Entzugstherapien	108
	3.6.2 Pflegebeziehung	109
	3.6.3 Leitlinien im pflegerischen Umgang	110
	3.6.4 Regeln in der Begleitung	116
3.7	Kommunikation	123
	3.7.1 Motivierende Gesprächsführung (Motivational Interviewing)	123

4. Medikamentenabhängigkeit und Missbrauch … 129

4.1. Alter und Medikamentenabhängigkeit … 130
    4.1.1 Pflegerische Wahrnehmung des Problems … 131

4.2 Warum werden so oft und so viele Psychopharmaka verordnet? … 132

4.3 Medikamente mit Missbrauchs- und Abhängigkeitspotenzial … 134

4.4 Entstehung einer Medikamentenabhängigkeit … 137

4.5 Wirkung und Auswirkung von Medikamenten auf den älteren Körper … 138

4.6 Gesundheitliche und soziale Folgen bei Medikamentenmissbrauch und -abhängigkeit … 140

4.7 Missbrauch und Abhängigkeit von Medikamenten erkennen und einschätzen … 141
    4.7.1 Pflegediagnosen … 143

4.8 Symptome bei einem Benzodiazepinentzug … 147

4.9 Leitlinien und Ziele in der Behandlung einer Benzodiazepin-Abhängigkeit … 149
    4.9.1 Allgemeine Maßnahmen … 150
    4.9.2 Stages of Change (Stufen der Veränderung) … 153
    4.9.3 Beratung … 155
    4.9.4 Pflegerische Begleitung bei der Medikamentengabe … 156
    4.9.5 Serial Trial Intervention … 157
    4.9.6 Allgemeine pflegerische Maßnahmen zur Reduktion von BZD … 159
    4.9.7 Selbsthilfegruppen als wichtige Begleitung … 160
    4.9.8 Die aktive Rolle des Patienten … 161

4.10 Prophylaxe der Medikamentenabhängigkeit … 161

4.11 Medikamente in eigener Sache … 162

5. Nikotinabhängigkeit … 165

5.1 Wirkstoffe des Tabaks … 166

5.2 Wirkung von Tabak auf den Organismus älterer Menschen … 167
    5.2.1 Erektionsstörungen … 169

5.3 Einschätzen der Nikotinabhängigkeit … 170

5.4 Reduzieren des Nikotinkonsums und Rauchstopp … 174
    5.4.1 Rauchstopp in der Altenhilfe … 175

		5.4.2 Beratung für einen Raucherstopp	176

        5.4.2 Beratung für einen Raucherstopp 176
        5.4.3 Zwangsrauchstopp oder das Einteilen von Zigaretten 181
  5.5 Medikamentöse Behandlung der Tabakabhängigkeit 182
        5.5.1 Nikotinersatztherapie 182
        5.5.2 Weitere Unterstützungsmaßnahmen 184
  5.6 Nichtraucherschutz 186
  5.7 Brandgefahr durch Rauchen im Altenheim
      und andere Alltagsfragen in der stationären Altenhilfe 186

6. Opiatabhängigkeit 189
  6.1 Einleitung 189
  6.2 Häufige Erkrankungen älterer Opiatabhängiger 190
  6.3 Betreuung und Pflege älterer opiatabhängiger Menschen 191

7. Übergreifende Strategien 195
  7.1 Interprofessionelle Zusammenarbeit 195
  7.2 Prävention 195
  7.3 Abhängigkeit und Pflegende 196

Exkurs: Ethische Aspekte in der Behandlung suchtkranker älterer Menschen *Dirk Bethke* 199
Einleitung 199
Begriffsklärungen 200
    – Moral 200
    – Ethik 200
    – Moralität 201
    – Moralische Kompetenz 202
Die Pflege-Charta 202
    – Präambel 203
    – Die acht Artikel der Charta 203
Moralische Konflikte oder Dilemmata 205
Methoden zur Entscheidungsfindung 206
Weiterführende Informationen 212

Glossar 215

Literaturempfehlungen 219

Literaturverzeichnis 221

Autorenverzeichnis 231

Sachwortverzeichnis 233

Medikamentenverzeichnis 237

Danksagung

Ich danke Dirk Bethke für die Ergänzungen im Buch, Monika Roth für Schreibarbeiten und die kritische Auseinandersetzung mit den Texten und meiner Frau für ihre große Geduld. Persönlich freut mich, dass Dr. Klaus Perrar das Geleitwort geschrieben hat. Mein Dank gilt auch den Mitarbeitern verschiedener Altenpflegeeinrichtungen in Nordrhein-Westfalen, die bereitwillig an der Befragung teilgenommen haben. Margret Boeck von der Caritas in Düsseldorf, die ihr Praxiskonzept für dieses Buch zur Verfügung gestellt hat, und mit der ich einen angeregten Praxisdiskurs zum Thema Sucht im Alter führen konnte. Ich bedanke mich auch bei den Mitarbeitern der Deutsche Hauptstelle für Sucht (DHS) für die umfangreichen Artikel und Arbeiten zum Thema. Ein besonderer Dank gilt außerdem den Mitarbeitern des Verlags Hans Huber, insbesondere Dr. Susanne Lauri und Jürgen Georg, für die Reflexion und Bearbeitung der Texte.

Geleitwort

«Ich habe bei meiner Arbeit mit den schwächsten, ältesten, hoffnungslosesten Menschen zu beginnen.»

Prof. Dr. Dr. Klaus Dörner

Es gibt Veröffentlichungen, bei denen man sich wundert, warum sie nicht schon lange zuvor auf den Markt gekommen sind. Zu diesen gehört sicher auch das Ihnen hier vorliegende Werk. In einer immer älter werdenden Gesellschaft sind auch immer mehr alte Menschen alkohol-, nikotin-, medikamenten- und auch drogenabhängig. Und doch waren es eher die alten Menschen mit einer Demenz oder Depression, die in den letzten Jahren im vorrangigen Fokus zahlreicher pflegerischer und medizinischer Betrachtungen standen. So sehr die Thematisierung dieser beiden Krankheitsbilder zu einer Verbesserung des Wissensstandes und der Lebenssituation der Betroffenen beigetragen hat, so sehr schienen die suchtkranken Alten bislang durch das Versorgungsnetz zu fallen. Wie soll man mit den zahlreichen benzodiazepinabhängigen Heimbewohnern umgehen? Wieviel Alkohol darf ein alter Mensch (noch) konsumieren? Ist Drogenkonsum im Seniorenheim überhaupt denkbar? Wer kennt nicht «disziplinarische» Einweisungen zur Entgiftung in eine psychiatrische Klinik, wenn der Bewohner sich nicht an die vorgegebenen Regeln gehalten hatte oder halten konnte?

Zugegeben: Menschen mit einer Suchtproblematik – zumal wenn sie aus ihren ursprünglichen sozialen Bezügen herausgefallen sind – zählen in der Regel nicht zu einem angenehmen und anhaltend dankbaren Klientel. Sucht verändert und sie verändert besonders die Beziehungsfähigkeit dieser Menschen. Spezielle Konzepte zu ihrer Versorgung sind in der stationären Altenpflege entwickelt und wieder verworfen worden. Wohngruppen für Menschen mit einem Korsakow-Syndrom sollten den besonderen Herausforderungen dieser Bewohnergruppe gerecht werden und konnten doch nicht aufrechterhalten werden. Und sind diese Menschen nicht eigentlich an ihrem Schicksal selbst Schuld?

Natürlich verkürzen diese Aussagen provokant. Die gelebte Wirklichkeit und das daraus abzuleitende Wissen haben sich in der letzten Zeit sehr wohl weiterentwickelt. Sucht ist eine Erkrankung – auch im Alter! Es ist das große Verdienst des

Pflegewissenschaftlers Andreas Kutschke, sich mit der Gruppe der suchtkranken Alten schon seit über anderthalb Jahrzehnten intensiv in Praxis und Theorie aus pflegerischer Sicht auseinanderzusetzen. So ist dieses Buch nur das folgerichtige Ergebnis seines Engagements für diese Menschen und seiner umfangreichen Erfahrungen in deren Betreuung.

Meine berechtigte Hoffnung ist, dass dieses Buch eine weite Verbreitung finden wird:
- als Beitrag zum besseren Verständnis suchtkranker alter Menschen
- als praxisnahes Nachschlagewerk für deren professionelle Versorgung
- als Fundgrube für Pflegende, die sich auf den aktuellen Stand des Wissens bringen wollen
- als Ratgeber für Einrichtungen, die sich dem Thema fundiert widmen wollen
- als Grundlage für eine nachhaltige Verbesserung des Lebens dieser manchmal schwachen und hoffnungslosen alten Menschen.

In diesem Sinne wünsche ich dem Buch viele engagierte Leserinnen und Leser.

Dr. med. Klaus Maria Perrar
Facharzt für Psychiatrie
Psychotherapie | Palliativmedizin | Suchtmedizin

Lehrbeauftragter der Dt. Akademie für Gerontopsychiatrie und -psychotherapie

Personaloberarzt des Zentrums für Palliativmedizin
Uniklinik Köln
Kerpener Str. 62
50937 Köln

Abkürzungsverzeichnis

AA	Anonyme Alkoholiker
BASDEC	Brief Assessment Schedule Depression Cards
BESD	Beurteilung von Schmerzen bei Demenz
BMG	Bundesministerium für Gesundheit
BSMO	Business Solutions Medicine Online
BZD	Benzodiazepine
BZgA	Bundeszentrale für gesundheitliche Aufklärung
CAGE	«Cut-down on drinking», «Angry about criticism», «Guilty feeling», «Eye-opener»
CAM	Confusion Assessment Method
CMA	Chronisch mehrfach beeinträchtigte Abhängigkeitskranke
COPD	Chronic Obstructive Pulmonary Disease
DBDD	Deutsche Beobachtungsstelle für Drogen und Drogensucht
DemTect	Demenz Detection Test/Demenz Screening Verfahren
DGSM	Deutsche Gesellschaft für Schlafforschung und Schlafmedizin
DHS	Deutsche Hauptstelle für Suchtfragen
DIRA	Diagnostisches Inventar zum Rückfall Alkoholabhängiger
DNQP	Deutsches Netzwerk für Qualitätsentwicklung in der Pflege
DSM IV	Vierte Ausgabe des Diagnostic and Statistical Manual of Mental Disorders, Handbuch Psychischer Störungen
EBDD	Europäische Beobachtungsstelle für Drogen und Drogensucht (EBDD)
ENSH	Global Network for Tobacco Free Health Care Service
GDS	General Detoriation Skala
GDS	Geriatric Depression Scale
ICD-10 GM	Internationale statistische Klassifikation der Krankheiten und verwandter Gesundheitsprobleme
IFT	Institut für Therapieforschung

Abkürzungsverzeichnis

KDA	Kuratorium Deutsche Altershilfe
LAST	Lübecker Alkoholismus Screening Test
MALT	Münchener Alkohol Test
MAST-G	Michigan Alcoholism Screening Test – Geriatric Version
MMST	Mini Mental Status Test
MNA	Mini Nutritional Assessment (MNA)
RKI	Robert Koch Institut
SoC	Stages of Change
STI	Serial Trial Intervention
TFDD	Test zur Früherkennung der Demenz mit Depressionsabgrenzung
VRS	Verbal Rating Scale
WHO	Weltgesundheitsorganisation
ZüFAM	Zürcher Fachstelle zur Prävention des Alkohol- und Medikamenten-Missbrauchs
ZNS	Zentrales Nervensystem

Einleitung

Liebe Kolleginnen und Kollegen, liebe Leserinnen und Leser

Dieses Buch ist mir eine Herzensangelegenheit. In meiner Arbeit nehme ich täglich wahr, dass das Problem Sucht im Alter für Pflegende außerhalb von speziellen Einrichtungen kaum ein Thema ist. In der Folge ist der Alltag in der Begegnung mit älteren Suchtkranken oft durch Überforderung, fehlendes Wissen und Mangel an praxistauglichen Konzepten geprägt. In der Standardliteratur für Altenpflege finden sich nur rudimentäre Hinweise auf die Pflege und Betreuung von älteren Suchtkranken, und oft werden Techniken und Überlegungen aus der psychiatrischen Suchtpflege übernommen. Dieses Vorgehen stößt vor allem in der stationären Altenpflege oft auf Probleme in der Umsetzung. Früher oder später stellen Pflegende fest, dass diese Zugänge für multimorbid erkrankte Menschen im fortgeschrittenen Leben nicht passen.

Dieses Buch soll ein kleiner Beitrag zu einer intensiveren Wahrnehmung des Problems sein; es werden Möglichkeiten aufgezeigt, mit Sucht in der Pflege umzugehen, und einige Probleme oder Sichtweisen herausgearbeitet.

Um zu eruieren, wie es im Augenblick um die fachliche Pflege alter Suchtkranker in der stationären Altenpflege bestellt ist, habe ich bei den Vorüberlegungen zu diesem Buch Berufskollegen zum Thema Sucht im Alter befragt. Dieses Vorgehen gewährleistet, dass die Ausführungen möglichst nahe an der Pflegepraxis orientiert sind. Die Fragen orientierten sich an einer Untersuchung der Amerikaner Klein und Jess (2002). Die beiden Autoren sind Sozialarbeiter; ihre Untersuchung wurde von der National Association of Social Workers veröffentlicht. Die Ergebnisse der Studie von Klein und Jess haben mich neugierig gemacht.

In ihrer Studie stellen sie verschiedene Haltungen und Herangehensweisen im Umgang mit Alkoholproblemen in amerikanischen Altenheimen dar. Sie gehen davon aus, dass der Umgang mit Alkohol in Altenheimen nicht einheitlich ist; in einigen Einrichtungen würden Pflegende Cocktail-Hours durchführen, in anderen hingegen nicht; manche Pflegende würden den Besitz von Alkohol erlauben oder den Arzt befragen, ob die Bewohner Alkohol trinken dürfen, andere nicht. Die Autoren halten die Identifikation von Alkoholabhängigkeit im Alter für schwierig, weisen aber gleichzeitig darauf hin, dass kaum eine andere Personengruppe so engmaschig begleitet wird wie Altenheimbewohner. Ob die Bedingungen im Umgang mit Alkohol in Altenheimen in Deutschland ähnlich sind? Um Antworten auf diese Frage zu finden, habe ich, wie bereits erwähnt, Pflegefachkräfte und Leitungskräfte in verschiedenen Altenheimen befragt. Da es im vorliegenden Buch jedoch nicht nur um Alkoholabhängigkeit geht, sondern ebenfalls um die Abhängigkeit von Medikamenten, Nikotin und Opiaten, zielten meine Fragen auch auf diese Themenbereiche.

Befragung der Pflegefachkräfte und Leitungskräfte in der stationären Altenpflege zum Thema Sucht im Altenheim

Es wurden 55 Fragebögen an Pflegefachkräfte und 35 Fragebögen an Leitungskräfte aus der stationären Altenpflege ausgegeben. 34 Fragebögen der Pflegefachkräfte und 18 Fragebögen der Leitungskräfte konnten ausgewertet werden. An der Befragung nahmen pflegerische Angestellte aus acht Seniorenheimen in Nordrhein-Westfalen teil, außerdem Mitarbeiter von Wohnbereichen mit einem gerontopsychiatrischen Schwerpunkt. Bevor die Fragebögen den Mitarbeitern ausgehändigt wurden, wurde mittels eines Pretests mit vier Testpersonen ermittelt, ob die Fragen verständlich sind. Die Fragen und Antwortmöglichkeiten wurden entsprechend dem Ergebnis modifiziert

Die in den folgenden Tabellen vorgestellten Ergebnisse der Befragung können nicht verallgemeinert werden, da sie aufgrund der kleinen Stichprobe nicht repräsentativ sind. Sie stellen eher ein Stimmungsbild zum Thema Sucht im Alter, bezogen auf die stationäre Altenpflege, dar. Außerdem können die Fragen und Antworten Anlass zu weiteren Untersuchungen und Überlegungen geben und die Basis für einen pflegerischen Diskurs über die Rolle dieser Altenheimbewohner sowie über die Anforderungen einer adäquaten Betreuung und Pflege darstellen.

Befragung der Pflegefachkräfte

Die Ergebnisse der 34 ausgewerteten Fragebögen werden in **Tabelle 0-1** dargestellt. Unterhalb der Frage steht jeweils eine kurze Zusammenfassung der Ergebnisse.

Tabelle 0-1: Fragebogen für Mitarbeiter aus der Pflege

34 ausgewertete Fragebögen	ja	nein	zum Teil
Kennen Sie sich mit dem Thema Sucht im Alter aus?	5	14	15
Nur 5 von 34 Mitarbeitern geben an, sich mit dem Thema Sucht im Alter auszukennen; 14 Mitarbeiter geben an, dass sie sich nicht auskennen.			

34 ausgewertete Fragebögen	ja	nein	zum Teil
Kennen Sie Assessments, mit denen eine Abhängigkeit erkannt werden kann?	6	27	1
6 von 34 Mitarbeitern kennen Assessments zum Erkennen von Abhängigkeit.			
Würden Sie Bier oder Wein, beispielsweise einen Frühschoppen oder für einen Stammtisch, mehrmals in der Woche an Bewohner ausschenken?	15	9	10
15 Mitarbeiter würden Alkohol zu bestimmten Gelegenheiten ausschenken, 9 würden dies nicht tun und 10 würden es manchmal tun.			
Wie oft überprüfen Sie mit dem Arzt die verordneten Medikamente auf ihre Notwendigkeit? Jeden Monat 9 einmal pro Quartal 8 einmal pro halbes Jahr 1 «bei Visiten» 5			
Die Überprüfung der Medikamente auf ihre Notwendigkeit wird von 23 der 34 Teilnehmer regelmäßig durchgeführt, wobei die meisten Überprüfungen zwischen einem Monat und drei Monaten stattfinden.			
Haben Sie schon einmal eine Fortbildung zum Thema Sucht im Alter besucht?	4	27	
Nur 4 von 31 Pflegefachkräften haben eine Fortbildung zum Thema Sucht besucht.			
Denken Sie, dass das Thema Sucht im Alter eine große Bedeutung 14 mittlere Bedeutung 6 kaum Bedeutung 5 hat?			
14 von 25 Mitarbeitern denken, dass das Thema eine große Bedeutung hat.			
Denken Sie, dass die Ver- oder Ausgabe von Suchtmitteln im Altenheim beschränkt werden sollte?	15	10	6
15 Mitarbeiter denken, dass die Vergabe von Suchtmitteln eingeschränkt werden sollte, 10 meinen dies nicht.			
Führen Sie bei Bewohnern, die regelmäßig Alkohol, Medikamente oder Nikotin konsumieren, Beratungsgespräche durch, die das Ziel haben, den Konsum zu reduzieren?	13	15	5
15 Teilnehmer geben an, keine gezielten Beratungsgespräche durchzuführen; 13 geben an, diese Beratungen durchzuführen.			
Spielt Missbrauch und Abhängigkeit in Ihrem Arbeitsfeld im Altenheim eine Rolle für Sie?	10	10	1
Für zehn Mitarbeiter spielt Abhängigkeit und Missbrauch eine Rolle, für zehn nicht. Dazu zwei Kommentare aus den Fragebögen: *1. «es kommt auf die Situation und auf den Bewohner an»* *2. «eher weniger und dann immer individuell».*			

| 34 ausgewertete Fragebögen | ja | nein | zum Teil |

Diese Folgefragen wurden kommentiert:
Wenn ja, welche? [Bei welchen Themen ist die Einsicht in die Problematik hilfreich? Welche Themen stehen im Zentrum?]

1. «um Reaktionen von Bewohnern ggf. nachvollziehen zu können, wie beispielsweise Stimmungsschwankungen»
2. «vor allem Medikamentenabhängigkeit mit Schlafmitteln»
3. «es sollte kein Tabu-Thema sein, der Betroffene sollte seine neue Chance bekommen und nicht abgestempelt werden»
4. «Alkoholabusus, gutes Handling, positive Erfahrungen»
5. «Konfliktsituationen kommen auf, wer ist dafür verantwortlich, die Suchtmittel zur Verfügung zu stellen? Es ist oft das Einzige, was dem Menschen bleibt»
6. «im Zusammenhang mit Medikamenten»
7. «trockene Alkoholiker»
8. «ehemalige suchtkranke Bewohner»
9. «Alkohol und Medikamente gleich Sturz»
10. «einige Bewohner versorgen sich selbst und trinken täglich viel»
11. «Verantwortung der Pflegekräfte, Gewohnheiten zu erhalten und Situationen nicht eskalieren zu lassen»
12. «Alkohol, Nikotin und Medis».

Wie müsste mit den Betroffenen umgegangen werden?

1. «Gespräche führen, genaue Beobachtung und Unterstützung beim Entzug»
2. «Gespräche, Placebo-Effekt ausnutzen und Neustrukturierung des Tagesablaufes»
3. «Gespräche führen und das Umfeld dem Bewohner anpassen»
4. «Akzeptanz, Toleranz, offene Gespräche, individuelle Betreuung»
5. «den Betroffenen wie einen Menschen behandeln, vernünftig, genau so wie andere Menschen»
6. «verständnisvoll, und die Privatheit der Abhängigen achten»
7. «mit besonderer Gesprächsführung»
8. «Auseinandersetzung mit dem Bewohner über Sucht und Gesprächsrunden, wenn gewünscht»
9. «Gespräche führen»
10. «normaler Umgang, alkoholfreie Weine, Bier und Sekt anbieten»
11. «Sucht offen ansprechen und thematisieren, Betroffenen als mündige Person behandeln, keine Diskussionen oder Belehrungen, Alkohol nicht wegschütten, aber auch keinen Alkohol besorgen»
12. «Alkohol kontrolliert verteilen»
13. «Beratungsgespräche mit den Betroffenen, Schulungen für das Personal, ggf. Unterbringung in einer Suchteinrichtung und nicht im Altenheim»
14. «wertschätzend»
15. «nicht verharmlosen, aber meistens müssen die Personen erst auf die Nase fallen, bis Sie aufwachen!»
16. «Alternativen suchen, wie Angebote und Beschäftigung»
17. «diskret und individuell».

Fazit und Diskussion der Ergebnisse der Mitarbeiterbefragung

Das Thema Sucht wird von den Pflegefachkräften in der stationären Altenhilfe zwar nur als durchschnittlich häufig, aber als von großer Bedeutung wahrgenommen. Der Kenntnisstand am Beispiel von entsprechenden Assessments oder Fortbildungsveranstaltungen ist eher gering bzw. variiert zwischen den verschiedenen Mitarbeitern. Interessant ist die unterschiedliche Wahrnehmung, ob Alkohol regelmäßig ausgeschenkt werden soll oder nicht. Ob beispielsweise ein Bewohner zum Abendessen Bier bekommt, hängt im Wesentlichen davon ab, welcher Mitarbeiter im Dienst ist oder in welchem Wohnbereich der Betroffene lebt. Dies könnte bedeuten, dass der Umgang mit und die Ausgabe von Alkohol rein zufällig ist. Verstärkt wird diese Hypothese von Klein und Jess (2002), die in ihrer Studie über die verschiedenen Taktiken im Umgang mit Alkoholproblemen in Altenheimen in den USA zu einem ähnlichen Ergebnis gelangen. Für die Autoren ist es ein «unzweifelhaftes Problem», dass die Begriffe «alcoholism», «abusive drinking» oder «problem drinking» nicht einheitlich verwendet werden. Diese Uneinheitlichkeit wirke sich außerdem auf den Umgang mit den Bewohnern aus.

Die Antworten der hier vorgestellten Befragung deuten auf ein ähnliches Ergebnis hin.

Sehr differenziert ist der Bereich der hauptsächlichen Beratungen dargestellt; bei einer Folgebefragung könnten die jeweiligen Beratungsinhalte erfragt und ausgewertet werden. Aufschlussreich ist überdies, dass ein überwiegender Teil der Befragten sich für eine Einschränkung der Ausgabe von Suchtmitteln (Medikamente, Alkohol und Tabak) ausspricht. Interessant ist in diesem Zusammenhang die Frage, wie dies mit dem Wunsch nach Biografieorientierung und persönlicher Freiheit korreliert. Diese Gratwanderung wird für Mitarbeiter ein Spannungsfeld darstellen; einerseits die persönliche Freiheit und Autonomie des Betroffenen sicherzustellen und andererseits seinen Schutz vor Alkoholabhängigkeit. Facettenreich sind die Aussagen zum Umgang mit abhängigen oder missbrauchenden Bewohnern. Diese werden dominiert von Verständnis, Toleranz und aktiven Gesprächsangeboten für die Betroffenen – eine Tendenz, die auf eine überwiegend positive und konstruktive Grundhaltung hinweist.

Befragung der Leitungskräfte

Die Ergebnisse der 18 ausgewerteten Fragebögen werden in Tabelle 0-2 dargestellt.

Tabelle 0-2: Fragebogen für Wohnbereichsleitung, Pflegedienstleitung oder Einrichtungsleitung

18 teilnehmende Leitungskräfte	ja	nein	zum Teil
1. Werden in Ihrer Einrichtung Assessments zur Identifikation von Substanzmissbrauch und Abhängigkeit verwendet? *Die Leitungskräfte gehen davon aus, dass keine Assessments zur Identifikation von Substanzmissbrauch verwendet werden.*		18	
2. Wenn ja, welche? *Konnte nicht ausgefüllt werden, da keine Assessments verwendet werden.*			
3. Hat in Ihrem Altenheim jeder Bewohner die Möglichkeit Alkohol zu trinken, wenn er dies möchte? *Die Hälfte der Bewohner hat die Möglichkeit Alkohol zu trinken, wenn sie dies möchten; einige haben keinen Zugang und manche zeitweise.*	9	3	6
4. Welchen Zugang zu Alkohol haben demenziell Erkrankte, die in der Kommunikation eingeschränkt sind? *Antworten zitiert:* *1. «keinen direkten und selbstständigen Zugang»* *2. «sie haben keinen direkten Zugang, nur über das Pflegepersonal»* *3. «über Pflegepersonal»* *4. «für den Privatgebrauch im eigenen Zimmer»* *5. «auf Station in der Küche, Alkoholausgabe nach Ess-Trink-Biografie»* *6. «auf Nachfrage bei den Angehörigen»* *7. «über den biografischen Hintergrund»* *8. «wird bei Festen angeboten»* *9. «kein selbstständiger Zugang»* *10. «kein Zugang»* *11. «bei Festen und Feiern, beim Abendkaffee und an Buffettagen» (2x)* *12. «einmal im Monat wird zum Abendbrot Bier angeboten»* *13. «bei Festen und Feiern».* *Die Antworten sind heterogen, von «kein Zugang zu Alkohol» über «wird bei Festen angeboten» bis zu «über biografischen Hintergrund».*			
5. Finden Sie es sinnvoll, dass Bewohner Zugang zu Alkohol haben? *Diese Frage wird sehr unterschiedlich bewertet.*	7	4	6
6. Wird bei Festen an Bewohner Alkohol ausgegeben? *Diese Frage wurde überwiegend mit ja beantwortet.*	13	5	
7. Wenn kein Alkohol ausgegeben wird, welche Gründe werden dafür angegeben? *1. «Einnahme von Medikamenten»* *2. «Sturzgefahr»* *3. «ungewisse Reaktionen auf die Verträglichkeit»* *4. «Alkoholabusus oder bestimmte Medikamente» (6x)*			

18 teilnehmende Leitungskräfte	ja	nein	zum Teil
5. «bekannte Verhaltensauffälligkeiten» 6. «persönlich schlechte Erfahrungen gemacht mit Familienangehörigen». Als häufigster Grund für das Nichtausgeben von Alkohol wird die Einnahme bestimmter Medikamente angegeben, aber auch die Sturzgefahr und persönliche Erfahrungen.			
8. Darf in den Bewohnerzimmern geraucht werden? Die überwiegende Anzahl der BewohnerInnen darf in den Zimmern rauchen.	10	3	4
9. Gibt es eine Regelung im Heimvertrag, wo geraucht werden darf? In den meisten Heimverträgen gibt es zum Thema Rauchen im Zimmer eine Regelung.	13	3	
10. Werden auch demenziell erkrankten Bewohnern Zigaretten angeboten? (z. B. weil diese früher geraucht haben) Zwei Drittel der Befragten geben an, dass demenziell erkrankten Bewohnern, die früher geraucht haben, Zigaretten angeboten werden.	12	5	1
11. Gibt es Rauchentwöhnungstraining für Bewohner? Ein Rauchentwöhnungstraining für Bewohner gibt es in keiner Institution der Befragten.		18	
12. Wie häufig werden Medikamente bei den Bewohnern auf ihre Aktualität und Notwendigkeit hin überprüft? • monatlich 10 • vierteljährlich 3 • jährlich 1 • bei der Arztvisite 4			
13. Sind alle ausgebildeten Pflegekräfte im Umgang mit Psychopharmaka geschult? Der überwiegende Teil der Pflegekräfte ist im Umgang mit Psychopharmaka geschult.	9	7	
14. Wie hoch ist schätzungsweise der Anteil der Bewohner, die entweder regelmäßig und täglich ein Benzodiazepin (z. B. Valium® (Diazepam), Tavor® (Lorezepam), Praxiten® (Oxazepam) o. a.) oder ein Neuroleptikum (z. B. Risperdal® (Risperidon), Eunerpan® (Melperon) einnehmen? • Benzodiazepin: Kleinster Wert 5 Prozent, größter 70 Prozent, Median 24 Prozent Von 12 eingeschätzt. • Neuroleptika: Kleinster Wert 5 Prozent, größter 70 Prozent, Median 36 Prozent Von 13 eingeschätzt. Die prozentuale Spanne zwischen dem kleinsten und größten eingeschätzten Wert beträgt in beiden Fällen 5 bis 70 Prozent. Der Median beträgt bei den Benzodiazepinen 24 Prozent und bei den Neuroleptika (auch Antipsychotika) 36 Prozent.			

18 teilnehmende Leitungskräfte	ja	nein	zum Teil
Spielt Sucht und Abhängigkeit in Ihrem Arbeitsfeld im Altenheim eine Rolle für Sie? *Bei über der Hälfte der Befragten spielt Abhängigkeit eine Rolle:* *1. «spielt eine große Rolle»* *2. «spielt keine Rolle»* *3. «Es ist bei Bewohner mit bekanntem Alkoholabusus streng darauf zu achten, dass dieser keinen Alkohol bekommt. Meines Erachtens ist das Bewusstsein, dass auch Medikamente Sucht auslösen können, nur wenig ausgeprägt.»*	8	5	2
Wenn ja, welche? *1. «Der Umgang mit den Betroffenen ist sehr erschwert. Man kann schlecht abschätzen, wie sie in verschiedenen Situationen reagieren, wann sie für sich oder für das Umfeld eine Gefahr darstellen.»* *2. «man beobachtet die Bewohner mit dem Eindruck, dass man nicht helfen kann»* *3. «übermäßiger Alkoholgenuss wird thematisiert; auch in Zusammenarbeit mit Betreuern und Ärzten»* *4. «wie gehe ich mit den Betroffenen um?»* *5. «Alkoholmissbrauch»* *6. «Substanzmissbrauch der Bewohner, aber auch der Pflegenden».*			
Wie müsste mit den Betroffenen umgegangen werden? *1. «Nicht den Eindruck machen, dass die Betroffenen schuldig sind, dass sie was Schlechtes machen, sensibel bleiben und offen darüber sprechen. Kontakt zu Fachärzten, besonders gut beobachten. Wenn Alkohol getrunken wird, Rücksprache halten.»* *2. «Suchtberatung sollte stattfinden und Entwöhnung sollte in Zusammenarbeit mit den Ärzten stattfinden»* *3. «enge Zusammenarbeit mit den Ärzten und Angehörigen»* *4. «Beratungsgespräche anbieten»* *5. «Zusammenarbeit mit den Ärzten und Betreuern»* *6. «einfühlsam sein und langsames Absetzen über langen Zeitraum»* *7. «individuell Suchtmittelgabe kontrollieren und Gespräche mit den Angehörigen»* *8. «wertschätzend»* *9. «Früherkennung, therapeutische Hilfen, Entzugstherapie und psychotherapeutische Hilfen».*			

Fazit und Diskussion der Befragung der Leitungskräfte

Assessments zur Identifizierung von Alkoholabhängigkeit werden nicht verwendet. Nur etwa bei der Hälfte der Bewohner steht Alkohol zur Verfügung, wenn diese es wünschen. Ähnlich wie bei der Befragung der Pflegekräfte scheint die Abgabe von Alkohol nicht konzeptionell verankert zu sein und von den jeweiligen Mitarbeitern oder Teams abzuhängen.

In den Antworten wird deutlich, dass die meisten Bewohner mit einer Demenz keinen direkten und selbstständigen Zugang zu Alkohol haben. Allerdings wird einigen Alkohol zur Verfügung gestellt, wenn dies durch die Biografie oder die Aussagen der Angehörigen gerechtfertigt scheint. Einige Bewohner wiederum haben gar keinen Zugang zu alkoholischen Getränken.

Ein häufiger Grund, alkoholische Getränke auszugeben, sind Feste und Feiern. Die sehr unterschiedliche Handhabung spiegelt sich auch in der heterogenen Einschätzung wider, ob Bewohner prinzipiell Zugang zu Alkohol haben sollten. Das Nichtausgeben von Alkohol wird unterschiedlich begründet; am häufigsten wird auf die negativen Wechselwirkungen mit Medikamenten hingewiesen.

Eine Frage, die sich vor diesem Hintergrund aufdrängt, ist: Darf einem hilfebedürftigen Menschen, der im Altenheim lebt und nach Alkohol oder Zigaretten fragt, dieser Wunsch abgeschlagen werden? Ist dies rechtlich und ethisch vertretbar? Kapitel 8 wird sich näher mit dieser Thematik befassen.

Die folgende Aussage scheint für das Dilemma, in dem die stationäre Altenhilfe häufig steckt, in gewisser Weise exemplarisch zu sein. Wörtlich sagte ein Befragter: «Es ist bei Bewohnern mit bekanntem Alkoholabusus streng darauf zu achten, dass dieser keinen Alkohol bekommt.» Diese Aussage ist schwierig durchzusetzen, denn wie sollte Alkoholkonsum in einem Seniorenheim sanktioniert werden? Das Verweigern von Alkohol bei bekanntem Alkoholabusus setzt einen therapeutischen Auftrag voraus, der im Altenheim in den meisten Fällen nicht besteht oder nicht umgesetzt werden kann.

Der überwiegende Teil der Befragten gab an, dass in den Zimmern geraucht werden kann und dass dieser Anspruch im Heimvertrag geregelt ist. Den meisten demenziell Erkrankten werden, wenn dies durch die Angehörigen oder die Biografie bekannt ist, Zigaretten angeboten; eine Raucherentwöhnung oder Beratung gibt es praktisch nicht.

«Meines Erachtens ist das Bewusstsein, dass auch Medikamente Sucht auslösen können, nur wenig ausgeprägt.» Diese Aussage trifft wahrscheinlich sowohl auf die Betroffenen als auch auf einige Ärzte und Pflegekräfte zu. Vor allem, wenn die verordneten Medikamente gemeint sind.

Eine gewisse Ratlosigkeit gegenüber dem Umgang mit abhängigen Bewohnern zieht sich durch fast alle Aussagen der Leitungskräfte; Aussagen wie: «Wie gehe ich mit den Betroffenen um?» oder: «Substanzmissbrauch der Bewohner, aber auch der Pflegenden» sind an der Tagesordnung. Dabei handelt es sich wohl mehrheitlich um Fragestellungen zur Situation und Perspektive in der eigenen Institution, wie zum Beispiel der interessante Hinweis auf das Dilemma, dass ein Teil der Mitarbeiter selbst von Abhängigkeit und Missbrauch betroffen ist. Die gleichen Mitarbeiter sollen jedoch positiv auf den älteren Menschen mit einer Abhängigkeitserkrankung einwirken. Die eigenen Suchtanteile werden vor allem bei Nikotingebrauch deutlich, der in der Pflege besonders ausgeprägt ist (siehe Kap. 7).

In den Kommentaren zum Umgang mit den Betroffenen sind jedoch bereits viele Elemente einer positiven und therapeutischen Grundhaltung enthalten: «Nicht den Eindruck machen, dass die Betroffenen schuldig sind, dass sie was Schlechtes machen, sensibel bleiben und offen darüber sprechen. Kontakt zu Fachärzten, besonders gut beobachten. Wenn Alkohol getrunken wird, Rücksprache halten.» In diesen Aussagen werden bereits wesentliche Bereiche der Begleitung und Unterstützung Suchterkrankter angesprochen:

- Suchtberatung
- Entwöhnung sollte in Zusammenarbeit mit den Ärzten stattfinden
- enge Zusammenarbeit mit den Ärzten und Angehörigen
- Beratungsgespräche anbieten
- einfühlsam sein
- langsames Absetzen des Suchtmittels über einen langen Zeitraum
- wertschätzend agieren
- Früherkennung
- therapeutische Hilfen
- Entzugstherapie und psychotherapeutische Hilfen.

Insgesamt ist Abhängigkeit und Sucht ein wesentliches Thema für die stationäre Altenpflege, vor allem im Bereich der Alkohol- und Medikamentenabhängigkeit. Es werden jedoch nur wenige Fortbildungen angeboten und durchgeführt. Der Kenntnisstand, auch zum Thema Assessments, ist in diesem Bereich niedrig. Es besteht deutlicher Handlungsbedarf.

Der Zugang von Bewohnern zu alkoholischen Getränken in der stationären Altenhilfe ist sehr unterschiedlich und wesentlich von den Mitarbeitern im Wohnbereich abhängig. Der Umgang mit Psychopharmaka wird unterschiedlich eingeschätzt und umgesetzt. Als angenehm, vielleicht jedoch nicht repräsentativ, können die Aussagen zum Umgang mit abhängigen Bewohnern bewertet werden, der überwiegend als zugewandt, sachlich und fachlich beschrieben wird. Neben fehlenden Kenntnissen zum Thema scheint es vor allem an einer einheitlichen Strategie im Umgang mit Abhängigkeit zu mangeln. Eine Beschreibung von Leitlinien oder einer Konzeption ist für die nahe Zukunft vonnöten.

1 Eine Herausforderung: Sucht im Alter

Abhängigkeit und schädlicher Gebrauch von Substanzen betrifft fast alle Altersgruppen und sozialen Schichten. Alleine durch die direkten Folgen des Alkoholmissbrauchs sterben in Deutschland jährlich über 42 000 Menschen. Die Suchtmittel sind vielfältig und können wie Alkohol im Geschäft gekauft, wie Benzodiazepine vom Arzt verschrieben oder wie Heroin und Kokain illegal beschafft werden. Augenblicklich spielen die illegalen Drogen noch keine große Rolle in Bezug auf ältere Menschen (was die Anzahl der Betroffen angeht); dies wird sich wahrscheinlich in absehbarer Zukunft jedoch ändern. Für die Abhängigkeit von Menschen werden neurologische, biologische und psychologische Gründe verantwortlich gemacht. Neben den sozialen und seelischen Problemen, die durch den Substanzmissbrauch entstehen, kommt es oft zu einem körperlichen Verfall, der neben den verschiedensten Organschädigungen zu einer Voralterung von bis zu 15 % führt; dies entspricht ungefähr 10 bis 13 Lebensjahren.

Je nach Auftrag und Konzept der jeweiligen Institution werden Entgiftungen, Entwöhnungs- oder Substitutionsbehandlungen unterstützt. Die Familien der Betroffenen spielen eine wesentliche Rolle und können den Behandlungserfolg stärken oder auch schwächen. Daneben sind Pflegende in den verschiedenen therapeutischen Settings oft für eine längere Zeit direkte Bezugspersonen; die Beziehung zu den Betroffenen sollte klar, sichernd und empathisch sein. Die Kompetenzbereiche von Pflegenden umfassen die Bereiche Beobachtung, Gesprächsführung, Beratung, Gesundheitsfürsorge, Linderung bei chronischen Gebrechen und sozialpflegerische Aspekte. Ausgangspunkt des Pflegeprozesses ist die Pflegediagnostik. Die Pflegediagnostik ist im Bereich der Pflege älterer Abhängiger vielfältig und betrifft fast alle Lebensbereiche. In diesem Buch sollen Anregungen und Kenntnisse generiert werden, die die Pflegediagnostik in Bezug auf Abhängigkeit und Missbrauch von Substanzen verbessern.

Fakt ist, dass Abhängigkeit und Substanzmissbrauch im Alter nicht nur unterschätzt, sondern in vielen Fällen gar nicht wahrgenommen wird. Wird Abhängigkeit jedoch erkannt, bedarf es einer gemeinsam getragenen Strategie, mit ihr umzugehen.

Gewöhnlich wird in jedem Buch über das Alter oder dessen typische Erkrankungen der demografische Wandel dezidiert analysiert, interpretiert und im Anschluss werden verschiedene Prognosen gewagt. Dies werde ich, soweit dies möglich ist, vermeiden; ich gebe Ihnen jedoch gerne Quellen an, in denen Sie sich bezüglich dieser Daten informieren können. Detaillierte Auskunft über die demografische Entwicklung in Deutschland findet man beispielsweise unter dem Link http://www.destatis.de/jetspeed/portal/cms/, für Daten der Schweiz können Sie sich auf der Website http://www.bfs.admin.ch/bfs/portal/de/index/themen/01/02/blank/dos/2_siecles_d_histoire/intro.html informieren und auf http://www.statistik.at/web_de/statistiken/soziales/gender-statistik/demographie/index.html für Österreich [letztes Zugriffsdatum: 27.12.2011].

1.1 Geriatrische und gerontopsychiatrische Pflege

In der deutschen Altenhilfe wurde während den 70er- bis 90er-Jahren des 20. Jahrhunderts vor allem somatische Pflege durchgeführt. Die Psychiatrie-Enquête aus dem Jahr 1975 (Aktion psychisch Kranke 2001) veränderte in Deutschland die Situation gravierend; mit einem Mal wurden auch psychisch erkrankte ältere Menschen in den Altenheimen aufgenommen. Die Entwicklung in der Bewohnerstruktur durch die deutliche Zunahme von psychisch Erkrankten ging deutlich schneller voran als sich die Einrichtungen selber personell und räumlich anpassen konnten. In anderen pflegerischen Bereichen, wie beispielsweise der Intensivpflege, der Rehabilitation oder der Onkologie, kam es vergleichsweise früh zu einer Spezialisierung. Im Bereich der Gerontopsychiatrie ging diese Entwicklung langsamer voran. So kamen im Jahr 2002 im vierten Bericht zur Lage der älteren Generation (BMG) die Autoren zum Schluss, dass es vordringlich sei, gerontopsychiatrische Inhalte in der Aus- und Weiterbildung von Pflegekräften und Fachärzten zu etablieren. Außerdem sollte ein *Curriculum* zur Weiterbildung von Pflegefachpersonen für gerontopsychiatrische Pflege entwickelt werden. In den vergangenen Jahren waren die Pflegeausbildungen auf somatische Ansätze ausgerichtet – es wurden nur wenige psychiatrische Inhalte vermittelt. Ein Umlenken auf psychiatrische und psychosomatische Inhalte geschieht erst in den letzten Jahren. Im Augenblick lässt sich konstatieren, dass sich die Bewegung im Fortbildungssektor vor allem in Richtung Demenz bewegt; im Bereich der pflegerischen Betreuung, in dem es auf Verhaltensaspekte und Verhaltenstherapeutische Ansätze ankommt, ist sie jedoch vergleichsweise schwach ausgeprägt.

Insgesamt ist die Pflege von älteren psychisch erkrankten Menschen eine gesamtgesellschaftliche Herausforderung. Sauter und Mitarbeiter (2011) betonen nachdrücklich, dass die Gerontopsychiatrie ein herausforderndes und anspruchsvolles Arbeitsfeld ist. Eine bedeutende Anforderung dieser Arbeit besteht darin, die unterschiedlichen Berufsgruppen, die an dem Betreuungs- und Pflegeprozess beteiligt sind, im Sinne der Betroffenen miteinander zu vernetzen. In diese Vernetzung zwischen Therapeuten, Ärzten, Betreuern und Alltagsbegleitern kommt den Pflegenden eine Schlüsselrolle zu, da sie meistens für die Alltagsgestaltung, Begleitung und die Gestaltung des Pflegeprozesses verantwortlich sind.

Sucht im Alter ist nicht nur ein bisher unterschätzter, sondern auch ein besonders anspruchsvoller Erkrankungsbereich. Die Gründe hierfür lassen sich gut darstellen, da die Sucht im Alter in den Bereich der Gerontopsychiatrie und der geriatrischen Pflege fällt. Dieses Pflegefeld beansprucht für sich, dass die dort Arbeitenden

- psychiatrische Symptome aus dem psychischen Befund kennen und erkennen können
- spezielle Assessments kennen und anwenden können; diese spielen in Bereichen, in denen Diagnosen nicht mit Thermometer oder einer Blutanalyse erstellt werden können, eine wesentliche Rolle
- Kenntnisse über Psychopharmaka besitzen, die oft gar nicht primär gegen eine Erkrankung gegeben werden, sondern um sekundäre Symptome zu lindern
- das soziale und physische Umfeld einschätzen und gestalten können, sodass es den Bewohner und seine Krankheit positiv beeinflusst
- mittels ihrer kommunikativen Fähigkeiten einerseits Klarheit und Eindeutigkeit und andererseits Zugewandtheit sowie eine positive und verbindliche Atmosphäre herstellen können.

Eine weitere Anforderung an die Pflegenden besteht in der Selbstreflexion, die eine Voraussetzung ist, um mit abhängigen älteren Menschen zu arbeiten; denn natürlich ist man in gewisser Weise auch selbst betroffen, weil man beispielsweise seinen Nikotingebrauch selbst nicht wirklich kontrollieren kann oder negative Vorurteile hat, wie im Praxisbeispiel in Kapitel 1.2. Außerdem wird die Arbeit mit diesen Menschen gesellschaftlich noch nicht sehr hoch eingeschätzt.

Die Anforderung an die gerontopsychiatrische Pflege besteht nicht nur in der genauen Wahrnehmung psychischer Verhaltensweisen, sondern eben auch in der Beobachtung und Pflege somatischer Altersprobleme; psychiatrische Pflege kann nicht isoliert von geriatrischen Problemen wahrgenommen werden.

Geriatrische Pflege befasst sich mit
- körperlichen Gebrechen
- nachlassender Sinneswahrnehmung
- Konzepten, die die Beweglichkeit erhalten
- dem Vermeiden von Schäden wie beispielsweise Dekubitalgeschwüren, Thrombosen oder Kontrakturen.

In der psychiatrischen Pflege stehen
- Einschätzung,
- Verstehen von Verhalten und
- Individuallösungen

im Vordergrund. In der gerontopsychiatrischen Pflege können Bewohner beispielsweise oft nicht mehr nach Schmerzen, deren Stärke und Lokalisation gefragt werden. Aus diesem Grund muss das Verhalten des Betroffenen durch die Betreuungs- oder Pflegekraft eingeschätzt werden. Hierzu werden spezielle Assessments zur Fremdeinschätzung verwendet. Dieses Beispiel weist darauf hin, wie vielfältig die Aufgaben und Prozesse in der gerontopsychiatrischen Pflege sind. Eine der wichtigsten und schwierigsten Aufgaben ist die Beziehungsgestaltung zwischen Patient/Bewohner, seinen Angehörigen und der Pflegenden. Zur Gestaltung dieser Beziehung werden von den Pflegenden Gestik, Mimik, Sprache und Berührung verwendet.

1.2 «Das ist doch ein Penner» – Ein Fallbeispiel

Ende der 1990er-Jahre war ich in einer Großstadt für die Betreuung von Altenwohnungen zuständig, die von mehreren ambulanten Diensten pflegerisch betreut wurden. Während einer Schönwetterphase wurde ich von einigen Mietern darauf aufmerksam gemacht, dass es aus einer Wohnung «bestialisch» riechen würde. Da der Mieter nicht öffnete, schloss ich die Wohnung, da es stark nach Verwesung roch, mit einem Nachschlüssel auf. Die Wohnung war völlig verwahrlost. Überall fanden sich Kotspuren. Verschimmelte Lebensmittel standen herum. Der Kühlschrank war offenbar seit Monaten nicht mehr in Funktion, in ihm wimmelte es von verschiedenen Würmern, die sich an einer Familienpackung Magnum-Eis zu schaffen machten. Der Mieter selbst war nicht in der Wohnung. Nach mehrmaligem Besuch traf ich ihn schließlich frühmorgens in der Wohnung an. Er war freundlich, aber überrascht, dass ich mich nach seinem Befinden erkundigte. Er hatte mehrere offene Stellen an den Beinen und trug Kleidung, die er offenbar seit Monaten nicht mehr gewechselt hatte. Eine regelmäßige Körperpflege hatte er nach eigener Aussage seit vielen Monaten nicht mehr durchgeführt, obwohl ein Badezimmer zur Verfügung stand. Der Verwesungsgeruch war durch eine Tüte mit Frischfleisch entstanden, die seit ca. drei Wochen auf dem Balkon der Wohnung an der Sonne stand. Nahrung wurde von Herrn B. nicht (mehr) regelmäßig aufgenommen; er war deutlich mangel- und unterernährt.

Herr B. hatte keine Pflegestufe. Seine finanziellen Mittel bestanden aus einer winzigen Rente, die er täglich am nahe gelegenen Kiosk in zwei bis drei Flaschen Bier umwandelte. Diese Menge reichte, um ihn betrunken zu machen. Das Sozialamt fühlte sich auf Nachfrage für das Aufräumen der Wohnung nicht zuständig, da hierfür nach seiner Vorstellung der Wohnungseigentümer verantwortlich sei. Nach zähen Verhandlungen mit dem Sozialamt und einem ablehnenden Bescheid der Pflegekasse wurde eine einmalige Wohnungsreinigung finanziert sowie eine Körperpflege pro Woche. Die eigene Pflege und die der Wohnung konnten durch Herrn B infolge der kognitiven und Antriebseinschränkungen nicht mehr durchgeführt werden, auch wenn dieses aufgrund der körperlichen Fähigkeiten möglich gewesen wäre. Dieser Zustand war durch jahrelangen Alkoholmissbrauch eingetreten. Bei der Einteilung der Touren für die wöchentliche Körperpflege stellte sich keine Kollegin zur Verfügung. Meist lautete die Begründung: «das ist doch ein Penner», das wäre «eklig» und würde sowieso nichts bringen. Auf der Suche nach einer geeigneteren Unterkunft wollte ich für Herrn B. die Dienste des sozialpsychiatrischen Dienstes in Anspruch nehmen. Die Mitarbeitenden dort verwiesen mich darauf, dass sie nur aktiv würden, wenn Herr B. selbst, mit der Absicht der Abstinenz, zu ihnen käme. Abstinenz war jedoch nicht das Ziel von Herrn B.; hierzu fehlte ihm sowohl der Antrieb als auch die Perspektive. Als ich mich auf die Suche nach einer Einrichtung machte, die «nasse Alkoholiker» betreut, fuhr ich alle in Frage kommenden Institutionen im Umkreis von 70 km ab. Ich konnte jedoch keine ausfindig machen, die Herrn B. aufnehmen würde. Herr B. konnte die Voraussetzungen nicht oder nicht mehr erfüllen. Selbst die Organisation der Kleidung in der Kleiderkammer eines Wohlfahrtsverbandes war nur möglich, wenn Herr B. begleitet wurde. Die Betreuung und Pflege wurde letztlich durch einen Zivildienstleistenden gewährleistet, da sich niemand fand, der diese Betreuung durchführen wollte. Die Beine und Wunden wurden durch Mitarbeiter des Pflegedienstes versorgt.

Herr B. starb ein halbes Jahr später an den Folgen eines Sturzes; zuvor lag er mehrere Stunden im Treppenhaus des Hauses, in dem er wohnte.

An diesem Fall hat mich die Reaktion der Mitarbeitenden des sozialpsychiatrischen Dienstes und des Sozialamtes irritiert. Nicht weniger problematisch schätzte ich die fehlenden Strukturen für alkoholkranke alte Menschen ein, die scheinbar an verschiedenen Stellen durch das Netzwerk der sozialen Sicherung rutschen. Da es in vielen anderen Fällen ähnlich wie bei Herrn B. verlief, empfand ich die Situation als pflegerischen Handlungsauftrag; durch die Verwahrlosung und die fehlenden Beziehungen, wie in dem geschilderten Fall, entstehen komplexe Pflegebedingungen. Sollte ein Pflegeteam mit einer zu stringenten Hausordnung arbeiten, deren Nichteinhalten sanktioniert wird, birgt dies das Risiko des Verlustes der Beziehung zum Alkoholkranken in sich, denn dieser kann Vereinbarungen nicht mehr sicher einhalten, und es besteht die Gefahr, dass er sich den Pflegemaßnahmen entzieht. Ein unkonventioneller Pflegestil scheint die beste Lösung zu sein. Im geschilderten Fall bedeutete dies, dass Herr B. manchmal vom Kiosk zur Körperpflege abgeholt wurde; die Motivation zum Mitkommen bestand in einer Flasche Bier.

Dieser Fall ist nicht repräsentativ für Alkoholabhängigkeit im Alter, beschreibt aber eine wichtige Facette.

2 Missbrauch und Abhängigkeit im Alter

Substanzmissbrauch und Abhängigkeit sind keine Erscheinungen von Randgruppen in Deutschland, Österreich oder der Schweiz, sondern ein gesamtgesellschaftliches und europäisches Problem. Bei Jugendlichen und Erwachsenen wird diesem Problem inzwischen große Aufmerksamkeit geschenkt. Aktuelle Gesetzesinitiativen unterstützen diese Wahrnehmung; so wird gegen sogenannte Flatrate-Partys vorgegangen, es gibt erste Versuche, das Rauchen noch unattraktiver zu machen und Programme, um intravenös Drogenabhängige angemessen zu unterstützen. Sucht im Alter hingegen ist in der öffentlichen Wahrnehmung kaum ein Thema. Mader und Gassmann (2006) von der Hauptstelle für Suchtfragen sind der Meinung, dass sowohl Medien und Politik als auch Wissenschaft und Forschung das Thema Suchterkrankungen im Alter bewusst ausklammern.

Durch Missbrauch und Abhängigkeit von verschiedenen Suchtstoffen entstehen die unterschiedlichsten gesundheitlichen, psychischen und sozialen Probleme, die von den Betroffenen oft nicht alleine bewältigt werden können (Seitz et al., 2000). Hinsichtlich älterer Menschen besteht jedoch ein Wahrnehmungsproblem im Gesundheitswesen; es ist davon auszugehen, dass vielen älteren Betroffenen die notwendige Hilfe nicht zukommt (DHS, 2006). Eine besondere Situation entsteht bei dem Gebrauch, Missbrauch und der Abhängigkeit von Medikamenten. Diese werden in aller Regel nicht als Genuss- oder Suchtmittel eingenommen (Mader, 2006), sondern als Heilmittel zur Linderung von Beschwerden. Das heißt, diese sind in aller Regel auf Rezept verordnet. Der Betroffene geht davon aus, sich etwas Gutes zu tun; es entsteht ein eingeschränktes Problembewusstsein. Anders stellt sich die Situation beim Rauchen oder dem regelmäßigen Gebrauch von Alkohol dar, da es zu diesen beiden Genuss- oder Suchtstoffen seit Langem eine differenzierte, kritische öffentliche Darstellung gibt. Da Ursachen, Bedingungen, Auswirkungen und Kenntnisse bei den verschiedenen Suchtstoffen stark variieren, ist es sinnvoll, sie differenziert zu betrachten. Aus diesem Grund werden hier die drei Problembereiche des Missbrauchs und der Abhängigkeit von Alkohol, Tabak und Medikamenten im Alter getrennt dargestellt.

In der Mitte des letzten Jahrhunderts ging man davon aus, dass «Alkoholiker» nicht älter als 60 Jahre alt werden und diese Erkrankung damit «selbstbegrenzend» ist; diese Annahme ist heute, in einer deutlich älter werdenden Gesellschaft, nicht mehr aktuell (Lutz, 1996: 22–26). Man kann vielmehr feststellen, dass die Zahl der Betroffenen und die dadurch entstehenden Schicksale und Anforderungen ständig steigen. Die Gründe hierfür liegen nicht nur im demografischen Wandel, sondern auch in der besseren Verfügbarkeit von Suchtstoffen und, klammert man den Nikotingenuss aus, in einer steigenden gesellschaftlichen Toleranz. Zu den Schäden, die der Alkohol verursacht, kommen häufig Co-Faktoren, die den Gesundheitszustand und auch die soziale Situation zusätzlich verschärfen. So ist Alkohol oft mit einem gleichzeitigen Nikotin-Abusus verbunden. Dieser Abusus verschlechtert die körperlichen Fitness, die Durchblutung, die Kreislaufsituation und Atmung und vieles andere mehr häufig zusätzlich. Ebenfalls können andere Kombinationen der Mehrfachabhängigkeit beobachtet werden.

2.1 Pflegerische Bedeutung von Abhängigkeitserkrankungen im Alter

Die Behandlung Abhängiger hat eine hohe Bedeutung in der professionellen Pflege, da Patienten dieser Gruppe in fast allen Pflegebereichen auftauchen. Sie werden allerdings oft nicht identifiziert.

In den Pflegebereichen, die spezifische Strategien zur Behandlung suchtkranker Patienten anwenden, wird eine große fachliche und soziale Kompetenz benötigt, um den hohen individuellen Anforderungen gerecht zu werden. Man könnte die Sucht- und Abhängigkeitserkrankungen epidemiologisch beschreiben, durch Assessments identifizieren und die Betroffenen mit Standardmethoden behandeln; damit würde man der Tragweite dieser Erkrankung jedoch nicht im Ansatz gerecht. Sucht und Abhängigkeit wirken sich in zu vielen gesellschaftlichen und gesundheitlichen Bereichen negativ aus. Eine Besonderheit dieser Erkrankung besteht darin, dass die Betroffenen selbst das Problem und dessen Tragweite nicht oder nur eingeschränkt erkennen und sich damit dem Behandlungs- oder Veränderungsprozess oft entziehen. Sucht im Alter findet leise und im Verborgenen statt; oft nicht erkannt, nicht wahrgenommen oder verharmlost. Betroffene und ihre Familien weigern sich häufig, eine Erkrankung wie Alkoholismus oder Medikamentenabhängigkeit anzuerkennen. Die Wahrnehmung ist außerdem dadurch erschwert, dass klassische überschießende Symptome, wie sie bei jüngeren Abhängigen vorkommen, fehlen (Vossmann/Geyer, 2006).

Bei der ambulanten oder stationären pflegerischen Betreuung und Behandlung Abhängiger wird es immer wieder Rückschläge geben; so werden Pflegende beispielsweise mit Aggressivität oder eigenen Suchtanteilen konfrontiert, die die Pflegebeziehungen belasten können. Pflegende benötigen neben einer hohen Selbstreflexivität ein hohes Maß an Teamfähigkeit, um stabile und belastbare Betreuungs-Settings herzustellen, die die Patienten stützen. Diese verschiedenen pflegerischen Anforderungen werden durch eine große Anzahl somatischer Erkrankungen verschärft, die vor allem langjährige Suchtkranke begleiten und therapeutisch mitbehandelt werden müssen. Zusätzlich findet eine kontinuierliche Veränderung des Drogenkonsums statt, der zum einen verschiedenen Moden und zum anderen sich weiterentwickelnden gesellschaftlichen und rechtlichen Bedingungen unterliegt. Dies konnte in den letzten Jahren europaweit eindrucksvoll anhand rechtlicher Veränderungen für den Zigarettenkonsum beobachtet werden.

Alkoholsucht im Alter ist ein häufiges Phänomen, das in der Pflegepraxis zu den unterschiedlichsten Problemen führen kann; oft wird die Sucht jedoch verkannt, nicht erkannt oder schlicht ignoriert. So führt Alkoholabhängigkeit bei einer um Aufnahme in einem Seniorenheim bittenden Person oft zu einer Ablehnung (Hiss, 2003: 20–24). Auslöser und Begründung für diese Ablehnungen sind die mögliche mit der Alkoholsucht einhergehende Verwahrlosung, die multiplen somatischen Folgeerkrankungen, wie Wunden (Weyerer et al., 2006), Leberstörungen und Magenerkrankungen, sowie die Gruppenbildung der Betroffenen und die oftmals niedrige Einstufung in die Pflegeversicherung. Alle beschriebenen Aspekte können zu sozialen Problemen in einer Institution führen. Oft ist der pflegerische zeitliche Aufwand größer als die Einnahmen durch die Kranken- oder Pflegekassen. So gestaltet es sich häufig als sehr schwierig, einen umfänglich pflegebedürftigen, alkoholkranken älteren Menschen in eine adäquate Pflegestufe einzugruppieren. Die angesprochenen Sozialämter winken oft ebenfalls ab, wenn Leistungen abgerechnet werden sollen.

2.1.1 Fachberatung und Therapie

In den Einrichtungen der Suchthilfe sind «ältere Menschen im Augenblick kaum anzutreffen», konstatiert die DHS (vgl. DHS, 2006: 6), auch die Fachberatungsstellen für Suchtkranke betreuen nur einen kleinen Teil der älteren Suchtkranken und ihre Angehörigen. Vossmann und Geyer weisen darauf hin, dass es «in Deutschland eine gut ausgebaute Sucht- und Altenhilfe gibt, die jedoch nicht ausreichend miteinander vernetzt ist» (2006: 222).

Wie bereits angedeutet, fällt es den Betroffenen und ihren Angehörigen oft schwer, die Suchtkrankheit anzuerkennen; Institutionen werden oft nicht aufgesucht, weil Scham- und Schuldgefühle die Einsicht erschweren (Vossmann/Geyer, 2006). Allerdings gibt es wenige – oder wenig bekannte – Einrichtungen, die sich auf ältere Suchterkrankte spezialisiert haben. Die besondere Lebenssituation und

Lebensperspektive sowie andere, vor allem kommunikative Gründe sprechen dafür, ein besonderes therapeutisches Angebot für ältere Menschen vorzuhalten.

2.1.2 Eingeschränkte Fachkenntnisse bei Alkoholabhängigkeit

Alkoholgenuss gehört in Deutschland zum «normalen» Leben, während Alkoholabhängigkeit oft negativ wahrgenommen wird. Oft wird eine Alkoholabhängigkeit nicht be- oder erkannt; insbesondere, wenn es sich um allein lebende ältere Menschen handelt.

Die Aufmerksamkeit der Pflegenden ist bezüglich der Alkoholsucht im Alter – wie bei anderen Berufsgruppen auch – wenig ausgeprägt. Ausschlaggebend für diese Situation sind unter anderem die eingeschränkten Fachkenntnisse, bezogen auf dieses sehr heterogene und vielschichtige Krankheitsbild. So kann eine Vermutung einer Pflegekraft im ambulanten/stationären Bereich, dass für einen Patienten oder seinen Angehörigen Alkohol eine problematische Rolle spielt, sehr wohl begründet sein, sie sich jedoch nicht trauen, offen danach zu fragen. Diese Frage wäre jedoch für die Pflegekraft relevant, denn eine schwirige und ungenaue Diagnostik lässt eine klare Zuordnung eventueller Symptome oder Pflegeprobleme oft nicht zu. Ein langjähriger Missbrauch wie im Eingangsbeispiel ist nicht immer deutlich zu erkennen, vor allem nicht bei Late-Onset-Trinkern. Da man dem Betroffenen aber auch nicht unrecht tun möchte, wird oft nicht weiter geforscht. Die Auswirkungen für den Betroffenen und sein Umfeld können jedoch gravierend sein. So unterschiedlich wie der Krankheitsbeginn können auch die Auslöser für eine Alkoholabhängigkeit sein; ob der Zeitpunkt des Beginns aber eine Auswirkung auf die Behandlungs- und Pflegestrategie hat, ist nicht eindeutig geklärt. Ebenfalls bleibt die Frage offen, ob verschiedene Typen des Missbrauchs und der Abhängigkeit einen Einfluss auf die Pflege haben. Weder die Anzahl der betroffenen älteren Menschen noch welche Bereiche der Altenhilfe betroffen sind, ist bekannt. Die Kenntnisse über Verteilung und Häufigkeit sind jedoch für eine zielgerichtete Planung notwendig. Ein wesentliches Mittel zur Erfassung der Betroffenen sind Screening-Verfahren (siehe Kap. 3.4). Doch diese sind, wie in der Befragung erkennbar ist, selten oder überhaupt nicht bekannt oder werden in der Praxis nicht benutzt.

2.1.3 Fehlende Konzepte und Strukturen

Eine weitere Unklarheit besteht bezüglich der Betreuung der Betroffenen: Konzepte und Leitlinien im Umgang mit alten Alkoholabhängigen sind zwar im Bereich der Akutbetreuung in Fachkliniken vorhanden, in der stationären oder ambulanten Altenhilfe jedoch nur schwer umsetzbar. Beispielsweise ist die Frage nach der Beschaffung von Alkohol durch Pflegende bei bewegungseingeschränkten Abhängigen nicht geklärt. Haben Pflegende eine Verpflichtung gegenüber den Bewohnern, Alkohol zu beschaffen, oder können bzw. müssen sie die Beschaffung verweigern? Diese und andere Fragen sind nicht oder nicht ausreichend geklärt, geschweige denn verbindlich beschrieben. Insgesamt werden Konzepte benötigt, die den verschiedenen Hilfestrukturen (ambulant, stationär, Langzeitbetreuung), aber auch den Möglichkeiten der Hilfesuchenden entsprechen. Denn was nutzt ein Konzept in einer Altenhilfeeinrichtung, das auf einer rigiden Abstinenz aufbaut, wenn die Betroffenen sich nicht daran halten können. In einer Zusammenfassung eines Studientages zum Thema Alkoholsucht im Alter der niedersächsischen Landesstelle gegen die Suchtgefahren wird darauf hingewiesen, dass es «besondere Belastungen sowohl bei den Sozialstationen als auch in Altenpflegeheimen» gibt (Vossmann in Holterhoff-Schulte et al., 1998: 21).

Folgende Fragen wurden im Zusammenhang mit Alkoholabhängigkeit im Alter diskutiert:
- Wie viel ist Pflegekräften zuzumuten?
- Ab wann können, dürfen oder sollen Pflegkräfte sagen, dass sie dies oder jenes nicht für den Patienten tun?
- Bis zu welchem Punkt können sie Heimbewohner die Folgen ihres Alkoholmissbrauchs selbst aushalten lassen?

Auch wenn seit dieser Diskussion über 13 Jahre vergangen sind, hat sie an Aktualität nichts eingebüßt. Diese Fragen berühren neben dem Berufsethos auch sehr persönliche Gefühle. Beispielsweise kann hinterfragt werden, ob eine Pflegekraft in einer stark mit Kot und Erbrochenem verschmutzten Wohnung pflegen muss, und ob sie unter Umständen Beschimpfungen und vielleicht sogar die Androhung von Gewalt tolerieren soll. Dieses Problem stellt sich vor allem dann, wenn der Kontakt zum Patienten/Bewohner nicht verloren gehen soll, und betrifft zum Beispiel Alkoholabhängige, die sich auch im nüchternen Zustand nicht mehr ausreichend selbst versorgen können. Bei der Definition des Pflege- und Betreuungsauftrags für diese alkoholabhängigen älteren Menschen wird deutlich, dass der Auftrag bzw. das Pflegeziel der stationären Altenhilfe sich gänzlich von demjenigen der akut psychiatrischen Pflege unterscheidet und der Auftrag der ambulanten Pflege wiederum ein anderer sein wird. Ein wesentlicher Unterschied besteht darin, dass die klinische Betreuung meist Abstinenz zum Ziel hat, während in der stationären Altenhilfe primär die Wünsche und die Lebensqualität des Bewohners im Zentrum stehen. Die Wünsche und die Lebensqualität eines Patienten können sich jedoch auf den Konsum von Alkohol beziehen und nicht auf Abstinenz: Der Wunsch eines immobilen Bewohners könnte folglich darin bestehen, dass Pflegekräfte ihm Bier oder Schnaps einkaufen sollen, da er dies selbstständig nicht mehr tun kann. Darf die Pflegekraft das? Oder ist es im Sinne einer patientenorientierten Pflege vielleicht sogar ihre Pflicht? Wenn die Pflegekraft Alkohol besorgt – trägt sie die Verantwortung, wenn der Bewohner in einem Altenheim im Anschluss alkoholisiert stürzt und sich verletzt? Ist das Vorenthalten von Alkohol als Bevormundung zu sehen, vielleicht sogar als Gewalt im Sinne einer negativen Machtausübung? Darf der Bewohner auf einem Sommerfest nicht ein, sondern vier oder fünf Gläser Bier trinken? Oder kann die Pflegekraft die Alkoholmenge eingrenzen – und wenn ja, wie? Sollten generell nur alkoholfreie Getränke ausgeschenkt werden? Wie viel Eigenverantwortung besitzt ein alkoholkranker Bewohner in einem Seniorenheim oder ein Patient in der ambulanten Pflege? Wo endet das viel zitierte Recht auf Verwahrlosung?

Vorbehalte gegen die beschriebene Bewohner-/Patientengruppe gibt es in den Diskussionen genügend: So sehen Träger unter Umständen den Ruf ihrer Institution in Gefahr, Mitarbeitende ekeln sich (wie im Fallbeispiel), die Ordnung oder die Hausordnung wird gestört, oder die Pflegenden fühlen sich von den Betroffenen belogen, wenn sie sich Ausreden einfallen lassen, um an Alkohol zu gelangen, oder Termine und Absprachen ignorieren.

2.1.4 Körperliche und soziale Probleme

Neben diesen grundsätzlichen Fragestellungen, die vor allem Absprachen, Haltung und Ethik betreffen, gibt es zusätzlich pflegebezogene, somatische und psychiatrische Probleme, die anhand folgender Beispiele der Medikamenten- und Nikotinsucht kurz umrissen werden (vgl. Kap. 3.2.3).

Medikamente

Bei der Abhängigkeit von Medikamenten stellt sich das Phänomen anders dar als beispielsweise bei der Alkoholabhängigkeit, da der Betroffene oft gar nicht weiß oder nicht wahrhaben will, dass er selbst an seiner Abhängigkeit beteiligt ist. Der Arzt hat ihm die Medikamente verordnet – und was der Arzt verordnet, muss doch gut sein. Bei genauerer Betrachtung stellt man jedoch nicht selten fest, dass die Wahl des Arztes von medikamentenabhängigen älteren Menschen nach der Verordnungspraxis ausgewählt wird, um so an das benötigte Medikament zu kommen: Das Rezept als Legitimation für einen manchmal desolaten Zustand. So sind vor allem die Benzodiazepine, von denen hier im Schwerpunkt die Rede ist, für Stürze verantwortlich, aber auch für Gleichgültigkeit, Gedächtnis- und Konzentrationsstörungen sowie für soziale Isolation.

Nikotin

Die meisten Raucher legen einen gewissen Altersfatalismus an den Tag, nach dem Motto: «Die paar Jahre, die mir noch bleiben, da kann ich ruhig weiter rauchen.» Erstaunlicherweise wird diese Haltung von Mitarbeitern der Gesundheitsberufe durchaus geteilt oder sogar unterstützt. Um das Bild zurechtzurücken, wird nicht selten der Altbundeskanzler Helmut Schmidt als Beispiel angeführt für jemanden, der trotz großen Tabakkonsums alt geworden und eine anerkannte Persönlichkeit geblieben ist. Tatsächlich kann jedoch beobachtet werden, dass mit zunehmender Gebrechlichkeit die Auswirkungen des Nikotins und der vielen anderen inhalierten Stoffe Probleme verursachen, wie zum Beispiel

- Kurzatmigkeit
- Schleim, der nicht mehr richtig abgehustet werden kann
- Durchblutungsstörungen, beispielsweise in den unteren Extremitäten
- Tumorleiden.

Ein weiteres Problem ist außerdem die Brandgefahr, die von Bewohnern ausgeht, die zunehmend desorientiert sind, gleichzeitig aber noch eigenständig ihren Tabakkonsum regeln.

2.2 Epidemiologie

Deutschland

Die Deutsche Hauptstelle für Suchtfragen (DHS) nimmt an, dass bei den über 60-Jährigen 16 % der Männer und 7 % der Frauen rauchen (Mader et al., 2006). Schätzungsweise 2 bis 3 % der Männer über 60 Jahren und ca. 1 % der älteren Frauen missbrauchen Alkohol oder sind davon abhängig, ca. 5 bis 10 % haben einen problematischen Gebrauch von psychoaktiven Substanzen, zu denen vor allem Schmerz- und Schlafmittel gehören. In Zahlen ausgedrückt bedeutet dies, dass ca. 2 Millionen ältere Menschen rauchen, 400 000 von einem Alkoholproblem betroffen sind und ungefähr 1 bis 2 Millionen regelmäßig psychoaktive Medikamente einnehmen (DHS, 2006). Bei dem Trend der demografischen Entwicklung bedeutet dies für die Zukunft einen spürbaren Anstieg der Betroffenen (Wetterling/Kugler, 2006; Wolter, 2006). Die Ursachen für einen Anstieg an älteren Suchtkranken sind vielfältig; sie liegen einerseits in den sich wandelnden sozialen Netzwerken und in der Vereinsamung vieler älterer Menschen, andererseits – vor allem – im demografischen Wandel. Wahrscheinlich ist in Zukunft auch mit einer Ausweitung der Suchtstoffe auf illegale Drogen zu rechnen, da die Generation, die mit diesen Stoffen in ihrer Jugend Erfahrungen gemacht hat, nun älter wird (siehe Kap. 6).

Schweiz

Die Schweizerische Gesundheitsbefragung 2007 hat ergeben, dass bei den 65- bis 74-Jährigen 23 % der Männer und 11 % der Frauen rauchen. Bei den über 75-Jährigen rauchen nur noch 11 % der Männer und 6 % der Frauen.

Einmal pro Tag konsumieren 43 % der 65- bis 74-jährigen Männer und 22 % der Frauen dieser Altersgruppe Alkohol. Während bei den über 75-jährigen Männern der Anteil sogar auf 46 % stieg, fiel er bei den Frauen auf 17 %. Der abhängige Konsum in der Gruppe der 65- bis 75-Jährigen wird mit 6 % angegeben, Männer in dieser Altersgruppe weisen in 8 % einen problematischen Alkoholkonsum auf, bei den Frauen sind es 3 %. Die Prävalenz des Alkoholkonsums steigt in schweizerischen Pflegeheimen bis auf 32 % an (Leherr, 2009).

Schmerzmittel wurden in den letzten sieben *Tagen* der Untersuchung von 17 % der Männer und 27 % der Frauen im Alter zwischen 65 und 74 Jahren eingenommen. Bei den über 75-Jährigen reduzierte sich dieser Anteil um fast die Hälfte auf 8 % bei den Männern und 14 % bei den Frauen. In den letzten sieben *Stunden* der Untersuchung hatten 20 % der männlichen und 35 % der weiblichen 65- bis 74-Jährigen ein Schmerzmittel eingenommen – bei den über 75-Jährigen 12 % der Männer und 24 % der Frauen (gewichtete Daten der Schweizerischen Gesundheitsbefragung 2007, in Höpflinger, 2009).

Generell lässt sich für die Schweiz also konstatieren, dass der Nikotinkonsum bei Männern deutlich höher ist als bei Frauen, und dass mit zunehmendem Alter weniger geraucht wird. Der geschlechtsbezogene Unterschied ist beim Alkoholkonsum noch deutlicher sichtbar; er nimmt gemäß dieser schweizerischen Befragung bei den Männern kontinuierlich zu, während er bei den Frauen abnimmt.

Bei den Schmerz- und Schlafmitteln verhält es sich anders, dort nimmt der Konsum kontinuierlich mit steigendem Alter bei beiden Geschlechtern zu. Frauen nehmen fast doppelt so viele Medikamente ein wie Männer; jede dritte über 75-Jährige nahm der Untersuchung zufolge ein Schmerzmittel, jede vierte ein Schlafmittel ein.

Österreich

Das Institut für Suchtprävention stellt in seinem Fact Sheet vom Februar 2010 fest, dass in Österreich ca. 350 000 alkoholabhängige Menschen leben. Wahrscheinlich werden 320 000 bis 380 000 Menschen nach den Abhängigkeitskriterien der WHO (Dosissteigerung, Gewöhnungseffekte, Entzugssymptomatik) und anderen Kriterien, wie langfristige Einnahmedauer, abhängig sein. Die Einnahme von Hypnotika und Tranquilizer wird auf 2 % der Erwachsenenbevölkerung geschätzt.

Die Häufigkeit von problematischem Alkoholgebrauch und Alkoholabhängigkeit in der älteren Bevölkerung wird als hoch beschrieben, sie beträgt bei den über

65-Jährigen 0,5 bis 3 %. Der Suchtanteil von Bewohnern in Seniorenheimen ist noch deutlich höher und liegt bei 7 bis 10 %. Bei 5 bis 20 % der über 65-Jährigen kann von einem schädlichen Gebrauch gesprochen werden. Bei wiederum 5 bis 10 % der über 60-Jährigen liegt ein problematischer Gebrauch von psychoaktiven Medikamenten bzw. von Schmerzmitteln vor (INTERREG, 2010).

Generell lässt sich feststellen, dass der Konsum von Suchtstoffen sowohl von verschiedenen persönlichen und sozialen Bedingungen als auch vom Alter abhängt. Das Konsumverhalten von Suchtstoffen ist im Verlauf des Lebens zum Teil sehr unterschiedlich; so spielt beispielsweise Alkohol im Alter eine sich verändernde Rolle und ist unter geschlechtsspezifischen Merkmalen zu bewerten (siehe Tab. 2-1). Der Alkoholkonsum nimmt in Deutschland im Durchschnitt bis zur Lebensmitte kontinuierlich zu und reduziert sich im Alter. Männer konsumieren fast die drei- bis vierfache Menge an Alkohol im Vergleich zu Frauen.

Die Zahlen aus Deutschland, der Schweiz und Österreich zeigen deutlich, dass die Menge der betroffenen Abhängigkeitskranken im Alter hoch ist und weiter steigt. Bei der Betrachtung unterschiedlicher Quellen wird aber auch sichtbar, dass es zum Teil deutlich Schwankungen gibt. Die Ergebnisse sollten aus diesem Grund immer im Kontext der Erhebung, der Fragestellung und der Stichprobe gesehen werden. So geht Krebs-Roubicek in der Schweiz von 2 bis 10 % Alkoholkranker in der Gruppe der über 60-Jährigen aus und von 2 bis 5 % bei den über 75-Jährigen (Krebs-Roubicek, 2003: 9–15). Damit wären die angegebenen Zahlen für die über 60-Jährigen in der Schweiz höher als in Deutschland; die DHS (2006) geht von 4 % der über 60 Jährigen aus. Wetterling und Kugler (2006) meinen, dass in Deutschland ca. 1,3 Millionen Menschen zwischen dem 59. und 69. Lebensjahr einen riskanten Alkoholkonsum haben. Sie weisen darauf hin, dass die schwerwiegenden Folgeerkrankungen des Alkoholkonsums die Lebenserwartung deutlich vermindern – ein Hinweis darauf, dass es aufgrund des Alkoholmissbrauchs weniger alte Menschen mit einer Alkoholabhängigkeit gibt.

Tabelle 2-1: Durchschnittlicher täglicher Alkoholkonsum in Gramm/Tag nach Alter und Geschlecht (1 ml oder 1 ccm Alkohol wiegt 0,8 g) (Robert Koch Institut, Bundesgesundheitssurvey in DHS, 2006)

Alter in Jahren	Frauen	Männer
30–39	3,98	15,24
40–49	5,74	16,56
50–59	5,15	17,53
60–69	3,40	14,70
70–79	2,39	12,23
18–79	4,06	15,06

In einer epidemiologischen Studie zum Thema Alkoholmissbrauch und -abhängigkeit im Alter untersuchten Wetterling und Kugler (2006) die Krankenhausaufnahmen der psychiatrischen Kliniken der Vivantes GmbH, Berlin. Von den erfassten psychiatrischen Aufnahmen waren 5513 (11,4 %) über 64 Jahre alt. Die Diagnosen wurden nach dem ICD-10 eingeteilt. Hiernach hatten 22,3 % der über 65-Jährigen eine Alkoholdiagnose, also fast ein Viertel der Patienten. In den untersuchten Stadtteilen von Berlin ergab sich eine Prävalenz für stationäre psychiatrische Behandlungsbedürftigkeit von 2,13/1000 durch alkoholinduzierte Störungen und eine Inzidenz von 7,8/100 000 Einwohner für Alkoholentzugsdelirien bei den über 65-Jährigen.

Inzidenz

Rate der neu Erkrankten in einem definierten Zeitraum, der sich meist auf ein Jahr bezieht.

Prävalenz

Die zu einem gegebenen Zeitpunkt oder einem definitiven Zeitraum bestehende Häufigkeitsrate einer Krankheit.

Bei Erhebungen und epidemiologischen Untersuchungen im Bereich Sucht muss immer bedacht werden, dass die Erkennungsrate von Suchtkranken im Alter ein großes Problem darstellt. In allgemeinen Krankenhäusern werden Alkoholprobleme von den behandelnden Ärzten aufgrund der unspezifischen Symptome (wie Stürze und Schlafstörungen) oft nicht diagnostiziert (Wetterling/Kugler, 2006). Krebs-Roubicek (2003) kommt für die Schweiz zu ähnlichen Ergebnissen. Sie weist 4 bis 23 % der über 65-Jährigen mit Alkoholproblemen aus. Bezogen auf die gerontopsychiatrischen Abteilungen der Psychiatrischen Universitätsklinik in Basel bedeutet dies, dass 20 % der aufgenommenen älteren Patienten die Alkoholabhängigkeit als erste Diagnose aufweisen.

Onen und Mitarbeiter (2005) kommen zu einem ähnlichen Ergebnis wie Wetterling und Kugler (2006): In ihrer Untersuchung identifizieren sie ältere alkoholkranke Menschen in einer allgemeinen Krankenhausaufnahme in Clermont Ferrant, Frankreich. Sie finden deutlich mehr Männer (87 %) mit Alkoholmissbrauch und assoziierten Erkrankungen als Frauen. Das Alter betrug im Durchschnitt 69 Jahre. Die häufigsten Gründe für die Aufnahme in der Ambulanz waren Delirien und Stürze, daneben fielen vor allem gastrointestinale Probleme auf. Onen und Mitarbeiter (2005) stellen darüber hinaus fest, dass 36 % der Betroffenen keine primären Bezugsgruppen (wie Familie) hatten, 39 % Probleme mit dem sozialen Umfeld, 4 % ein Wissensdefizit zum Alkoholmissbrauch, 10 % häusliche und 6 % finanzielle Probleme hatten. Von allen Behandelten über 65 Jahren haben

5,3 % eine Alkoholdiagnose nach dem DSM IV[1]. In der Gegenüberstellung von Alkoholkranken und Nichtalkoholkranken gibt es einige deutliche Unterschiede, beispielsweise stürzen Alkoholkranke doppelt so häufig wie Nichtalkoholkranke; fast doppelt so viele Alkoholkranke leben alleine. Ob die Ergebnisse dieser Studie verallgemeinerbar sind, ist unklar, da wesentliche Variablen, wie soziales Umfeld und Größe des Einzugsgebiets, in dieser Untersuchung nicht einbezogen werden. Dennoch liefern sie interessante Anhaltspunkte für pflegerische, medizinische und soziale Aspekte.

In der Querschnittstudie von Weyerer und Mitarbeiter (2006) werden repräsentative Ergebnisse vorgestellt, die sich ausschließlich auf ältere Menschen beziehen, die in der stationären Altenhilfe leben. Die Schlussfolgerung der Autoren lautet, dass im Vergleich zu älteren Menschen in Privathaushalten der Anteil von alkoholkranken Bewohnern in Altenheimen überdurchschnittlich hoch ist. Zum Vergleich wurden 1995/96, 1997/98 und 2002/03 13 Mannheimer Altenpflegeheime mit jeweils über 1200 Bewohnern untersucht. Zu allen drei Untersuchungszeitpunkten wiesen etwa 10 % der Bewohner eine ärztliche (ICD-10) Alkoholdiagnose auf. Die Geschlechterverteilung blieb ebenfalls gleich, betroffen waren 25 % der Männer und 5 % der Frauen. Die Autoren weisen darauf hin, dass in einzelnen stationären Senioreneinrichtungen sogar deutlich höhere Anteile erreicht werden. Vergleicht man diese Zahlen beispielsweise mit den USA, so sind diese in der stationären Altenhilfe ähnlich hoch. Allerdings werden von Einrichtung zu Einrichtung Schwankungen beschrieben, sowohl in Amerika als auch in Deutschland. So ist anzunehmen, dass der Anteil von alkoholmissbrauchenden oder alkoholabhängigen älteren Menschen in bestimmten Stadtlagen unterschiedlich sein kann. Einen Hinweis hierauf gibt die Untersuchung von Wetterling und Kugler (2006), die eine unterschiedliche Häufigkeit von «substanzinduzierten Störungen» in den verschiedenen untersuchten Berliner Stadtteilen ausmacht. Aber auch andere Einflussfaktoren, wie Träger einer Einrichtung oder der Tagessatz, haben einen Einfluss auf den Anteil alkoholkranker Bewohner. Weyerer und Mitarbeiter (2006) berichten, dass für alkoholkranke Bewohner das Durchschnittseinzugsalter in den untersuchten Seniorenheimen 62 Jahre betrug, während dieses Alter bei anderen Bewohnern mit durchschnittlich 78 Jahren deutlich höher lag. Ihre Untersuchungen stellten ebenfalls fest, dass der Anteil an betreuten Bewohnern im Sinne des Betreuungsgesetzes (früher Vormundschaft) angestiegen ist und zu allen drei Untersuchungszeitpunkten im Vergleich zu den Nichtalkoholkranken bei den Alkoholkranken höher war.

Weyerer und Mitarbeiter ermitteln in der Untersuchung unter anderem die Einschätzungen der Pflegekräfte zur Prävalenz. Diese fallen bei der ersten Untersuchung mit 4,2 %, bei der zweiten mit 5,2 % und bei der letzten mit 2,7 % deutlich

---

1 DSM IV: Diagnostic and Statistical manual of Mental Disorders, Operationalisierung der diagnostischen Begriffe (Möller et al., 2001).

niedriger aus als die erste ärztliche Diagnose bei Heimeinzug. Ein großer Teil der Bewohner, die bei Heimaufnahme eine Alkoholdiagnose gestellt bekamen, waren zum Zeitpunkt der Erhebung bei den Pflegekräften alkoholabstinent. Diese Veränderung kann vor allem mit der zunehmenden kognitiven und physischen Beeinträchtigung begründet werden, die in der Folge eine deutlich erschwerte Beschaffung von Alkohol nach sich zieht. Schäufele (2009) weist darauf hin, dass bei einer Untersuchung in Süddeutschland 7,5 % der aufgenommenen Bewohner eine ärztlich diagnostizierte psychische Störung durch Alkohol aufwiesen. Aus der gleichen Untersuchung wird deutlich, dass im Heim nur 3,4 % weiterhin Alkoholmissbrauch betrieben, jedoch im Vergleich zu abstinenten Bewohnern ein dreifaches Risiko hatten zu stürzen. Gemäß Weyerer und Mitarbeiter (2006) liegen im deutschsprachigen Raum keine repräsentativen Studien zu Konsum, Missbrauch und Abhängigkeit von Alkohol bei Bewohnern der stationären Altenhilfe vor. Allerdings bestätigen die augenblicklichen Ergebnisse die Befunde der ausländischen Studien. In der Diskussion wird darauf hingewiesen, dass der Anteil der alkoholerkrankten Bewohner wahrscheinlich wesentlich höher ist, da von den Ärzten nur schwerere Erkrankungen diagnostiziert werden.

In diesem Zusammenhang stellt sich die Frage nach tolerierbaren oder gesundheitsschädigenden Grenzwerten; immerhin sterben in Deutschland an den direkten oder indirekten Folgen von Alkohol jährlich etwa 40 000 Menschen (DHS, 2006). Die Zahl der Alkoholmissbraucher und -abhängigen sinkt offenbar mit steigendem Alter – so sinkt der Anteil der Alkoholabhängigen zwischen dem 55. und 85. Lebensjahr um 25 % (Ruchlin in Jacoby/Oppenheimer, 2005: 805). Ursache für die stete Abnahme des Konsums wird nicht nur die häufiger werdende Abstinenz sein, sondern auch die hohe Mortalität, die mit einem langjährigen Konsum einhergeht. Studien zeigen eine Rate zwischen 4 und 23 % von älteren Menschen mit Alkoholproblemen.

Während Holterhoff-Schulte und Mitarbeiter (1997) auf 8 % Alkohol- und Medikamentenmissbrauch bei Geriatriepatienten kommen, weisen die gerontopsychiatrischen Abteilungen in Basel 20 % der aufgenommen Patienten und Patientinnen als alkoholabhängig aus (Krebs-Roubicek, 2003). Von Krebs-Roubicek wird weiterhin festgestellt, dass 41 % der Männer und 12 % der Frauen in Langzeitinstitutionen wie Alten- und Seniorenheimen an Alkoholmissbrauch oder Abhängigkeit leiden. Hiss (2003) geht davon aus, dass 25 % der alten Patienten in psychiatrischen Kliniken die Hauptdiagnose Abhängigkeit haben. Insgesamt zeigt sich ein eher lückenhaftes und unscharfes Bild. Ausreichend valide Zahlen, um Mittelwerte zu errechnen, liegen nicht vor. Mögliche Vergleiche werden in der **Tabelle 2-2** dargestellt, allerdings unter dem Vorbehalt der unterschiedlichen Variablen wie Alter, Einschätzungskriterien und Alkoholmengen.

In der Feldstudie von Aurich und Mitarbeiter (2001) wurde der Alkoholkonsum in der Altenbevölkerung untersucht. Es konnten erhebliche Unterschiede im Konsum zwischen Heimen und Privathaushalten festgestellt werden: In Heimen

Tabelle 2-2: Prozentuale Verteilung der alkoholkranken Patienten in den verwendeten Untersuchungen

	Holterhoff-Schulte et al. (1997) (Deutschland)	Wetterling et al. (2006) (Deutschland)	Weyerer et al. (2006) (Deutschland)	Krebs-Roubicek (2003) (Schweiz)
Psychiatrische Klinik	8,0 %	22,3 %		20,0 %
außerhalb einer Institution	0,5 – 3,7 %			
Geriatriepatienten	22,0 %			
Heimbewohner	6,0 %		10,0 %	

konsumierten 72,4 % der Bewohner keinen Alkohol, in Privathaushalten hingegen waren es 39,4 %. Bezogen auf die Gesamtstichprobe tranken fast die Hälfte der Probanden seltener als einmal pro Monat Alkohol, davon 89,3 % der Frauen. Ein Drittel der Probanden aus den Privathaushalten gab an, mehrmals wöchentlich oder täglich Alkohol zu trinken. In dieser Untersuchung wird deutlich, dass Frauen in Privathaushalten signifikant weniger Alkohol trinken. Die gesamte konsumierte Menge nimmt sowohl bei den zu Hause lebenden als auch bei den in Heimen lebenden Menschen mit steigendem Alter ab. In der Untersuchung von Aurich und Mitarbeiter (2001) werden die Funktionsstörungen des Verhaltens nicht nach den Kriterien des ICD-10 (F 10 Psychische und Verhaltensstörungen durch Alkohol) bewertet, sondern nach der Menge des konsumierten Alkohols, wobei unklar bleibt, ob die jeweilige Menge einen Missbrauch oder eine Abhängigkeit verursacht. Die geschlechtliche Verteilung stimmt mit den oben angeführten Untersuchungen überein, allerdings kommt diese Untersuchung zu dem Ergebnis, dass in Privathaushalten mehr Alkohol konsumiert wird als in Einrichtungen der stationären Altenhilfe. Ein großes Dilemma aller Untersuchungen besteht in der schwierigen Vergleichbarkeit der Daten.

Zur *Medikamentenabhängigkeit* liegen wahrscheinlich noch weniger verlässliche Zahlen vor als zur Alkoholabhängigkeit. Ein besonderes Problem ist die Identifikation von Konsumenten, die abhängig sind oder einen schädlichen Gebrauch haben, da diese Medikamente von einem Arzt rezeptiert werden. Einige Autoren gehen sogar davon aus, dass niedergelassene Ärzte Benzodiazepine zunehmend auf Privatrezept verordnen, und somit diese Medikamente in der Statistik der gesetzlichen Krankenkassen nicht erfasst werden. So gibt die Bundesärztekammer die Zahl der Medikamentenabhängigen mit 1,4 bis 1,9 Millionen an, wovon voraussichtlich 80 % von einem Benzodiazepin abhängig sind. Unstrittig ist, dass Frauen deutlich häufiger, nämlich 5,5 % versus 3,2 %, medikamentenabhängig sind. Besonders auffällig ist es, dass der Psychopharmakakonsum mit steigendem Alter deutlich zunimmt. In der Berliner Altersstudie (Lindenberger et al., 2010) wurde deutlich, dass über 25 % der Teilnehmer Psychopharmaka einnahmen. Diese Medikamente wurden in einer Einzelfallprüfung am häufigsten als nicht indizierte oder kontraindizierte Verordnung identifiziert. In dieser Untersuchung wurde ebenfalls festgestellt, dass jeder fünfte mindestens ein Medikament einnahm, das nach Expertenmeinung nicht, in niedriger Dosis, oder nur in einem kürzeren Zeitraum (z. B. Oxazepam) verordnet werden sollte. Bei steigender Intensität einer Depression nahmen die Untersuchten der Berliner Altersstudie mehr Psychopharmaka (Benzodiazepine) ein, jedoch nicht mehr Antidepressiva.

Bezüglich des Nikotinkonsums älterer Menschen kann vor allem beobachtet werden, dass die Anzahl der starken Raucher, also derer, die über 20 Zigaretten pro Tag rauchen, abnimmt. Dennoch rauchen in Deutschland noch ca. 5 % der über 75-Jährigen. Bei den 70- bis 75-Jährigen raucht jeder siebte Mann und jede zwanzigste Frau. Auch die Anzahl der gerauchten Zigaretten nimmt mit zunehmendem Alter ab. Die Deutsche Hauptstelle für Suchtfragen weist darauf hin, dass mit einer deutlichen Zunahme älterer Raucherinnen zu rechnen ist.

2.3 Begriffsbeschreibung: Sucht, Abhängigkeit, Missbrauch, Sucht im Alter

Damit über das Thema Sucht oder Abhängigkeit mit einem gemeinsamen Verständnis gesprochen werden kann, werden die zum Teil sehr unterschiedlich verwendeten Begriffe an dieser Stelle erläutert und zugeordnet.

Abhängigkeit wird umgangssprachlich auch Sucht genannt. Nach der Definition der WHO (vgl. Pschyrembel, 2003) ist Abhängigkeit ein Zustand der periodischen oder chronischen Vergiftung, der durch wiederholten Gebrauch einer natürlichen oder synthetischen Droge hervorgerufen wird und für den Menschen und die Gesellschaft schädlich ist. In der gleichen Quelle wird weiter konstatiert, dass es sich um eine Verhaltensweise handelt, die von dem Betroffenen zwanghaft ausgeführt werden muss. In diesem Sinne wird ausschließlich der Begriff Abhängigkeit verwendet.

Vieten und Schramm (2001) verwenden den Begriff Sucht und Abhängigkeit gleichwertig; bei ihnen werden die Begriffe mit einem unbeherrschbaren Verlangen eines Menschen, «sich eine bestimmte Substanz immer wieder zuzuführen […], obwohl er sich selbst oder anderen dadurch schadet», beschrieben (Vieten/Schramm, 2001:439). Die freie Enzyklopädie Wikipedia bezieht sich in ihren Ausführungen auf den Begriff der Abhängigkeit. Neben den schon beschriebenen Problemen wird darauf hingewiesen, dass zudem mit der Beeinträchtigung der freien Entfaltung der Persönlichkeit und der Zerstörung der sozialen Bindungen und Chancen eines Individuums zu rechnen ist (Wikipedia, 2010). Insgesamt kann der Eindruck entstehen, dass Sucht und Abhängigkeit immer mit Substanzen in Verbindung gebracht werden können, die von der betroffenen Person aufgenommen werden müssen. In Deutschland wird der Begriff Abhängigkeit aber auch auf Verhaltensweisen bezogen, wie beispielsweise essen, trinken, spielen, arbeiten oder kaufen, die bei entsprechender Ausprägung Abhängigkeitsmerkmale aufweisen können.

In manchen medizinisch verwandten Begriffen findet sich ebenfalls das Wort Sucht wieder, obwohl es sich beispielsweise bei Schwindsucht, Wassersucht, Fettsucht, Fallsucht oder Mondsucht nicht um die psychische oder physische Abhängigkeit von Substanzen handelt und sich diese Begriffe nicht auf Verhaltensweisen beziehen, die durch eine psychische Abhängigkeit verursacht sind. Nach der freien Enzyklopädie Wikipedia (2007) ist der Begriff Sucht nicht mit dem Begriff «suchen» verwandt, sondern mit dem althochdeutschen «siuchen» oder mittelhochdeutschen «Siuchan», was heute etwa «siechen» im Sinne von Krankheit bedeutet (vgl. Thor et al., 2004).

Die Verwendung des Begriffs «Sucht» scheint mir nicht eindeutig zu sein. Mein Vorschlag ist, im fachlichen Bezug von Abhängigkeit oder Abhängigkeitssyndrom zu sprechen. Nun ist es aber so, dass es Menschen gibt, die nicht regelmäßig Alkohol oder Benzodiazepine zu sich nehmen, sondern periodisch, beispielsweise unter bestimmten Bedingungen wie Trauer, Wut oder Langeweile. Auch diese regelmäßigen oder unregelmäßigen Exzesse sind für den Betroffenen problematisch; sie werden als schädlicher Gebrauch oder Missbrauch beschrieben.

Alkoholmissbrauch wird nach Schwoon (2004) als «schädlicher Gebrauch» bezeichnet. Weyerer definiert Alkoholismus als Alkoholmissbrauch, «der ohne Zeichen einer Abhängigkeit zu körperlichen und/oder sozialen Schäden führt» (Weyerer, 2003: 1). Er führt weiter aus, dass Alkoholabhängigkeit und -krankheit durch typische Symptome wie Toleranzentwicklung, Kontrollverlust und Entzugserscheinungen bei gleichzeitiger Unfähigkeit zur dauerhaften Abstinenz gekennzeichnet sind.

In dieser Arbeit werden vorwiegend die beiden Begriffe Alkoholmissbrauch (ohne Abhängigkeit) und Alkoholabhängigkeit verwendet.

Auch der Begriff des *Alters* wird im Kontext des Alkoholmissbrauches bzw. der Alkoholabhängigkeit unterschiedlich definiert. Die Deutsche Hauptstelle für Suchtfragen e. V. (DHS) legt kein konkretes Alter fest, sondern beschreibt eine Spanne von 60 bis 75 Jahren, die im Wesentlichen von persönlichen Bedingungen abhängt CDHS, 2006). Zur Bearbeitung der in diesem Buch skizzierten Fragestellungen ist die Definition des Alters im Zusammenhang mit Alkoholmissbrauch insofern relevant, als Menschen, die bereits früh alkoholkrank sind, schneller altern. Dies gilt weniger für Menschen, die erst spät, z. B. nach dem 60. Lebensjahr, mit dem exzessiven Trinken beginnen. Deren Äußeres und deren Fitness entsprechen denen Gleichaltriger. Folgerichtig spricht Fleischmann (1997a: 233) in seiner Pilotstudie bereits ab dem 54. Lebensjahr von älteren Menschen. Er weist darauf hin, dass eine Grenzziehung des Alters problematisch ist, denn beispielsweise seien 30-Jährige nach einer 10-jährigen Suchtkrankheit oft weniger vital als gesunde 70-Jährige. Dieses Problem der Alterszuordnung trifft vor allem auf Konsumenten illegaler Drogen zu – bei den opioidenabhängigen Menschen wird von einigen Autoren bereits ab dem 40 Lebensjahr von «alt» gesprochen.

Die Definition der WHO, die
- alternde Menschen mit 50 bis 60 Jahren,
- ältere Menschen mit 61 bis 75 Jahren,
- alte Menschen mit 76 bis 90 Jahren,
- sehr alte Menschen mit 91 bis 100 Jahre und
- hochaltrige Menschen mit über 100 Jahren

angibt, wird gerade auf diese Personengruppe nicht anwendbar sein. Vor allem früh beginnende Alkoholabhängige oder starke Raucher altern vor, sodass eine Zuordnung nur schwer zu treffen ist. Vielleicht sind der Grad der Pflegebedürftigkeit, der Krankheitsfortschritt und die Erkrankungsdauer verlässliche Indikatoren. In Einrichtungen der stationären Altenhilfe bedeutet dies, dass alkoholabhängige Hilfesuchende oft verhältnismäßig «jung» aufgenommen werden müssen. Galt früher ein Aufnahmealter von 65 Jahren in einem Altenheim als «jung», so werden heute bereits Bewohner mit Mitte 50 und jünger betreut. Diese Entwicklung verläuft konträr zu der sonstigen Entwicklung in Altenheimen, in denen die einziehenden Bewohner immer älter werden. In dieser Entwicklung liegt ein steigendes Konfliktpotenzial.

> **Abhängigkeit**
>
> **Psychische Abhängigkeit** wird als übermächtiges und unwiderstehliches Verlangen, eine bestimmte Substanz/Droge wieder einzunehmen, beschrieben. Diesem Phänomen liegt das Lust-Erzeugungs- und Unlust-Vermeidungsprinzip zugrunde.
> **Physische Abhängigkeit** ist charakterisiert durch Toleranzentwicklung sowie das Auftreten von Entzugserscheinungen bei Absetzen der abhängigkeitserzeugenden Substanz.

2.4 Klassifikationen der Suchterkrankungen

In der internationalen Klassifikation psychischer Störungen, dem ICD-10 Kapitel V, werden unter dem Code F1 psychische- und Verhaltensstörungen beschrieben, die durch psychotrope Substanzen ausgelöst werden. Hierzu gehört der Nachweis des kürzlich erfolgten Konsums einer oder mehrerer Substanzen in einer für die vorliegende Intoxikation ausreichenden hohen Dosis (Dillinger et al., 2011). Die Identifikation der psychotropen Stoffe soll auf der Grundlage möglichst vieler Informationsquellen erfolgen, wie die eigenen Angaben des Patienten, die Analyse von Blutproben oder von anderen Körperflüssigkeiten, charakteristische körperliche oder psychische Symptome, klinische Merkmale und Verhalten sowie andere Befunde, wie die im Besitz des Patienten befindlichen Substanzen oder fremdanamnestische Angaben. «Symptome oder Anzeichen für eine Intoxikation sind vereinbar mit den [...] bekannten Wirkungen der in Frage kommenden Substanzen und von ausreichendem Schweregrad, um Störungen von klinischer Relevanz des Bewusstseins, der Kognition, der Wahrnehmung, der Affekte oder des Verhaltens zu verursachen» (Wolowski/Demmel, 2010: 55). Diesen Störungen werden im ICD-10 jeweils Alkohol, Opioide, Cannabinoide, Sedativa oder Hypnotika, Kokain und andere Substanzen zugeordnet. Die Symptome dürfen nicht durch andere körperliche Krankheiten oder andere psychische oder Verhaltensstörungen erklärbar sein. Die Codes F10 bis F19 unterscheiden etwa zwischen «akuter Intoxikation», «schädlichem Gebrauch», «Abhängigkeitssyndrom», «amnestischem Syndrom» und anderen. Durch diese Codierung kann die Störung durch Alkohol näher beschrieben werden. Beispielsweise: keine Komplikation, Verletzungen und körperliche Schäden, medizinische Komplikationen, Delir, Wahrnehmungsstörungen, Koma, Krampfanfälle und der pathologische Rausch (Dillinger et al., 2000).

Grundsätzlich können stoffgebundene und nichtstoffgebundene Abhängigkeit voneinander unterschieden werden. Eine weitere Möglichkeit, Abhängigkeit zu unterscheiden, ist die nach legalen und illegalen Drogen.

Die stoffgebundenen Störungen werden sowohl im ICD-10 (Internationale Klassifikation der Krankheiten Version 2011) als auch im DSM-IV (Diagnostisches und Statistisches Handbuch Psychischer Störungen) dargestellt (siehe **Tab. 2-3** bis **2-5**).

Die diagnostischen Kriterien der Störungen durch psychotrope Substanzen sind in der **Tabelle 2-4** abgebildet. Um nach einem der beiden Systeme (ICD-10 oder DSM-IV) von einer Abhängigkeit zu sprechen, müssen mindestens drei der in dieser Tabelle dargestellten Kriterien erfüllt sein.

In **Tabelle 2-5** werden die Kriterien zur Beschreibung eines Entzugssyndroms durch die beiden Klassifikationssysteme dargestellt. Die Ermittlung eines Entzugssyndroms wird in der Altenpflege fast ausschließlich durch Pflegende erhoben, da die Präsenz von Ärzten oder Fachärzten oft nur sporadisch erfolgt. Die Kenntnis über beobachtbare Symptome, die auf einen Entzug oder ein einstehendes Delir hinweisen, ist notwendig und kann für den betroffenen Bewohner eines Seniorenheims überlebenswichtig sein.

Tabelle 2-3: Stoffgebundene Störungen im ICD-10 und DSM-IV (Dillinger et al., 2011)

ICD-10	DSM-IV
F10 psychische oder Verhaltensstörungen durch Alkohol F11 psychische oder Verhaltensstörungen durch Opioide F12 psychische oder Verhaltensstörungen durch Cannabinoide F13 psychische oder Verhaltensstörungen durch Sedativa oder Hypnotika F14 psychische oder Verhaltensstörungen durch Kokain F15 psychische oder Verhaltensstörungen durch andere Stimulanzien einschließlich Koffein F16 psychische oder Verhaltensstörungen durch Halluzinogene F17 psychische oder Verhaltensstörungen durch Tabak F18 psychische oder Verhaltensstörungen durch flüchtige Lösungsmittel F19 Störungen durch multiplen Substanzgebrauch und Konsum sonstiger psychotroper Substanzen	• Alkoholabhängigkeit/-missbrauch • Opiatabhängigkeit/-missbrauch • Cannabisabhängigkeit/-missbrauch • Abhängigkeit/Missbrauch von Sedativa, Hypnotika oder Anxiolytika • Kokainabhängigkeit/-missbrauch • Abhängigkeit/Missbrauch von Amphetaminen oder ähnlich wirkenden Sympathikomimetika • Halluzinogenabhängigkeit/-missbrauch • Nikotinabhängigkeit • Abhängigkeit/Missbrauch von Inhalantien • Polytoxikomanie • Abhängigkeit/Missbrauch von Phencyclidin (PCP) oder ähnlich wirkenden Arylcyclohexylaminen
Das ICD-10 unterscheidet zwischen schädlichem Gebrauch und Abhängigkeitssyndrom.	**Das DSM-IV unterscheidet zwischen Abhängigkeit und Missbrauch.**

Tabelle 2-4: Diagnostische Krieterien der Störungen durch psychotrope Substanzen im ICD-10 und DSM-IV (Dillinger et al., 2011)

ICD-10	DSM-IV
• starker Wunsch/Zwang, Substanzen oder Alkohol zu konsumieren • reduzierte Kontrollfähigkeit • Substanzkonsum, um Entzugssymptome zu mildern • körperliches Entzugssyndrom • Toleranzentwicklung • eingeengtes Verhaltensmuster • Vernachlässigung anderer Vergnügen oder Interessen • fortgesetzter Substanz- oder Alkoholgebrauch trotz Nachweises schädlicher körperlicher, psychischer und sozialer Folgen.	• Substanzeinnahme länger und in größeren Mengen als beabsichtigt • anhaltender Wunsch/erfolglose Versuche, den Substanzgebrauch zu kontrollieren/verringern • charakteristische Entzugssymptome • Toleranzentwicklung • viel Zeitaufwand für die Beschaffung der Substanz • Aufgabe/Einschränkung wichtiger sozialer, beruflicher oder Freizeitaktivitäten • fortgesetzter Substanzmissbrauch trotz Problembewusstseins.

Tabelle 2-5: Diagnostische Kriterien zur Beschreibung eines Enzugssyndroms durch psychotrope Substanzen nach ICD-10 und DSM-IV (Dillinger et al., 2011)

ICD-10	DSM-IV
• Symptomkomplex bei absolutem oder relativem Entzug einer Substanz, die wiederholt oder über einen längeren Zeitraum und/oder in hoher Dosis konsumiert wurde • Erscheinungsbild ist so schwer, dass Konsultation bzw. medizinische Behandlung notwendig sind. • Besserung durch erneute Zufuhr der Substanz.	• substanzspezifisches Syndrom nach Beendigung oder Reduktion eines längeren und übermäßigen Substanzmissbrauchs • subjektives Leiden oder Beeinträchtigung der sozialen Funktionen • keine andere Verursachung der Beschwerden kann gefunden werden.

2.5 Entzugssymptome erkennen und adäquat reagieren

Entzugssyndrome kommen bei Entzug eines Suchtmittels regelmäßig vor und können je nach Ausprägung zu einem Delir führen. Die Entzugssymptome variieren je nach Suchtstoff, wie in der **Tabelle 2-6** dargestellt ist.

Tabelle 2-6: Entzugssymptome (Tretter, 2008; Möller et al., 2001)

Entzugssymptome bei Alkohol	Entzugssymptome bei Nikotin (diese können bereits nach wenigen Stunde auftreten)	Entzugssymptome am Beispiel von Benzodiazepinen
• gesteigerte Angst, Erregbarkeit • Reizbarkeit • Halluzinationen, Wahnvorstellungen • veränderte Bewusstseinslage (Entwicklung: zunehmend schläfrig) • Tremor der vorgehaltenen Hände, der Zunge oder der Augenlider • Artikulationsstörungen • Ataxie • ev. epileptische Anfälle • Magen-Darm-Störungen • Krämpfe • Erbrechen • Tachykardie, Hypertonie • Elektrolytverschiebungen • Hyperglykämie • Schlafstörungen • Schweißneigung.	• Unruhe • Gereiztheit • Aggressivität • Depressionen • Stimmungsschwankungen • Benommenheit • Konzentrationsstörungen • Zittern • Schwitzen • Kopfschmerzen.	• Inappetenz • Tremor, Muskelkrämpfe • Schweißbildung • Kopfschmerzen • Schlafstörung • Angstzustände • Dysphorie, Reizbarkeit • Erregung, Schuldgefühle • epileptische Anfälle • Augenflimmern • optische Verzerrungen • Verzerrungen wie Mikropsie und Makropsie • Veränderung des Geschmacksinns • Empfindlichkeit auf Lärm, Licht und Berührung • Störung des Körperschemas • psychotische Symptome • Delir möglich.

2.5.1 Delir

Ein Delir ist in aller Regel ein lebensbedrohlicher Zustand, der unbehandelt zum Tod führen kann. Es erfordert von Pflegenden höchste Aufmerksamkeit und eine medizinische Betreuung. Das frühzeitige und richtige Erkennen der Symptome verbessert die Situation für den Betroffenen deutlich. Das Delir entspricht der Pflegediagnose «akute Verwirrtheit», wie sie im Kasten unten angegeben ist.

Ein zentrales Beobachtungsmoment ist die Bewusstseinslage, doch gerade bei älteren Patienten ist es notwendig, bei der Beobachtung von Entzugssymptomen immer auch an andere Ursachen für die beobachteten Symptome zu denken, wie Dehydratation, Medikamentennebenwirkungen oder kardiale Schädigungen. Entzugssymptome bei Alkohol- und Benzodiazepin-Abhängigkeit können lebensbedrohlich sein und müssen unbedingt ernst genommen werden. Entzugssymptome können noch Tage nach dem Absetzen, beispielsweise eines Medikamentes, auftreten – in diesem Fall ist der Zusammenhang zwischen den beobachteten Symptomen und dem Entzug eines Suchtstoffes kaum mehr herzustellen.

Eine schwierige Situation entsteht bei alkoholkranken Personen, bei denen die Erkrankung nicht bekannt ist. Werden diese Menschen beispielsweise durch eine akute Verletzung wie einen Knochenbruch immobil, können Entzugssymptome für das soziale Umfeld sehr überraschend auftreten, wenn der Betroffenen sich nicht mehr mit Alkohol versorgen kann. Es kann sogar geschehen, dass die zugrunde liegende Abhängigkeitserkrankung erst durch die Entzugssymptome bzw. durch ein Delir erkannt wird.

Die entsprechende Pflegediagnose zur akuten Verwirrtheit ist:

| Akute Verwirrtheit, b/d | Die akute Verwirrtheit ist gekennzeichnet durch das plötzliche Auftreten von umfassenden, wechselnden Veränderungen und Störungen
• der Aufmerksamkeit
• im Denkvermögen
• in der psychomotorischen Aktivität
• im Bewusstseinsgrad
• im Schlaf-/Wachzyklus, a/d oder m/a/d. | Eine akute Verwirrtheit entsteht möglicherweise beim Entzug von Suchtstoffen, aber auch bei dem Gebrauch derselben. Andere Ursachen können besonders bei älteren Menschen auch Dehydratation, eine Blutzuckerentgleisung oder Medikamentenüberdosierung sein. Akute Verwirrtheit erfordert eine gute Beobachtung, da die unbehandelten Folgen lebensbedrohlich sein können. |

(vgl. Doenges et al., 2012)

Werden diese Symptome bei einem älteren Menschen beobachtet und liegt keine andere Erklärung für dieses Verhalten vor, muss der behandelnde Arzt umgehend benachrichtigt werden. Eine besonders gravierende Beobachtung ist die Einschränkung der Bewusstseinswachheit: Sollte der Betroffene zunehmend schläfrig werden oder nur noch schwer weckbar sein, ist Gefahr im Verzug. Neben der schnellen Benachrichtigung des Arztes sollte bei älteren Menschen der Blutzucker, die Hydratation, die Kreislaufsituation und die Körpertemperatur überprüft werden. Eine Dysregulation oder Entgleisung in diesen Bereichen kann die Bewusstseinswachheit ebenfalls beeinträchtigen.

Weitere differenzialdiagnostische Zustände des Delirs:
- pharmakoninduzierte Delirien
- Intoxikationen
- Wernicke-Korsakow-Syndrom
- Demenz
- zerebrale Hypoxie
- zerebrale Insulte
- Infektionen des ZNS
- Hitzschlag/Verbrennungen
- Epilepsie
- kardiale Schädigung und Infarkte
- Tumoren
- Traumata.

(Tretter, 2008)

Es existiert ein Unterschied zwischen dem körperlichen und dem psychischen Entzug; selbst wenn der körperliche Entzug durchgestanden ist, kann über sehr lange Zeit das Verlangen nach dem entsprechenden Suchtstoff bestehen bleiben. Dies gilt gleichermaßen für Alkohol, Benzodiazepine und Nikotin.

Sowohl bei einem Alkohol- als auch bei einem Benzodiazepin-Entzug werden die Entzugserscheinungen mit Medikamenten behandelt, die ihrerseits durchaus auch ein Abhängigkeitspotenzial beinhalten können. Da Entzugssituationen gesundheitlich problematisch sind, werden sie meistens in der Klinik durchgeführt.

Das Delir kann bei einem Entzug von Alkohol und Benzodiazepinen entstehen. Es ist durch folgende Merkmale gekennzeichnet:
- Schläfrigkeit, Somnolenz, Sopor, Koma
- die Stimmung ist eher ängstlich und schwankend
- die Betroffenen sind unkonzentriert und fahrig
- im Gegensatz zu den meisten anderen psychischen Erkrankungen im Alter zeigt es einen schnellen Krankheitsbeginn (Stunden bis Tage)
- die Fähigkeit, Dinge zu erkennen, geht verloren (Agnosie)
- eine Desorientierung liegt meistens in allen Bereichen vor

- die Motorik ist zu Beginn gesteigert und erlischt zunehmend
- das Denken ist zerfahren
- eine starke Wesensveränderung und eingeschränkte Selbstwahrnehmung
- alle Bewegungen sind vergröbert, was vor allem das Sturzrisiko erhöht
- die Fertigkeiten Rechnen und Lesen gehen zunehmend verloren.

Die meisten der benannten Symptome sind reversibel.

2.6 Pflegediagnosen im Zusammenhang mit einer Abhängigkeit oder einem Missbrauch

NANDA-Diagnosen, die bei Abhängigkeitserkrankungen oder Substanzmissbrauch gestellt werden können, sind aufgrund der vielfältigen Bedingungen und Auswirkungen der beschriebenen Erkrankungen umfangreich. In der **Tabelle 2-7** werden einige wichtige, mögliche Diagnosen benannt, definiert und begründet.

2.7 Wie kommt es zu einer Abhängigkeit?

Auf die Frage, wie es zu Abhängigkeit kommt und warum diese aufrechterhalten wird, existieren verschiedene Modelle bzw. Erklärungsansätze. Zum einen gibt es den neurowissenschaftlichen und zum anderen den biologischen und psychologischen Ansatz. Sinnvoll sind integrative Betrachtungsweisen. Im Folgenden werden die wichtigsten bzw. bekanntesten Modelle kurz vorgestellt.

2.7.1 Neurowissenschaftliches Modell

An der Entstehung von Abhängigkeit sind Neurotransmitter, vor allem Dopamin, maßgeblich beteiligt. Das Dopamin gehört zu den Katecholaminen, die sich auf wenige Bahnen im Gehirn beschränken. Die Aktivierung dieses dopaminergen mesolimbischen Neurotransmittersystems spielt eine wesentliche Rolle bei der Entstehung einer Suchtstoffabhängigkeit (Havemann-Reinecke et al., 1998). Die mesolimbischen Bahnen werden dem Belohnungs- und Motivationssystem zugeordnet. So scheint die Abhängigkeit durch das dopaminerge System nicht primär physisch (körperlich), sondern vor allem psychisch (seelisch) begründet zu sein. Die verschiedenen Suchtstoffe reagieren in diesem System sehr unterschiedlich; Benzodiazepine beispielsweise stimulieren dieses System nur gering. Die Wirkung von Suchtstoffen auf den Menschen ist sehr unterschiedlich. Diese Verschiedenartigkeit scheint sowohl auf verschiedene psychosoziale Faktoren, aber auch auf neurobiologische Ursachen zurückzuführen zu sein. Wie die verschiedenen Suchtstoffe auf die Neurotransmitter wirken, wird in **Tabelle 2-8 (s. Seite 57)** dargestellt.

Tabelle 2-7: Relevante Pflegediagnosen (Doenges et al., 2012)

Pflegediagnose	Definition	Begründung
Schlafstörung (zu spezifizieren)	eine zeitlich begrenzte Unterbrechung/Störung des Schlafs (natürliche, periodische Aufhebung des Bewusstseins), der Schlafquantität und -qualität	ein wesentliches Problem bei allen Entzügen und Entwöhnungen
Unwirksames Coping	eine Störung der Anpassungs- und der Problemlösungsfähigkeiten eines Menschen in Bezug auf die Einschätzung von Situationen, die Auswahl geeigneter Reaktionen und die Unfähigkeit, vorhandene Ressourcen zu nutzen	Unsicherheit und ein zu geringes Maß an Selbstvertrauen, um Situationen bewältigen zu können, kommt bei vielen Abhängigen vor.
Körperbildstörung	Unklarheit und Verwirrung des mentalen Bildes des körperlichen Selbst einer Person	körperliche Veränderungen und eine veränderte Wahrnehmung entstehen vor allem durch Medikamente und Alkohol
Chronisch geringes Selbstwertgefühl	lang dauernde negative Selbsteinschätzung/ negative Gefühle in Bezug auf sich selbst oder die eigenen Fähigkeiten	Ein geringes Selbstwertgefühl kann sowohl Auslöser als auch Folge von Abhängigkeit sein.
Machtlosigkeit (schwer, mäßig, leicht)	die Wahrnehmung, dass das eigene Handeln keinen wesentlichen Einfluss auf den Ausgang einer Sache haben wird; wahrgenommener Kontrollverlust über eine momentane Situation oder ein unmittelbares Ereignis	Wiederholte Misserfolge und das Gefühl, dem Suchtmittel ausgeliefert zu sein, können Depressionen und Frustration auslösen.
Obstipation	Verminderung der normalen Defäkationsfrequenz, begleitet von einer erschwerten oder unvollständigen Stuhlpassage und/oder der Ausscheidung von sehr hartem, trockenem Stuhl	Depression, Opiate, Sedativa und ein Abusus von Laxantien führen oft zu einer Obstipation, die das Lebensgefühl zusätzlich belastet.
Mangelernährung (zu spezifizieren), Flüssigkeitsdefizit und Selbstversorgungsdefizit	Nahrungszufuhr, die den Stoffwechselbedarf nicht deckt	Bei Konsum von Alkohol und illegalen Drogen ist dies ein besonderes Problem, da nicht nur Kalorien fehlen, sondern oft auch Vitamine, Flüssigkeit, Faserstoffe etc.
Wahrnehmungsstörung (zu spezifizieren): visuell, auditiv, kinästhetisch, gustatorisch, taktil, olfaktorisch	eine Veränderung der Anzahl oder Muster eingehender, afferenter Reize, begleitet von einer verminderten, übermäßigen, verzerrten oder beeinträchtigten Reaktion auf diese Reize	veränderte Wahrnehmung aufgrund von Suchtstoffgebrauch oder als Folge eines akuten Entzugs möglich
Hypothermie	ein Zustand, bei dem die Körpertemperatur eines Menschen unter dem normalen Wert liegt	kann Ursache und Folge von Suchtstoffgebrauch sein, vor allem bei Alkoholabhängigkeit und Obdachlosigkeit

Fortsetzung Tabelle 2-7

Pflegediagnose	Definition	Begründung
Suizidgefahr	Gefahr einer selbst zugefügten, lebensbedrohenden Verletzung	bei Alkohol- und Substanzmissbrauch oder Abhängigkeit
Unwirksamer Selbstschutz	eine verminderte Fähigkeit, sich gegen innere oder äußere Bedrohungen wie Krankheit oder Verletzung zu schützen	Auch wenn diese Pflegediagnose eine breite Kategorie bildet, so ist sie vor allem bei langjährigem Konsum von Alkohol zu finden.
Hautschädigung (zu spezifizieren)	Veränderungen der Epidermis (Oberhaut) und/oder Dermis (Lederhaut)	bei Obdachlosen durch Verletzungen oder beispielsweise durch unbehandelte Ulcus cruris
Gefahr einer fremdgefährdenden Gewalttätigkeit	Risiko, dass eine Person Verhaltensweisen zeigt, die anderen körperlichen, emotionalen und/oder sexuellen Schaden zufügen könnten	Gewalttätigkeit kommt im Rausch, aber auch im Entzug immer wieder vor.
Rollenüberlastung einer pflegenden Bezugsperson	wahrgenommene Schwierigkeiten pflegender Angehöriger/Laien in ihrer Fürsorgerolle. Gilt ebenso für Lebenspartner und enge Freunde.	Bei Sucht und «co-abhängigem Verhalten» (siehe Kapitel 3.2.2) wird dies besonders deutlich.
Unwirksames Management der eigenen Gesundheit	ein Verhaltensmuster zur Steuerung und Integration eines Behandlungsprogramms für eine Krankheit oder Krankheitsfolgen in das tägliche Leben, das spezifische Gesundheitsziele nicht erreicht	
Noncompliance	Verhaltensweisen eines Patienten und/oder eines pflegenden Angehörigen, die nicht mit dem zuvor zwischen Person und Pflegenden/Arzt abgestimmten Gesundheitsförderungsprogramm oder Behandlungsplan übereinstimmen. Bei Vorliegen eines abgestimmten Gesundheitsförderungs- oder Behandlungsplans hält/halten sich der Patient oder pflegende Angehörige ganz oder teilweise (nicht) an den Plan, was zu völlig oder teilweise ineffektiven gesundheitsbezogenen Ergebnissen führen kann.	kommt immer wieder vor und gehört zu den meisten Abhängigkeitserkrankungen; führt bei Therapeuten und Pflegenden immer wieder zu Frustrationen, die den Betreuungsprozess zusätzlich belasten.

In einer vergleichenden Studie stellten von Raison und Mitarbeiter (vgl. von Raison et al. in Havemann-Reinecke et al., 1998) fest, dass parkinsonkranke Menschen signifikant weniger oft alkohol- oder nikotinabhängig sind als andere. Ebenfalls beenden Parkinsonpatienten ihren Nikotin-, Koffein- oder Alkoholkonsum im Vergleich häufiger bereits ein Jahr vor der Erkrankung.

Tabelle 2-8: Auswirkungen von Drogen auf Transmitter (Tretter 2008, gekürzt durch Kutschke)

Transmitter	Benzodia-zepine	Alkohol	Cannabis
Noradrenalin	–	+	(–)
Dopamin	–	++	(+?)
Serotonin	–	(–)	(+)
Acetylcholin	–	(–)	0
Glutamat	–	–	(–?)
GABA	+++	++	–

+ = aktivierender Einfluss; – = inhibierender Enfluss; ? = ungeklärt; 0 = unsichere Befundlage

2.7.2 Biologisches Modell

Die biologischen Erklärungsansätze gehen einerseits davon aus, dass genetische Ursachen für Suchtverhalten verantwortlich sind oder Sucht als Folge von Drogengebrauch Änderungen im Gehirn hervorruft. Bezogen auf genetische Ursachen gibt es Hinweise, dass in manchen Familien häufiger Suchterkrankungen vorkommen als in anderen. Teesson und Mitarbeiter (2008) stellen mehrere Studien vor, die Hinweise darauf geben, dass eine genetische Abhängigkeit nicht nur bei Alkohol, sondern ebenfalls für andere Suchtstoffe besteht. An der Frage, welche Gene positiv mit welchen Suchtstoffen korrelieren, wird aktiv geforscht.

Andererseits setzt das biologische Modell voraus, dass es bei chronischem Gebrauch von Substanzen zu einer Veränderung des Gehirns kommt, mit der dieses versucht, sich den akuten Wirkungen der schädlichen Substanzen entgegenzustellen. Diese Anpassungsversuche des Gehirns an die Suchtstoffe könnten bei Abstinenz des Stoffes ins Leere laufen und den Entzug forcieren.

2.7.3 Psychologisches Modell

Es werden unterschiedliche psychologische Erklärungsansätze verwendet, um das Phänomen Sucht zu erklären. Eine zentrale Überlegung ist der Verlust der Kontrolle über den Substanzgebrauch trotz der damit verbundenen Einschränkungen.

Bei der Verhaltenstheorie steht unter anderem die klassische Konditionierung als Erklärung für Abhängigkeit auf eine Substanz im Fokus. Mit dieser Form des Lernens sind sogenannte Hinweisreize verbunden, die mit dem Substanzkonsum in Verbindung gebracht werden. Bekommt ein abstinent lebender Betroffener einen Hinweisreiz (bestimmte Lebenssituationen, Gegenstände, Essen oder andere), wird er ein starkes Verlangen nach der früher konsumierten Substanz verspüren.

In der Persönlichkeitstheorie wiederum wird davon ausgegangen, dass die konsumierende Person zu Beginn der Abhängigkeit von der Substanz profitiert, weil die Substanz für die Person einen Zweck erfüllt. Teesson und Mitarbeiter (2008) beschreiben, dass launenhafte, reizbare und ängstliche sowie impulsive und aggressive Persönlichkeiten eher unter substanzbezogenen Problemen leiden als unter anderen Persönlichkeitsausprägungen.

Es gibt weitere theoretische Ansätze, die der Frage nachgehen, ob die Entscheidung zu trinken rational von den Betroffenen entschieden wird, so zum Beispiel die «Soziokulturellen Erklärungen und das Umfeld» (siehe das nächste Kapitel).

2.7.4 Soziokulturelles Modell

Das soziokulturelle Modell geht davon aus, dass das direkte Umfeld einen wesentlichen Einfluss auf den Drogenkonsum ausübt. Wenn beispielsweise Eltern tolerant mit dem Drogenkonsum umgehen, vielleicht sogar selbst Konsumenten sind, ist die Wahrscheinlichkeit, dass die Kinder ebenfalls Drogen konsumieren, erhöht. Darüber hinaus spielen Aspekte wie die Verfügbarkeit von Suchtstoffen, kultureller Umgang mit Suchtstoffen, Werbung, Peers und berufsbedingte Einflüsse eine wesentliche Rolle bei der Entstehung von Abhängigkeit und Missbrauch.

Alle diese Erklärungsansätze spielen in der Entstehung von Abhängigkeit im Alter eine wichtige Rolle; allerdings kommen weitere Rahmenbedingungen hinzu, die für die Entstehung oder Beibehaltung einer Abhängigkeit mitverantwortlich sind. Wie bereits beschrieben, stand früher in der fachöffentlichen Meinung die Alkoholabhängigkeit als eine sich selbst begrenzende Erkrankung da. Jetzt stellen wir jedoch zunehmend fest, dass die abhängigen Menschen durch den demografischen Wandel, eine verbesserte medizinische und pflegerische Versorgung, aber auch durch ein spätes Beginnen einer Abhängigkeit oder Sucht insgesamt älter werden. Insgesamt kann konstatiert werden, dass die Gruppe der abhängigen älteren Menschen sehr heterogen ist. Neben den benannten Ursachen können auch weitere Auslöser für die Entstehung von Abhängigkeit verantwortlich sein:
1. fehlende Tagesstruktur aufgrund fehlender Beschäftigung
2. Pensionierung/Berentung ohne eine alternative Aufgabe
3. Isolation durch das Fehlen von Kollegen oder Freunden
4. Erkrankungen oder Leistungsschwäche, von denen der Betroffene sich ablenken möchte
5. das Fehlen von wirklichen Zielen und des Gefühls, das Leben noch mitgestalten zu können.
(Höpflinger, 2009)

In einigen Fällen werden Erfahrungen mit dem Krieg Auslöser für die Abhängigkeit oder den Missbrauch sein, vor allem wenn die Betroffenen nicht die Möglichkeit hatten, Erlebtes zu verarbeiten. Bei Menschen, die Erkrankungen haben, die zu chronischen oder schlecht zu behandelnden Schmerzen führen, können diese durchaus Auslöser für Missbrauch oder Abhängigkeit sein. Vor allem bei chronischen Schmerzen versuchen Menschen immer wieder, diese durch Alkohol zu unterdrücken oder zumindest zu lindern.

> **Beispiel**
>
> Ein sehr freundlicher und zugewandter Ehemann, der seine Frau mit schwerer Demenz und Schlaganfall bereits über viele Jahre pflegt, fällt den Mitarbeitenden des ambulanten Dienstes zunehmend durch eine Alkoholfahne auf. Bei den ersten Beobachtungen denken sich die Kollegen nichts dabei und sagen sogar in der Dienstbesprechung, dass der Alkoholkonsum des Ehemanns in dieser Lebenssituation zu verstehen sei. Erst als die ersten Hämatome an den Arminnenseiten der pflegebedürftigen Frau beobachtet werden, sprechen die Pflegekräfte den Ehemann auf ihre Beobachtungen an. Wenige Tage später bricht der Ehemann zusammen und muss stationär behandelt werden; die Ehefrau muss währenddessen in ein Pflegeheim verlegt werden. Die Pflegenden haben die große Anforderung an den Ehemann weder ausreichend registriert noch ernst genommen – ebenfalls nicht die ersten sichtbaren Anzeichen. Eine realistische Einschätzung ist in diesem Fall tatsächlich problematisch, da der Ehemann ein sogenannter Late-Onset-Trinker war (siehe S. 68 ff.); das Auftreten und das Äußere der Betroffenen wirkten völlig normal. Hinter diesem sehr geordneten Bild und dem eher aufopfernden Verhalten vermutet man nicht einen schädlichen Gebrauch von Alkohol – außerdem weiß der Betroffene über eine geraume Zeit die Auswirkungen des Missbrauchs zu kaschieren.

Der Verlust des Partners und die damit oft einhergehende Isolation sind häufiger als angenommen Auslöser für den späten Beginn des Trinkens, Rauchens oder manchmal der Einnahme von Medikamenten. Mit dem Verlust des Ehepartners geht häufig eine nicht erfüllte Sexualität einher, die Auslöser für Depression und den Beginn des Trinkens sein kann. Insgesamt sind Ziel- und Sinnleere auch oft Auslöser für die Einnahme anderer abhängigkeitsfördernder Mittel. Eine Rolle spielt in einigen Fällen zudem die fatale Einstellung «Jetzt in meinem Alter lohnt es nicht mehr aufzuhören». Aus diesem Grund wird weiter getrunken.

2.7.5 Entwicklung einer Abhängigkeit

Es gibt wahrscheinlich viele individuelle Entwicklungen von Abhängigkeit, die sich nicht an ein Schema halten und einen Einzelfall darstellen. Im Vergleich können jedoch durchaus ähnliche Muster in der Entwicklung erkannt werden. Die übereinstimmenden Aspekte werden anhand **Abbildung 2-1** deutlich.

Auslöser
(Early oder Late Onset/Verordnung eines Medikamentes wie BZD)

positiver Substanzeffekt
(gutes Gefühl, gut durchgeschlafen, nicht an die Probleme gedacht etc.)

Konsum wird wiederholt
oder das verordnete Medikament weiter eingenommen

Konsum mit schädlichem Gebrauch und Exzessen
(bei Late-Onset-Trinkern oder Low-dose-Abhängigkeit eher selten)

Gefährdungen im Alltag
(Sturz, Antriebslosigkeit, Selbstvernachlässigung)

Fortsetzen des Konsums zur Vermeidung negativer Gefühlszustände
(später auch zur Vermeidung von Entzugserscheinungen)

Abhängiges Verhalten
(Craving), Verhalten ohne Lustgewinn

Gesenkte Alkoholtoleranz und veränderte Substanzelimination bewirken
stärkere Effekte der Suchtmittel
ohne Dosissteigerung

Körperliche Schäden
und vitale Gefährdung

Abbildung 2-1: Mögliche Stufen bei der Entwicklung einer Abhängigkeit (nach Wolter 2010, modifiziert)

3 Alkohol

In jüngster Vergangenheit, vor allem in den Wintermonaten, erschienen in den Nachrichten und Tageszeitungen immer wieder Meldungen über den Tod älterer Obdachloser. Die Probleme, die in dieser Betroffenengruppe entstehen, basieren oft auf Alkoholmissbrauch und Abhängigkeit; tragfähige Konzepte oder Angebote, die diesen Menschen helfen könnten, sind noch nicht in ausreichender Anzahl vorhanden. Diese Gruppe ist nur ein Beispiel für die Exklusivität dieses Krankheitsbildes. Es gibt viele Ursachen, Manifestationen, Auswirkungen und persönliche Schicksale bei Alkoholmissbrauch und Abhängigkeit. Die Gesellschaft, aber auch Pflegende, reagieren auf Alkoholmissbrauch und Abhängigkeit bei älteren Menschen oft eindimensional mit Ablehnung. Das pflegerische Ziel wird häufig mit dem Erreichen der Abstinenz angegeben, auch wenn sich dieses nicht mit der Zielvorstellung des Patienten deckt. Die Folge dieser Diskrepanz kann Ausgrenzung, Stigmatisierung, Sanktionierung und Vernachlässigung sein (Schmitz/König, 2007).

Wenn die Bedeutung dieser Erkrankung klarer und das Erkennen und Differenzieren des Alkoholmissbrauchs als Krankheit deutlicher wird, verändert sich hoffentlich das professionelle Interesse. Immerhin ist der Alkoholismus seit 1968 in Deutschland gesetzlich als Krankheit anerkannt. Das hört sich vielleicht nicht spektakulär an, bedeutet jedoch, dass seit dieser Zeit Alkoholabhängigkeit durch Kranken- und Rentenversicherungen abgedeckt ist. Außerdem wird seit 1991 eine ambulante Behandlung von Alkohol- und Medikamentenabhängigkeit von den Versicherungsträgern bezahlt (Lindemeyer, 2010).

Die Betroffenen sind oft isoliert, wobei nicht immer deutlich ist, ob die Isolation Ursache oder Auslöser des Zustands ist. Diese zweiseitige Wahrnehmung trifft ebenfalls für die häufig zu beobachtende Vereinsamung und die Angst vor Krankheit und Tod zu.

3.1 Alkohol im Überblick

Alkohol, Ethylalkohol oder Weingeist sind Trivialbegriffe für Ethanol, der üblicherweise durch einen Gärungsprozess hergestellt wird. Die Bedeutung von Alkohol weist in der Vergangenheit eine wechselvolle Geschichte auf; er war jedoch immer Bestandteil der unterschiedlichsten Schichten der Gesellschaft. In Deutschland ist Alkohol frei verkäuflich. Nimmt man das Gesetz zum Schutz der Jugend einmal aus, ist er für jeden leicht erhältlich.

Alkoholabhängige Menschen haben oft ein herabgesetztes und negatives Selbstbild, das durch verschiedene Schuldgefühle verstärkt werden kann. Hinzu kommt, dass die eigene Erkrankung verniedlicht oder nicht wahrgenommen und oft verheimlicht wird. Voraussetzung für eine Behandlung ist jedoch eine Problemwahrnehmung. Diese Problemwahrnehmung ist vor allem bei schwerster und langjähriger Abhängigkeit für den Betroffenen kaum noch möglich. Dies führt oft zusätzlich zu Problemen.

Alkohol hat viele Funktionen. So verwenden viele Menschen ihn zur Schlafförderung oder als «Psychopharmakon» zum Unterdrücken von persönlichen Problemen. Faust und Hole stellen fest: «Das älteste schlaffördernde oder besser: schlaferzwingende bzw. gar narkotisierende Schlafmittel ist der Alkohol.» Weiter erklären sie: «Alkohol erzwingt zwar ein rasches Einschlafen und eine schnelle erste Traumphase, doch ist der Tiefschlaf mit den Phasen 3 und 4 vermindert, die REM-Phasen sind deutlich verkürzt […]. Nach dem Abklingen der Alkoholeinwirkung kommt es innerhalb der ersten Stunden zu Unruhe, vermehrten REM-Phasen, einer Verlängerung der Wachperioden und am nächsten Morgen zu dem bekannten Hangover.» (Faust/Hole, 1992: 169). Das Fazit lautet: Alkohol hat eine negative Auswirkung auf den Schlaf.

Pflegende, die im Alltag abstinent lebende alkoholkranke Menschen betreuen, sollten wissen, dass in vielen alltäglichen Lebensmitteln nennenswerte Mengen an Alkohol enthalten sind.

Alkohol ist nicht nur in Bier, Wein und Spirituosen enthalten, sondern auch in
- Brot: bis 0,3 %
- Apfelsaft: bis 0,4 %
- alkoholfreiem Bier: bis 0,5 %
- Sauerkraut: bis 0,5 %
- reifem Kefir: bis ca. 0,5 %.

Ebenfalls ist Alkohol in der Schwarzwälder Kirschtorte, Ochsenschwanzsuppe und vielem mehr enthalten (Elternwissen, 2011; Kreuzbund, 2011). Wie bereits beschrieben ist die Menge an Alkohol für ältere Betroffene sekundär – sie benötigen nicht mehr so viel Alkohol, um bestimmte Zustände auszulösen.

Besonders heimtückisch sind die Anteile von Alkohol in verschiedenen Herz- und Stärkungstinkturen wie Doppelherz oder Klosterfrau Melissengeist. Diese werden oft und gerne eingenommen und nicht selten von der Verwandtschaft als Verlegenheitsgeschenk zum Besuch mitgebracht.
- Aktivanadsaft (12 Vol. %)
- Biovital (16 Vol. %)
- Buerlecithin flüssig (13,77 Vol. %)
- Doppelherz (15 Vol. %)
- Galama (15 Vol. %)
- Klosterfrau Melissengeist (80 Vol. %)
- Venostasin (20 Vol. %)

Auch viele Husten- und Bronchienmedikamente haben es in sich, so zum Beispiel
- Bisolvon-Linctus (7 Vol. %)
- Bronchicum Elixier (1,1 Vol. %)
- Bronchicum-Tropfen (19,4 Vol. %)
- Codyl-Sirup (3,9 Vol. %)
- Dorex-Hustensaft (2 Vol. %)
- Dorex-Hustentropfen (5,1 Vol. %)
- Eupatal Hustentropfen (27,1 Vol. %)
- Expectorans Solucampher (2,4 Vol. %)
- Expektal Tropfen (15,3 Vol. %)
- Ipalat Sirup (2,4 Vol. %)
- Ipalat Tropfen (37 Vol. %)
- Ipalat Tropfen mit Codein (39 Vol. %)
- Makatussin Hustentropfen (41,8 Vol. %)
- Makatussin Hustentropfen forte (37,3 Vol. %)
- Ozothin Sirup (4 Vol. %)
- Pertussin (6,8 Vol. %)
- Pertussin Tropfen (13,5 Vol. %)
- Silomat Tropfen (8,1 Vol. %)
- Tussipect Tropfen (23,9 Vol. %)
- Tussipect Tropfen mit Codein (22,5 Vol. %)

(A-Connect Online-Selbsthilfegruppe 19. 10. 2010)

In der Tabelle 3-1 (s. Seite 64) findet sich eine Übersicht über die Entwicklung des Alkoholverbrauchs in Deutschland, bezogen auf verschiedene Stichjahre. In der Tabelle wird deutlich, dass außer dem Weinkonsum alle anderen gängigen Formen von Trinkalkohol abnehmen. Die Abnahme von Bier und hochprozentigen Getränken bleibt dabei erst einmal unkommentiert.

Tabelle 3-1: Verbrauch von alkoholischen Getränken in Deutschland (Bundes Gesundheitsberichtserstattung, 2007)

Genussmittel	Jahr (Jahre absteigend)			
	⊞ 1991	⊞ 1995	⊞ 2000	2005
alkoholische Getränke in 1000 hl				
• Bier	112 922	107 092	99 477	91 430
• Schaumwein	4226	4110	3393	3122
• Trinkwein einschl. Schaumwein	18 290	18 728	20 044	19 856
• Branntwein zu Trinkzwecken	1893	1931	1782	1629

Die Zunahme des Weinkonsums entspricht der subjektiven Wahrnehmung, die das «gute Glas Wein» als etwas besonders Gutes darstellt. Diese Haltung wird durch die unterschiedlichsten Foren und Empfehlungen unterstützt; so weisen die Deutsche Herzinfarktforschungshilfe e. V. oder der WDR darauf hin, dass ein geringes Herzinfarktrisiko und Rotweinkonsum in Verbindung zu bringen sind (WDR 1995; Herzinfarktforschungshilfe, 1999). In diesen Hinweisen wird aber ebenfalls darauf aufmerksam gemacht, dass Wein nur in geringen Mengen hilfreich ist. Auch Krebs-Roubicek (2003) stellt fest, dass 1 bis 3 Drinks pro Tag mit einer Abnahme der kardiovaskulären Morbidität und Mortalität und des Demenzrisikos bei den über 55-Jährigen assoziiert werden kann.

3.1.1 Allgemeine Auswirkungen von Alkohol

Leichte Alkoholräusche führen zu eingeschränkter psychomotorischer Leistungsfähigkeit, allgemeiner Enthemmung und einer Beeinträchtigung der Selbstkontrolle.

Mittelgradige Alkoholräusche führen zu Glücksstimmungen oder aber zu aggressiver Gereiztheit und verminderter Selbstkritik und Benommenheit.

Schwere Rauschzustände führen zu Bewusstseinsstörungen, illusionärer Verkennungen bis hin zu Ataxie und motivloser Angst.

Bei Entzug von Alkohol können Delirien ausgelöst werden, und nach langem Konsum können Epilepsie oder/und Leberzirrhose auftreten.

Die Entwicklung von Alkoholabhängigkeit und -missbrauch folgt oft nachvollziehbaren Schritten – man könnte regelrecht von einer «Karriere» sprechen. Möller und Mitarbeiter (2001) teilen die Entwicklung des Alkoholismus in vier Stufen ein:

1. Stufe: präalkoholische Phase
Wird auch als Erleichterungstrinken beschrieben; die Verträglichkeit des Alkohols vergrößert sich.

2. Stufe: Prodromalphase
Es wird vor allem alleine und heimlich getrunken und an Alkohol gedacht. Entstehung von Gedächtnislücken.

3. Stufe: kritische Phase
Diese Phase ist gekennzeichnet durch den Verlust der Kontrolle über die weitere Trinkmenge. Noch gibt es Trinkpausen nach Kontrollverlust. Fortschreitende Isolierung, die körperliche Abhängigkeit wird immer deutlicher, erste Folgeschäden treten auf.

4. Stufe: chronische Phase
Das Trinken am Morgen ist notwendig. Körperlicher und seelischer Abbau wird immer deutlicher, Merkfähigkeit wird schlechter, Entzugssymptome treten auf, die Verträglichkeit von Alkohol nimmt ab, Organschäden treten auf, eine Demenz kann entstehen.

3.1.2 Körperliche Folgen des Alkoholkonsums

Für die Einschätzung der Folgen und der Bedeutung von Alkoholkonsum ist die Betrachtung der Auswirkungen notwendig.

Ab 0,2 Promille
- leichte Verminderung der Sehleistung
- Verlängerung der Reaktionszeit
- Nachlassen von Aufmerksamkeit, Konzentration, Kritik- und Urteilsfähigkeit
- Anstieg der Risikobereitschaft
- Verschlechterung der Wahrnehmungsfähigkeit.

Ab 0,5 Promille
- Verminderung der Sehleistung um ca. 15 %
- verlangsamte Hell-Dunkel-Anpassung der Augen
- herabgesetztes Hörvermögen
- beginnende Enthemmung, Anstieg der Reizbarkeit
- Fehleinschätzung von Geschwindigkeiten.

Ab 0,7 Promille
- ausgeprägte Konzentrationsschwäche
- Rückgang der Sehfähigkeit um ca. 25 %

- Reaktionszeit um 35 bis 50 % verlängert
- Enthemmung nimmt zu, Euphorie setzt ein
- Selbstüberschätzung
- Blickfeldverengung setzt ein (Tunnelblick)
- Wahrnehmung von Gegenständen und räumliches Sehen sind stark beeinträchtigt
- Kontrolle über willkürliche Augenbewegung geht verloren.

Ab 1,1 Promille
- Beginn der absoluten Fahruntüchtigkeit
- weitere Verschlechterung des räumlichen Sehens und der Hell-Dunkel-Anpassung
- massive Aufmerksamkeits- und Konzentrationseinbußen
- maßlose Selbstüberschätzung durch gesteigerte Enthemmung und Verlust der Kritikfähigkeit
- erheblich gestörtes Reaktionsvermögen
- starke Gleichgewichtsstörungen, Sprechstörungen
- Verwirrtheit, Orientierungsstörungen.

Ab 2,4 Promille
- ausgeprägte Gleichgewichts- und Koordinationsstörungen
- Gedächtnislücken setzen ein
- Bewusstseinsstörungen
- Reaktionsvermögen kaum noch vorhanden.

Zusammenfassend werden Aufmerksamkeit, Gleichgewicht, Reaktionszeit, Wahrnehmung, Handfertigkeit, Denken und Antrieb dem Alkoholisierungsgrad entsprechend beeinträchtigt (Holterhoff-Schulte/Pegel-Rimpl, 1998:9). Je höher der Alkoholspiegel ist, desto stärker sind Perzeptions- und Aufmerksamkeitstests negativ verändert (Seitz et al., 2000), wobei ältere Studienteilnehmer generell schlechter abschnitten. Bei der Betrachtung der Promillegrenzen bedeutet dies jeweils eine stärkere Ausprägung bei älteren und sehr alten Menschen.

Die Frage, ob Alkohol den Alterungsprozess beschleunigt, kann mit Ja beantwortet werden; dies hängt jedoch wesentlich von der Länge der Alkoholanamnese ab (Seitz et al., 2000:163).

3.1.3 Auswirkungen von Alkohol auf den älteren Körper

Das Erkennen einer Abhängigkeit im Alter ist schwierig. Wahrscheinlich werden viele Betroffene nicht oder erst spät erkannt. Wetterling und Kugler meinen diesbezüglich: «Die Erkennungsrate von Suchtkranken im Alter ist aber, wie einige Studien zeigen, ein großes diagnostisches Problem. So werden in Allgemeinkrankenhäusern wegen der Unspezifität vieler Symptome, die bei älteren Menschen mit einem Alkoholmissbrauch auftreten können, sowie der Verleugnung eines erhöhten Alkoholkonsums Alkoholprobleme bei älteren Patienten von den behandelnden Ärzten oft nicht diagnostiziert.» (Wetterling/Kugler, 2006: 199)

Diese Situation stellt sich in anderen medizinischen Bereichen wahrscheinlich ähnlich dar. Um Risikopotenziale zu eruieren ist es daher wichtig, immer wieder auftretende abhängigkeitsbegünstigende Bedingungen zu identifizieren. Wie in der Studie von Aurich und Mitarbeitern (2001), wird auch von anderen Autoren (vgl. Gassmann et al., 2006; Jacoby/Oppenheimer, 2005) die konsumierte Alkoholmenge angegeben, um eine Einschätzung der älteren Bevölkerung bezüglich der Trinkgewohnheiten vornehmen zu können. Bezogen auf ein mögliches Risiko ist dies eine wichtige Größe, da kritische Konsumwerte für Frauen wie für Männer vorliegen. Sie geben jedoch keine Auskunft über eine bestehende Alkoholabhängigkeit oder einen Missbrauch im Sinne der ICD-10-Klassifikation. Die Alkoholmengen sind vor allem deshalb interessant, da mit zunehmendem Alter Mengen, die in jüngeren Jahren gut toleriert wurden, weniger vertragen werden. Dies bedeutet unter Umständen für einen Betroffenen, dass die bisher regelmäßig und gewohnheitsmäßig aufgenommene und unproblematische Alkoholmenge zu Folgeschäden, schädlichem Gebrauch und Abhängigkeit führen kann. Als Grund für diese Entwicklung geben Gassmann und Mitarbeiter (2006) unter anderem an, dass die Körperzellen eines älteren Menschen Wasser nicht mehr so gut speichern können. Diese Tatsache führt zu einer geringeren Verträglichkeit des Alkohols bei älteren Menschen, da sich der Alkohol nicht mehr gut ausbreiten kann und die Alkoholkonzentration steigt (vgl. DHS, 2006: 21). Eine schematische Übersicht zu den wesentlichen Faktoren, die zu einer geringeren Alkoholtoleranz im Alter führen, bietet **Tabelle 3-2**.

Tabelle 3-2: Ursachen und Bedingungen, die zu einer verringerten Alkoholtoleranz im Alter führen (Beutel/Baumann, 2000: 155–162)

klinische Auswirkung	patho)physiologisch-biochemische Konsequenz	veränderte Bedingungen
höhere Blutalkoholkonzentration	↓ Verteilungsvolumen	↓ Körpergewicht, Eiweißbindung der Medikamente, Körperwasser ↑ Körperfett
erhöhte Sensitivität des Gehirns	↑ Rezeptorensensitivität	veränderte Balance zwischen den Transmittersystemen, verlangsamte Anpassung an Reize
verminderte Alkoholmetabolisierung	Überlastung der hepatischen Metabolisierungskapazität	gleichzeitige Einnahme von Sedativa/Hypnotika bei Diabetes mellitus

Insgesamt sinkt die Alkoholtoleranz im Alter kontinuierlich. Dies führt in der Folge entweder zu einer Reduktion des Alkoholkonsums oder zu einer größeren Schädigung des Körpers.

3.2 Auswirkungen des Suchtmittelkonsums auf Pflege und Betreuung

Verschiedene Aspekte, wie beispielsweise der Konsumbeginn und das familiäre Umfeld, haben einen direkten Einfluss auf die Alkoholabhängigkeit und ihre Folgen auf den einzelnen Betroffenen. Manchmal führt besonders starker und langjähriger Alkoholkonsum zu einem Korsakow-Syndrom; dieses Krankheitsbild kann für Angehörige und Pflegende gleichermaßen herausfordernd sein.

3.2.1 Früher (early onset) und später Beginn (late onset)

Der frühe Abhängigkeitsbeginn hat andere Ursachen und Auswirkungen auf die Betroffenen und damit auch auf Angehörige, Ärzte und Pflegende als der späte Beginn. Die Unterscheidung zwischen frühem (early onset) und spätem Beginn (late onset) wird in der Literatur unterschiedlich bewertet. Die Autoren sind sich jedoch einig, dass die Prognose differiert und die flankierenden Erkrankungen bei frühem Beginn vielfältiger sind. Einige der Sichtweisen und Erklärungen werden in der Folge dargestellt, da sie in der Summe das komplexe Geflecht von Ursache, Wirkung und Folge erhellen können.

Als Ursache für den späten Beginn (late onset) von Missbrauch und Abhängigkeit unterscheiden Scholz und Mitarbeiter biologische und psychosoziale Gründe. Die Autoren weisen aber gleichzeitig darauf hin, dass Kombinationen möglich sind (Scholz et al., 1995). Eine Ursache für den späten Beginn einer Alkoholabhängigkeit kann der unerwartete Arbeitsplatzverlust, Berentung und der damit verbundene Verlust von Wertschätzung sein. Aber auch der Verlust bzw. eine lange Krankheit des Partners kann Anlass für eine Alkoholkrankheit sein (Vossmann/Geyer, 2006). Diese Ursachen können zu Vereinsamung und Trauer führen, die wiederum eine nicht bewältigte narzisstische Kränkung verursachen, die ihrerseits zum Alkoholmissbrauch führen kann. In einem früheren Artikel weist Vossmann (vgl. Holterhoff-Schulte et al., 1997) auf Altersstress, erlernte Hilflosigkeit, Depressionen und Vereinsamung als Entstehungsfaktoren für Alkoholmissbrauch oder Alkoholabhängigkeit im Alter hin. Das Konzept der erlernten Hilflosigkeit geht davon aus, dass ältere Menschen, die nicht kontrollierbare Erlebnisse wie Partnerverlust oder Tod und Trennung von wichtigen Bezugspersonen erfahren haben, sich selbst als hilflos erleben. Diese Hilflosigkeit kann zu Ängsten und zu einem geringeren Selbstwertgefühl führen. Die im Alter erlebten Verluste reißen umso tiefere Lücken, je unvorbereiteter der Betroffene ist (Vossmann in Holterhoff-Schulte et al., 1997). Besonders hervorzuheben sind neben den Problemfeldern Tod des Lebenspartners und Rentnerdasein das Wiederaufleben von Kriegserlebnissen und Nachkriegserfahrungen.

Atkins (in Jacoby/Oppenheimer, 2005) unterscheidet drei voraussetzende Faktoren für Substanzabhängigkeit im Alter:
1. Als ersten Faktor betrachtet er die familiäre Alkoholgeschichte, vorausgegangene Substanzabhängigkeit, ein Muster der Aufzehrung durch Substanzen und persönliche Charakterzüge.
2. Als zweites beschreibt Atkins Faktoren, die einen Anstieg der Belastung und Aufzehrung bedingen können. Hierunter versteht er beispielsweise chronische Krankheiten, die in Verbindung mit Schmerzen, Schlaflosigkeit und Angst auftreten, oder Langzeitverordnungen von sedierenden und angstlösenden Mitteln. Er zählt jedoch auch einen trinkenden Partner dazu, genauso wie uneingeschränkte finanzielle und zeitliche Ressourcen sowie das «familiäre Einverständnis» zu trinken.
3. In der dritten Gruppe der voraussetzenden Faktoren beschreibt Atkins die Effekte, die einen Anstieg der Abhängigkeitspotenziale der Substanzen bedingen können. Hierunter versteht er eine erhöhte altersbedingte Medikamentenempfindlichkeit (Pharmakodynamik und Pharmakokinetik). Außerdem können Alkohol- und Medikamenteninteraktionen das Abhängigkeitspotenzial erhöhen.

Die bisher genannten Phänomene beschreiben fast ausnahmslos Bedingungen, die im höheren Alter zu Alkoholproblemen führen können. Es gibt jedoch viele Betroffene, die bereits in jüngeren Jahren begonnen haben, große Mengen Alkohol zu konsumieren. Zu den begünstigenden Faktoren, die zu Alkoholmissbrauch und Abhängigkeit im jüngeren Alter führen können, gibt es verschiedene Theorien (Schwoon, 2004).

In vielen Untersuchungen und Artikeln werden, wie schon erwähnt, Early-Onset-Trinker (früher Beginn) und Late-Onset-Trinker (später Beginn) differenziert (Vossmann/Geyer, 2006). In der Beschreibung von Problemen ist eine dritte Gruppe von Betroffenen zu nennen: diejenigen, die abhängig waren, dann über viele Jahre abstinent, und im Alter wieder beginnen zu trinken (Beutel/Baumann, 2000). Scholz und Mitarbeiter (1995) gehen für die beiden erstgenannten Gruppen von folgender Verteilung aus: ein Drittel Late-Onset- und zwei Drittel Early-Onset-Trinker. Sie untersuchten in einem speziellen Suchtkrankenhaus an 134 über 60-Jährigen den Zeitpunkt der Manifestation der Abhängigkeit und die Bahnungsfaktoren. Dabei zeigte sich, dass bei 51 % die Abhängigkeit in einer frühen Lebensphase begonnen hatte und bei 45 % erst im höheren Alter. 4 % der Untersuchten waren nach langjähriger Abstinenz rückfällig geworden. Der hohe Anteil an Patienten, bei denen die Abhängigkeit erst spät entstanden ist, wird mit der besonderen «Auslese» der Stichprobe begründet. Das Problem dieser besonderen «Auslese» wird nicht näher erläutert.

Fleischmann (1997a) legt den Erkrankungsbeginn bei Early-Onset-Alkoholikern vor dem 30. Lebensjahr fest, den Erkrankungsbeginn bei Late-Onset-Alkoholikern nach dem 45. Lebensjahr. Eine Zuordnung der Patienten, die zwischen dem 30. und 45. Lebensjahr erkrankten, wird nicht vorgenommen. Fleischmann (1997a) beschreibt die Early-Onset-Alkoholiker als Überlebende ihrer Altersgruppe und geht davon aus, dass trotz der jahrzehntelangen Trinkanamnese die Begleit- und Folgeschäden nicht stärker ausgeprägt sind als bei Late-Onset-Trinkern. Fleischmann (1997b) führte außerdem eine Untersuchung in einem psychiatrischen Krankenhaus in Regensburg durch. Die Ausgangsstichprobe betraf 1359 behandelte Personen, die unter anderem unter Berücksichtigung ihres Alters auf Alkohol, missbrauchte Medikamente und Drogen untersucht wurden. In der untersuchten Gruppe haben ältere Alkoholiker (Late-Onset) einen höheren Bildungsstand und eine bessere Wohnsituation gegenüber jüngeren. Sie hatten 75 % internistische und 40 % neurologische Begleit- und Folgeschäden (Fleischmann, 1997b: 24–27). In der Studie wird davon ausgegangen, dass Late-Onset-Alkoholiker sozial stabiler sind und einen guten Zugang zu medizinischer Versorgung haben, aber oft einen zusätzlichen Medikamentenmissbrauch aufweisen. Insgesamt stellt sich der Behandlungsverlauf jedoch günstiger dar als bei Early-Onset-Trinkern.

Atkins (vgl. Jacoby/Oppenheimer, 2005) gibt an, dass die verschiedensten Faktoren bei Early-Onset-Trinkern im Alter zu einem vorzeitigen Tod führen. Ebenfalls in der täglich konsumierten Trinkmenge spiegelt sich ein wesentlicher Unterschied zwischen Early-Onset-Trinkern und Late-Onset-Trinkern wider; die erstgenannte Gruppe konsumierte in einer Untersuchung von Fleischmann 173 g/Tag und die zweitgenannte nur eine Menge von 105 g/Tag (Fleischmann, 1997b: 30). Dieser Unterschied beträgt in einem Getränk gemessen beispielsweise ca. 1,5 Liter Bier. In dieser Untersuchung wird darauf hingewiesen, dass trotz des großen Unterschiedes in der täglich konsumierten Alkoholmenge kein signifikanter Unterschied zwischen den medizinischen Befunden bestand. Das deutet darauf hin, dass im höheren Alter toxische Einflüsse viel schneller zu Begleit- und Folgekrankheiten führen als bei jüngeren Abhängigen (Fleischmann, 1997a).

Mundle und Mitarbeiter (1997) stellen in ihrer Arbeit eine Gegenüberstellung von Late- und Early-Onset-Trinkern vor (**Tab. 3-3**). Sie erachten die Kenntnis und Differenzierung des Krankheitsbeginns für besonders bedeutsam und notwendig – vor allem für das Verstehen des Patienten, aber auch für das Behandlungs-Setting.

Vossmann und Geyer (2006) sehen die Unterscheidung zwischen Early- und Late-Onset als empirisch nicht abgesichert an. Sie weisen dennoch darauf hin, dass es Unterschiede im Verlauf und in den Symptomen gibt; so würde ein früher

Tabelle 3-3: Gegenüberstellung von Variablen bei Early- und Late-Onset-Trinkern (Mundle et al., 1997:203)

Krankheitsbeginn	früh Early-Onset	spät Late-Onset
Alter	unter 60 Jahre	60 Jahre oder älter
Häufigkeit	2/3	1/3
Persönlichkeit	instabil	stabil
Wohnsitz	häufig wechselnd	konstant
Familienanamnese	positiv	negativ
Intoxikationstage	häufig	selten
Therapiechancen	mäßig	gut

Krankheitsbeginn zu einer geringeren Impulskontrolle und höherer Aggressivität führen als ein später Beginn. Die beiden Autoren schlagen die empirisch begründete Typologie nach Babor und Mitarbeiter (vgl. Vossmann/Geyer, 2006) vor, beschreiben diese jedoch nicht näher.

Beutel und Baumann (2000) halten die häufig verwendete Kategorisierung von Early-Onset- und Late-Onset-Trinkern ebenfalls für problematisch, da sie unter Umständen in die Irre führen könnte, denn bei genauerer Betrachtung würde sich bei den Late-Onset-Trinkern ein höherer oder kritischerer Alkoholgebrauch bereits in früheren Jahren eruieren lassen. Die Quelle für diese Annahme wird nicht angegeben. Beutel und Baumann beziehen sich außerdem auf die Altersgrenze der Late-Onset-Trinker. Sie gehen von der üblichen Annahme aus, dass die untere Grenze beim 60. Lebensjahr liegt, halten ein Lebensalter von 50 bis 55 Jahren als Begrenzung aber für sinnvoller, da die typischen Charakteristika oft auf diese Altersgruppe zutreffen würden. Insgesamt kann so ein uneinheitliches Bild der Altersgrenzen bei der Zuordnung Early- oder Late-Onset betrachtet werden. Bei der Gegenüberstellung der Beschreibung von Beutel und Baumann (2000) mit der von Fleischmann (1997a) reicht die Altersspanne vom 45. bis zum 60. Lebensjahr, um den Eintritt in die Kategorie Late-Onset zu beschreiben. Die Unterteilung Late-Onset-Trinker nach dem allgemeinen Prävalenzgipfel zu datieren, scheint vor allem wegen der therapeutischen Besonderheiten der beiden Gruppen aber trotzdem sinnvoll zu sein (Beutel/Baumann, 2000).

3.2.2 Angehörige als Mitbetroffene

Die Familie der Betroffenen spielt bei der Entstehung, Erhaltung und Behandlung der Abhängigkeit eine wichtige Rolle. Angehörige werden mit dem Verhalten des Abhängigen konfrontiert und versuchen, sich richtig zu verhalten und ihre Rolle zu finden; sie werden oft als co-abhängig beschrieben. Angehörige kommen aufgrund der Begrifflichkeit in den Verdacht, eine Mitschuld an der Abhängigkeit zu haben. Das mag vorkommen, greift in der Situation aber zu kurz, denn der Angehörige muss oft ungewollt schwierige Anpassungsprozesse bewältigen. Schwoon (2004) plädiert deshalb für die Bezeichnung «co-abhängiges Verhalten». Es können folgende Phasen co-abhängigen Verhaltens unterschieden werden:

- Zu Beginn der Abhängigkeit wird der Betroffene durch den Angehörigen geschützt und entschuldigt – diese Phase wird deshalb *Unterstützungsphase* genannt.
- In der *Kontrollphase* versucht der Angehörige, den Betroffenen auszuspionieren und die Sucht in den Griff zu bekommen. Dies führt oft zu einer Verschärfung des Problems.
- In der *Anklagephase* wird der Betroffene durch den Angehörigen kritisiert und gemaßregelt. Da diese Bemühungen oft nicht helfen, wird der Angehörige selber krank.
- In der *Resignationsphase* zieht der Angehörige sich immer mehr zurück und weist manchmal depressive Symptome auf.

Ein wichtiger Schritt für Angehörige ist die Erkenntnis, den Konsum des Betroffenen nicht kontrollieren zu können. Sie benötigen in der Behandlung eine eigene Begleitung, die sie stärkt und ihnen Kenntnisse vermittelt sowie Netzwerke zugänglich macht.

3.2.3 Gesundheitliche und soziale Folgen

Der langjährige Alkoholmissbrauch und der damit zusammenhängende Raubbau am Körper verursachen häufig die verschiedensten Schäden an den Organsystemen, die oft irreversibel sind.

Zudem ist eine regelmäßige, gehaltvolle und ausreichende Nahrungsaufnahme aufgrund des Alkoholabusus kaum mehr gewährleistet, sodass der Körper die Belastungen noch schlechter kompensieren und ausgleichen kann. Die Ernährungssituation der Betroffenen ist immer wieder, vor allem bei Early-Onset-Trinkern, gepaart mit einer desolaten hygienischen Situation (siehe das Beispiel «Das ist doch ein Penner» in Kap. 1.2). Dies führt dazu, dass Lebensmittel verschimmelt, verdorben – eigentlich ungenießbar sind. Trotzdem werden diese Lebensmittel von den Betroffenen verzehrt – sowohl aus Unkenntnis, aber auch, weil die Wahrnehmung für die Genießbarkeit von Speisen mit dem Anstieg der Blutalkoholspiegels sinkt.

Die hygienischen Bedingungen verschlechtern sich generell: die Körperpflege wird zunehmend vernachlässigt, Wäsche nicht mehr gewechselt, die Wohnung nicht mehr aufgeräumt und das Badezimmer nicht mehr gereinigt. Hierdurch steigt nicht nur die Infektionsgefahr, sondern ebenfalls die Verletzungsgefahr – beispielsweise das Sturzrisiko in der eigenen Wohnung.

Durch den Rückzug aus dem normalen Alltag verlieren die Betroffenen immer mehr «normale» Bezüge zu Bekannten und oft auch Verwandten. Nicht selten kommt es zu neuen Bekanntschaften, die sich in einem ähnlichen Milieu befinden und mit denen man sich gut versteht. Dadurch wird der Alkoholkonsum jedoch häufig noch verstärkt.

Parallel zu den körperlichen und seelischen Problemen entwickeln sich fast immer Störungen in der Partnerschaft, im Berufsleben und in der Beziehung zu den eigenen Kindern. Bei fortschreitendem Alkoholkonsum kommen oft Auseinandersetzungen mit dem Wohnungseigentümer hinzu und Konflikte mit dem Gesetz, vor allem durch Verkehrsdelikte.

In der BRD wurden 2010 unter Alkoholeinfluss 284 128 Straftaten verübt und 60 % aller Verurteilungen wegen Straßenverkehrsdelikten ausgesprochen (Polizeiliche Kriminalstatistik, 2010: 11). Alleine in Berlin wurden im Jahr 2010 um die 27 700 Straftaten verübt; davon waren fast 10 000 Körperverletzungen (Kriminalstatistik, 2010).

Die Betroffenen, die im Berufsleben den Alkohol tagtäglich verheimlichen, können aufgrund der fortschreitenden kognitiven Einbußen immer weniger ein normales Leben vortäuschen. Für sie selbst und ihr Umfeld werden Defizite in der normalen Lebensführung immer deutlicher.

Können die Betroffenen nicht rechtzeitig mit dem Konsum aufhören, spitzen sich die gesundheitlichen Probleme zu und der physische, psychische und soziale Verfall nehmen immer weiter zu. Der Betroffene wird früher oder später zum Pflegefall, aus der Leberentzündung wird die Leberzirrhose, aus der Magenschleimhautentzündung das Magengeschwür. Durch die permanente Schädigung des Nervensystems kommt es zu einem unsicheren Gang und als Spätfolge zu Polyneuropathien.

Polyneuropathien kommen bei langjährigem Alkoholkonsum vor und werden unter anderem durch einen Vitamin-B12-Mangel verursacht. Betroffen sind oft die Nervenendigungen der Extremitäten. Die Polyneuropathien sind geprägt durch Sensibilitätsstörungen, die Missempfindungen hervorrufen können. Die Betroffenen können über Kribbeln, Ameisenlaufen und Brennen klagen. Bei fortgeschrittenem Alkoholmissbrauch und Korsakow-Syndrom (siehe Kapitel 3.2.4) können Gangstörungen beobachtet werden (staksiger und breitbeiniger Gang).

Ist Alkohol die Ursache für die Polyneuropathie, kann diese nur positiv beeinflusst werden, indem der Alkoholkonsum eingestellt und Vitamin B zugeführt wird.

Polyneuropathien kommen auch bei anderen Erkrankungen wie Diabetes Mellitus, verschiedenen Infektionserkrankungen, Vergiftungen und anderen vor.

Neben diesen körperlichen Problemen kommt es zu einem Persönlichkeitsabbau – durch eine Verlangsamung und den Verlust von Initiative. Dazu kommen starke Stimmungsschwankungen, die zwischen Selbstmitleid, Weinerlichkeit und Reizbarkeit schwanken. Jedoch auch Distanzlosigkeit und Plumpheit machen das gesellschaftliche Miteinander immer schwerer. Hinzu kommt, dass ethische Normen oft nicht mehr eingehalten werden.

Somatische Folgeerscheinungen

Somatische Krankheiten, die Alkoholmissbrauch und Abhängigkeit begleiten können, sind beispielsweise Leberzirrhose, Pankreatitis, Nierenschäden, Darm-, Mund- und Speiseröhrenkrebs oder Kardiomyopathie. Diese Sekundärerkrankungen können den fortgeschrittenen Missbrauch markieren. Hinweise auf eine Leberbeteiligung können Hautveränderungen wie Spider Naevy[2] oder das Caput medusae[3] geben, die durch einen gestauten Pfortaderkreislauf entstehen.

Gastritis und Magenulcera sind oft Ausdruck der schlechten Ernährung und eines übermäßigen Alkoholkonsums. Dieses Phänomen wird durch die Betroffenen nicht selten lapidar begründet: «Das bisschen, was ich esse, kann ich auch trinken.» Vor allem, wenn der Entzug am Morgen bereits mit Alkohol unterdrückt werden soll, verzichten viele Betroffene auf ein Frühstück und beginnen direkt mit Alkohol. Dieses Problem kann sich im Laufe der Zeit ausweiten und zu gastrointestinalen Blutungen führen. Mangelernährung vor allem in Bezug auf Thiamin, Vitamin B12 und Folsäure können chronische kognitive Beeinträchtigungen auslösen. Dies bedeutet, dass nicht alle kognitiven Störungen direkt durch den Alkohol verursacht werden, sondern sie können ebenfalls indirekt durch eine Mangelversorgung ausgelöst werden. Für Mangel- und Fehlernährung können beispielsweise anhaltende Durchfälle verursachend wirken (Vossmann/Geyer, 2006: 222).

Nicht selten kommt es in Folge eines hohen, häufigen und regelmäßigen Alkoholkonsums zu einer Prankreatitis. Im Laufe der Erkrankung kann es zudem zu einer Anämie und zu Kardiomyopathien kommen. Diese werden unter anderem durch Mangelernährung und Elektrolytstörungen hervorgerufen.

---

2 Spider Naevy: Gefäßsternchen in der Haut (Schäffler et al., 1998: 738)
3 Caput medusae: Medusenhaupt, erweiterte Venen unter der Bauchhaut infolge eines Umgehungskreislaufs bei einem Pfortaderhochdruck (Schäffler et al., 1998: 738)

Psychosoziale und psychiatrische Folgeerscheinungen

Psychosoziale Veränderungen durch den Alkoholmissbrauch betreffen oft das Nachlassen der Leistungsfähigkeit und das Klagen darüber. Fehlender Antrieb und Interesselosigkeit führen in der Folge zu mangelnder Körperhygiene und im weiteren Verlauf zur Verwahrlosung.

Kognitive Einbußen wie Merkfähigkeitsstörungen führen oft zu einem sozialen Rückzug, der mit bedingt ist durch die Schwierigkeit, Verabredungen oder Absprachen einzuhalten (Vossmann/Geyer, 2006).

Zu den psychosozialen Problemen kommen je nach Ausprägung des Missbrauchs psychiatrische Veränderungen hinzu. So kann ein Delirium tremens als Entzugsdelirium auftreten, das geprägt ist durch die gleichzeitige Störung des Bewusstseins, der Aufmerksamkeit, des Denkens, des Gedächtnisses, der Psychomotorik und der Emotionalität (Vossmann/Geyer, 2006).

Alkoholmissbrauch kann darüber hinaus auf vielfältige Weise kognitive Veränderungen verursachen; diese können von geringen Beeinträchtigungen bis hin zu schweren demenziellen Syndromen reichen. Diese Veränderungen sind manchmal reversibel, aber manchmal auch nicht. Da Alkohol sehr unterschiedliche kognitive Störungen hervorrufen kann, die im Schweregrad und der Manifestation unterschiedlich ausgeprägt sein können, empfiehlt es sich, für diese Beeinträchtigungen den Terminus «Alkohol-assoziierte-kognitive-Beeinträchtigungen» («alcohol-related cognitive impairment») zu nutzen (Wolter, 2006).

Wolter (2006) stellt als wesentlichste therapeutische Option für diese Störungen die Abstinenz dar, auch wenn deren Effekte oft erst nach Monaten erkennbar werden. Ausgenommen von den positiven Effekten ist das Korsakow-Syndrom.

> Merke: Alkoholmissbrauch erhöht die Wahrscheinlichkeit, an einer Alzheimer-Demenz zu erkranken; geringfügiger Alkoholkonsum geht mit einer Reduktion des Demenzrisikos einher.

Insgesamt wird durch Alkohol der Alterungsprozess beschleunigt; dies hängt nach Seitz und Mitarbeitern (2000: 163) wesentlich von der Länge der Alkoholanamnese ab. Bei starkem Missbrauch kann ein Korsakow-Syndrom entstehen, das mit einer extremen Merkfähigkeitsstörung bei gut erhaltenem Altgedächtnis einhergeht (Haupt et al., 2002).

Folgen für Pflege und Betreuung

Die Probleme, die aus einem langjährigen Alkoholmissbrauch für die Pflege und Betreuung entstehen können, sind vielfältig. Diese Tatsache wird sowohl an verschiedenen Stellen des Kapitels 3 deutlich als auch durch die Pflegediagnosen (siehe Tab. 2-7, S. 55 f.). Die skizzierten Aspekte des Alkoholmissbrauchs bzw. der Alkoholabhängigkeit im Alter beschreiben ein **vielschichtiges Phänomen des pflegerischen Alltags** mit sehr unterschiedlichen Ursachen, Verläufen, Hilfebedarfen und Perspektiven. Die Anzahl der Betroffenen, wer welche Form von Hilfen benötigt und wie eine professionelle Pflege in den unterschiedlichen Angebotsbereichen gestaltet werden kann, ist wenig untersucht. Dennoch müssen viele Pflege- und Betreuungskräfte täglich mit den Folgen dieser Erkrankung umgehen (siehe Tab. 3-4).

Probleme in der Betreuung von alkoholkranken Bewohnern entstehen regelmäßig durch Stürze oder Prellungen, in manchen Fällen auch durch Knochenbrüche. Neben diesen akuten Problemen bestehen auch latente Probleme wie die der Mangelernährung und der ausreichenden Körperhygiene. Immer wieder kommt es gerade bei einfachen Alltagsanforderungen wie der Körperpflege zu Auseinandersetzungen zwischen den Betroffenen und den Pflegenden, da die hygienischen Notwendigkeiten unterschiedlich eingeschätzt werden. So wird von den meisten Pflegekräften eine tägliche Körperpflege präferiert, die zu Pflegenden schätzen eine wöchentliche oder monatliche Pflege oft als ausreichend ein. Ebenfalls fühlen sich andere Mitbewohner in der stationären Altenhilfe durch das Auftreten, das Aussehen, die Sprache und das Verhalten der alkoholkranken Mitbewohner gestört. Hierin liegt ein wesentliches Konfliktpotenzial, das nicht selten zur Aus-

Tabelle 3-4: Auswirkungen des Alkoholmissbrauchs auf die Pflege

Folgen der Erkrankung	Auswirkung auf die Pflege
Konflikte mit dem Gesetz durch Strafdelikte	Angst und Unsicherheit mit Straffälligkeiten, beispielsweise Körperverletzung, Diebstahl u. a., umzugehen.
Besondere Biografie, die durch die Erkrankung geprägt ist	Die Geschichte der Betroffenen ist oft geprägt durch Verheimlichen, Suchtmittelbeschaffung, Demütigung und vieles mehr. Diese Form der Lebenserfahrung anzuerkennen entspricht nicht dem üblichen Biografie-Erfassungsverfahren in der Altenpflege. Ebenfalls fällt es oft schwer, diese Biografie als eine positive Lebensleistung anzuerkennen und aktiv zu würdigen.
Schmerzen durch Magengeschwüre, Stürze etc.	Schmerzen müssen wahrgenommen und eingeschätzt werden. Allerdings muss mit eventuellen Schmerzmitteln vorsichtiger umgegangen werden als bei nicht abhängigkeitsgefährdeten Personen – wegen einer erhöhten Abhängigkeitsgefahr.
Durch die Erkrankung werden hygienische Standards eigenwillig ausgelegt.	Körperliche Verwahrlosung oder eine übertriebene Reinlichkeit lässt sich oft beobachten. Oft werden Diskussionen über die Häufigkeit und Intensität der Körperpflege geführt. Da die Toleranz selbst bei Pflegenden unterschiedlich seien kann, kommt es häufig zu Grundsatzdiskussionen nicht nur mit dem Bewohner, sondern auch innerhalb des Pflegeteams. Pflegende können so in die Zwickmühle geraten: auf der einen Seite der Schutz und das gelernte Wissen, auf der anderen die Freiheit und der Wille des Betroffenen.

grenzung der betroffenen Bewohner führen kann. Diese Beobachtung wird oft durch den Umstand verstärkt, dass die erkrankten Bewohner bei Gruppenaktivitäten durch Unzuverlässigkeit, geringe Konzentrationsfähigkeit und Intereselosigkeit auffallen. Die Betroffenen werden aus den genannten Gründen häufig von Angeboten ausgeschlossen. Hinzu kommt oft das Verhalten der Betroffenen selbst, die entweder ablehnend, aggressiv, überangepasst oder fast devot wirken. Diese Wahrnehmung führt bei Pflegenden, aber auch bei anderen Bewohnern, oft zur Ablehnung. Insgesamt kann bei Pflegenden der Eindruck entstehen, die Betroffenen würden sich nicht in die bestehenden Strukturen einfinden wollen. Dieses Konglomerat aus krankheitsbedingten Störungen, institutionellen Vorgaben, Vorurteilen und fehlenden Kenntnissen führt dann häufig dazu, dass die Betroffenen für deplatziert gehalten werden. Die Folge ist oft die Suche nach einer anderen Unterbringungsmöglichkeit und eine erhöhte Sensibilisierung, die darauf zielt, nach Möglichkeit alkoholabhängige Bewohner erst gar nicht aufzunehmen.

Offensichtlich gibt es die verschiedensten Gründe für dieses Dilemma. An der Lösung kann der betroffene alkoholabhängige Bewohner vielleicht am wenigsten mithelfen – immerhin ist er, wie ausreichend beschrieben wurde, krank. Es ist notwendig, die Konzeptionen in der ambulanten und der stationären Altenhilfe daraufhin zu überprüfen, ob es Möglichkeiten gibt, die Betroffenen besser einzubeziehen. Leider ist eine ausreichende Anzahl spezialisierter Einrichtungen für alte Alkoholabhängige nicht in Sicht. Dabei müssen die geringeren Hygienebedürfnisse pflegerisch genauso berücksichtigt werden wie die herabgesetzten kognitiven- und Konzentrationsfähigkeiten bei den sozialen und Freizeitangeboten. Pflegerische Angebote müssen in vielen Fällen niedrigschwelliger sein, sodass alkoholabhängige Bewohner die Anforderungen erfüllen können. Erfüllen können heißt ja auch Erfolg zu haben – dies ist vielleicht ein wesentlicher Auftrag in der Pflege älterer Abhängiger.

3.2.4 Das Korsakow-Syndrom

Neben den beschriebenen direkten Folgen der Alkoholabhängigkeit und des Missbrauchs sind auch indirekte Folgeerkrankungen keine Seltenheit. In der stationären Altenpflege kommt es immer wieder zur Aufnahme von Bewohnern mit Korsakow-Syndrom: Die Pflege dieser Bewohner führt oft zu Problemen und Auseinandersetzungen, da sie sich krankheitsbedingt nur schwer an Vereinbarungen, Regeln und eine ausgewogene Kommunikation halten können.

Das Korsakow-Syndrom ist gekennzeichnet durch Merkfähigkeitsstörungen, Desorientiertheit, Konfabulationen, oft flach euphorische Stimmung, Passivität und Auffassungsstörungen des Kurzzeitgedächtnisses. Es handelt sich um eine chronische Erkrankung, die durch langen und intensiven Alkoholmissbrauch verursacht werden kann. Häufig tritt das Syndrom im Anschluss an ein Alkoholdelir

> **Wernicke-Enzephalopathie**
>
> Ein seltenes, akut einsetzendes Syndrom bei Alkoholabhängigkeit, das auf einem Thiaminmangel, wie er regelmäßig bei Alkoholerkrankungen anzutreffen ist, beruht. Leitsymptome sind
> - Bewusstseinseintrübung (Bewusstseinsstörung)
> - Ataxie
> - Pupillenstörungen (Pupillenträgheit oder -starre)
> - Augenmuskellähmung
> - Nystagmen.

oder an eine Wernicke-Enzephalopathie auf. Der Übergang von der akuten Wernicke-Enzephalopathie zum Korsakow-Syndrom ist fließend; die akute Phase des chronischen Alkoholismus leitet in der Regel die chronische Phase der neurologischen Folgeerkrankung ein: das Korsakow-Syndrom.

Das Korsakow-Syndrom ist nach dem russischen Psychiater Sergej Sergejewitsch Korsakow benannt, der dieses Krankheitsbild 1890 als erster auf Deutsch beschrieben hat. Es handelt sich um eine irreversible neurologische Folgeerkrankung mit hirnorganischen Leistungsfunktionsstörungen. Als Ursache wird eine metabolische Störung durch einen Vitamin-B1-Mangel (Thiaminmangel) angenommen (Wolter, 2006). Thiamin wird im Nervengewebe für die Nervenerregbarkeit benötigt. Bei Alkoholkranken besteht ein besonders hoher Vitamin-B-Bedarf: zum einen, da infolge des Alkoholkonsums weniger Vitamine durch die Mangelernährung aufgenommen werden können, und zum anderen, da Alkoholabhängige mehr Vitamin B benötigen, um den Alkohol zu verstoffwechseln. Wenn das Gehirn ungenügend mit Vitamin B1 versorgt wird, werden Teile davon geschädigt. Die Folge ist das Korsakow-Syndrom.

Der an diesem Syndrom leidende Patient weist Verluste des Kurzzeit- und Ultrakurzzeitgedächtnisses auf. Das Langzeitgedächtnis kann ebenfalls sehr stark beeinträchtigt sein. Der Patient lebt weitgehend in der Vergangenheit und erinnert sich häufig nicht an Begebenheiten, die nur sehr kurze Zeit zurückliegen. Bei einem Teil der Kranken besteht die Tendenz, Wissensdefizite durch Konfabulation zu ersetzen. Durch das Konfabulieren können fast komische Gesprächssituationen entstehen, da Gespräche manchmal mit immer neuen konfabulierten Inhalten ergänzt werden. So wird ein und dasselbe Thema durch die konfabulierten Inhalte variiert. Pflegende und Angehörige fühlen sich nicht selten belogen oder getäuscht; eigentlich versucht der Betroffenen jedoch nur, nicht durch Gedächtnislücken aufzufallen. Typisch sind auch die Beeinträchtigungen des Arbeitsgedächtnisses, des Urteilsvermögens und der Kreativität (Wolter, 2006).

> **Konfabulieren** stammt vom lateinischen Wort «fabula» (Geschichte) ab und bedeutet «Märchen erzählen» oder «Geschichten erfinden» (Pseudoerinnerungen). Diese objektiv «falschen» Geschichten beruhen entweder auf einer fehlerhaften Wahrnehmung oder einer Fehlfunktion des Gedächtnisses.

Über das Konfabulieren hinaus gibt es noch weitere typische Symptome des Korsakow-Syndroms:
- Besonders auffällig ist die Gefühlsverflachung: Traurigkeit und Fröhlichkeit können nicht mehr normal erlebt werden.
- Die Erkrankten sind kritikgemindert; Dinge, die geschehen, werden nicht oder kaum in Frage gestellt.
- Der Betroffene ist in aller Regel krankheitsuneinsichtig. Dies bedeutet für Pflegende, einen unter Umständen pflegebedürftigen Menschen betreuen zu müssen, der von sich selber glaubt, gesund zu sein.
- Besonders deutlich ist die Gang- und Standunsicherheit zu erkennen.
- Die Stimmung kann von apathisch bis euphorisch-aggressiv variieren.

Das Denken verlangsamt sich und engt sich ein. Der Betroffenen wiederholt (perseveriert) Bekanntes. Mit dem Verlust von Kritik, Unterscheidung, Bewertung und Schlussfolgerung schwächen sich die Voraussetzungen für den sinnvollen Zusammenhang von Wahrnehmen, Erkennen, Erleben und Handeln ab.

Es kommt zu Kontrollverlust und Regression auf ältere, infantile oder einfache Gefühle und Teiltriebe, was sich als Anklammern, Wut oder Auseinanderfallen der Sexualwünsche in ihre Anteile (Selbstbefriedigung, exhibitionistisches, voyeuristisches oder pädophiles Tun) äußert. Ebenfalls können Verhalten wie Einnässen und Hantieren mit Kot beobachtet werden.

Die Gesamtpersönlichkeit ist verflacht, verarmt, vergröbert, auf die einfachsten Vollzüge eingeengt und daher egoistisch und starr.

Körperliche Erkrankungen und Symptome, die auftreten können

- Leberzirrhose mit Übelkeit, Obstipation, Fettintoleranz, Gelbsucht
- Ösophagusvarizen, mit dem Erbrechen von Blut oder dem Ausscheiden von Teerstühlen
- Sensibilitätsstörungen (Polyneuropathien)
- veränderte Blutbildung (zum Beispiel Gerinnungsstörungen)
- Herzinsuffizienz (Münchener Bierfahrerherz)
- Stoffwechselstörungen durch die Zerstörung des Pankreas mit Hypoglykämie als häufiger Folge
- Pneumonien und Tuberkulose.

Das Korsakow-Syndrom führt in fast allen Fällen zu einer Pflegebedürftigkeit, die von einer stationären Betreuung übernommen werden muss. Die Bewohner sind sich ihrer Gedächtnisstörungen und Orientierungsprobleme häufig nicht bewusst und fragen sich, was sie in einem Pflegeheim zu suchen haben. Da sie alles für in Ordnung halten, sind sie oft kaum für therapeutische Maßnahmen zu motivieren. Der Umgang mit Menschen, die an einem Korsakow-Syndrom leiden, sollte freundlich, aber bestimmt sein. Mit ihrem Verhalten sachlich umzugehen bedeutet, dass gute Absprachen im Team getroffen werden müssen und eine hohe soziale Kompetenz der Pflegenden gepflegt wird. Ein eindeutig strukturiertes und klares Umfeld gibt dem Betroffenen Sicherheit.

3.3 Umgang mit dem Rückfall (Relaps)

Rückfälle während einer Therapie sind nicht nur für den Betroffenen, sondern auch für das therapeutische Umfeld negativ und prägen das Bild der zu geringen Erfolgsquoten in der Suchttherapie. Auslöser für Rückfälle ist oft das sogenannte «Craving», mit dem das unwiderstehliche Verlangen nach Alkohol benannt wird. Das Phänomen des Cravings und des daraus resultierenden Rückfalls kommen auch in der Betreuung und Therapie von älteren abhängigen Patienten vor.

> **Craving** oder «constant craving» beschreibt das starke und oft unbezwingbare Verlangen der Abhängigen nach ihrem Suchtstoff Alkohol. Das Craving wird von den Betroffenen als wesentlicher Grund dafür angegeben, nicht trocken zu bleiben. Dieses Verlangen ist der zentrale Punkt der Suchtdynamik. Es kann über viele Jahre erhalten bleiben und immer wieder auftreten (Möller et al., 2001).

Versteht man die Behandlung von Abhängigkeit und Missbrauch als einen Prozess, wird man versuchen, die Gründe für Rückfälle zu eruieren. Der Blick sollte dabei auf innere und äußere Einflussfaktoren gerichtet werden. Dies bedeutet, je genauer der Rückfall mit dem Betroffenen analysiert und ausgewertet wird, desto höher ist die Wahrscheinlichkeit, dass der nächste Rückfall vermieden werden kann.

Die Problematik wird bereits bei der Definition des Rückfalls deutlich: In der Praxis und bei den meisten Selbsthilfegruppen gilt ein Alkoholabhängiger als rückfällig, wenn er nach einer Phase der Abstinenz Alkohol in beliebiger Form, Menge und Dauer zu sich nimmt (Rinckens, 2003). Es gibt andere, weniger enge Beschreibungen, die den Rückfall von unterschiedlichen persönlichen, medizinischen und sozialen Kriterien abhängig machen. Einige Autoren unterscheiden zwischen «Laps» (Ausrutscher) und «Relaps» (Rückfall).

Dem Phänomen des Rückfalls sollte große Aufmerksamkeit geschenkt werden: Die Rückfälligkeit fünf bis zehn Jahre nach der Entzugsbehandlung wird mit 66 % bis 74 % angegeben (Scheller et al., 1995). Rückfälle haben eine große Auswirkung auf die weitere Behandlung. Daten verschiedener Untersuchungen weisen darauf hin, dass der Rückfall bei Alkohol- und anderen Abhängigkeitserkrankungen gerade in den ersten Behandlungswochen häufig und wahrscheinlich ist. Vielleicht müssen Suchtkranke mit Rückfällen aus der Sucht «herauswachsen», so wie sie vorher «hineingewachsen» sind.

Zur Erklärung von Rückfällen werden unterschiedliche Modelle beschrieben:
- Das moralische Rückfallmodell ist zwar alt, als Modell aber immer noch verbreitet. Der Tenor ist, dass der Betroffene «selbst schuld» und seine Willensschwäche gleichzeitig Folge und Ursache des Problems sei.
- Das medizinische Modell macht vor allem die genetische, neurologische und individuelle Disposition für einen Rückfall verantwortlich.
- Die sozialen und kognitiven Rückfallmodelle haben sich aus dem lerntheoretischen Ansatz zur Abhängigkeit entwickelt. Hierbei wird von Kompetenzdefiziten ausgegangen, wie Selbstunsicherheit, fehlende Konfliktlösungsstrategien und positive Alkoholfolgeerwartung. Der Rückfall wird als ein von innen und außen beeinflusstes Verhalten verstanden, das sich erklären und verändern lässt.

3.3.1 Unterstützende Angebote

Wie bereits angedeutet, sind Rückfälle von diversen Faktoren abhängig. Ein wesentlicher Faktor ist die Haltlosigkeit. Unterstützende Angebote sind:
- Berücksichtigung und Einbeziehung des Umfeldes
- Förderung der Halt gebenden Ressourcen
- die Betroffenen dahingehend zu fördern, zu Halt gebenden Strukturen Kontakt aufzunehmen und zu halten
- soziotherapeutische Angebote
- psychotherapeutische Angebote.

In Zeiten knapper werdender Kassen versagen die Kostenträger immer häufiger die Kostenübernahme für weitere Therapien und Entwöhnungsbehandlungen – wenn ältere Alkoholabhängige überhaupt einer Therapie zugeführt werden. Wird der Rückfall als Teil eines Prozesses verstanden, wird die Behandlung für manche Abhängige per se länger dauern. Der Mehraufwand wird sich jedoch in Anbetracht der vielen Folgeerkrankungen, die durch starken Alkoholkonsum ausgelöst werden, für die Krankenversicherer und die Betroffenen lohnen. Es geht darum, nicht nur wegen einer Haus- oder Therapieordnung die Betroffenen aus der Therapie oder der Bemühung, weniger Alkohol zu konsumieren, auszuschließen. Aus diesen und anderen, vor allem auch humanitären Gründen ist es notwendig und sinnvoll, Rückfälle eher als Chance zu betrachten, die durchaus dazu führen kann, dass eine Abstinenz nicht mehr primäres Ziel ist, sondern vielleicht erst einmal eine Reduktion der konsumierten Alkoholmenge. Die reduzierte Menge könnte Teil eines «Betreuungsabkommens» sein, das dem Betroffenen die Möglichkeit gibt, den Suchtdruck zu reduzieren. So muss der Patient nicht dafür Sorge tragen, Alkohol zu besorgen oder den Konsum zu verheimlichen. Das verbesserte Selbstbewusstsein und die Anerkennung, vereint mit einem geringeren Konsum, können bereits eine Verbesserung in den sozialen Beziehungen, der körperlichen Gesundheit und der Psyche bewirken. Diese Erfahrungen werden durch die Mitarbeiter in der stationären Altenhilfe unterstützt, die eine besondere Betreuung von alkoholkranken alten Menschen durchführen. Deren Ziel ist nicht primär, die Abstinenz zu erreichen, sondern die Reduktion des Konsums und die Sicherung des Überlebens (Boeck/Schoner, 2009).

3.3.2 Einschätzung bei einem Rückfall

Zur Einschätzung eines Rückfalls kann beispielsweise das diagnostische Inventar zum Rückfall Alkoholabhängiger (DIRA) verwendet werden, in dem mit 60 Situations- und Ereignisbeschreibungen das Erleben des Betroffenen beschrieben wird.

Ein Beispiel: Ich habe Alkohol getrunken,
- wenn ich mich niedergeschlagen fühlte
- wenn ich eingeladen wurde und man mir alkoholische Getränke anbot
- wenn mich jemand kritisierte
- wenn ich unter großem Druck stand
- wenn jemand im selben Raum trank
- wenn ich Angst hatte
- wenn ich allein war.

Eingeschätzt werden die Situationen durch den Betroffenen mit «nie», «selten», «oft» oder «nahezu immer» (Rinckens, 2003: 157).

3.4 Verfahren zur Erkennung von Alkoholabhängigkeit

Ein wesentliches Problem in der Begleitung Alkoholabhängiger besteht darin, dass viele Betroffene gar nicht oder erst sehr spät identifiziert werden. Das liegt daran, dass einerseits die Betroffenen der eigenen Problematik oft nicht gewahr werden, andererseits aufgesuchte Ärzte und Pflegende das Alkoholproblem nicht erkennen oder als nicht so groß wahrnehmen. Dazu kommt, wie in meiner kleinen Befragung (siehe Einleitung) ermittelt, dass viele Pflegende keine Alkohol-Screening-Verfahren kennen oder nicht in deren Nutzung geschult sind. Bei dem Erkennen einer Abhängigkeit sollten Pflegekräfte und Ärzte zusammenarbeiten. Eine gute Kooperation würde sich wahrscheinlich positiv auf die Anzahl identifizierter Abhängiger auswirken.

Insgesamt gehen Menschen mit einer Alkoholproblematik häufiger zum Arzt. Allerdings ist der Grund des Arztbesuchs meist nicht die Abhängigkeit, sondern ein somatisches Problem, das durch Alkohol ausgelöst wurde. Die Betroffenen suchen oft bei schon fortgeschrittener Erkrankung Hilfe in Krankenhäusern und bei einem Hausarzt, mit der Problematik Schlafstörung, Sturzereignisse oder einem internistischen Problem wie Gastritis. In vielen Fällen wird die verursachende Alkoholabhängigkeit nicht erkannt, vor allem, weil die typischen Symptome wie Trinkexzesse, soziale Auffälligkeiten und Impulsdurchbrüche mit aggressiven Äußerungen fehlen (Vossmann/Geyer, 2006). Bei Verdacht auf Abhängigkeit oder Alkoholmissbrauch stehen heute Verfahren zu Verfügung, die Alkoholabhängigkeit identifizieren können oder zumindest deutliche Hinweise geben können.

Es liegen verschiedene Screening-Verfahren zur Erfassung von Alkoholrisikokonsum oder alkoholbezogenen Störungen vor. Diese können jedoch nach Rumpf (2006) «nicht ohne Weiteres für die Gruppe der älteren Individuen übernommen werden». Rumpf geht davon aus, dass generell eine Verleugnungstendenz bei der Erfassung von Trinkmengen berücksichtigt werden muss, hält allerdings trotz der anzupassenden Instrumente eine zuverlässige Diagnostik für möglich. Nach Aertgeerts und Mitarbeitern sind klinische Tests und Laborparameter insgesamt als wenig sicher anzusehen; Fragebogenverfahren, die auf Selbstaussagen beruhen, wie beispielsweise CAGE oder MAST, sind Laborwerten danach überlegen (Aertgeerts et al. in Rumpf, 2006: 201–206).

3.4.1 Risikoabschätzung und Screening-Verfahren

International werden zur Erhebung der Diagnose Abhängigkeit von Alkohol zwei Interviews besonders oft angeführt und angewandt: die 25 Fragen des Interviews MAST (*Michigan Alcoholism Screening Test* – Geriatric version) und der CAGE (*cut down on drinking, angry about criticism, guilty feelings, eye opener*) mit vier Fragen (Krebs-Roubicek, 2003).

Im deutschsprachigen Raum wird eine reduzierte Form dieser beiden Screenings verwendet, der Lübecker Alkoholabhängigkeits- und -missbrauchs-Screening-Test (LAST) (Rumpf et al., 2001). Außerdem werden der MALT (Münchener Alkohol Test) und der AUDIT (Alcohol Disorder Test) verwendet.

CAGE (cut down on drinking, angry about criticism, guilty feelings, eye opener)

Der CAGE fragt:
- Hatten Sie schon das Gefühl, dass Sie Ihren Alkoholkonsum reduzieren sollten?
- Haben Sie sich schon geärgert, wenn andere Leute Ihren Alkoholkonsum kritisierten?
- Hatten Sie schon ein schlechtes Gewissen wegen Ihres Alkoholkonsums?
- Haben Sie schon am Morgen Alkohol getrunken, um Ihre Nerven zu beruhigen oder um Ihren Kater loszuwerden?

(Krebs-Roubicek, 2003)

Mehr als zwei positiv beantwortete Fragen deuten auf einen problematischen Gebrauch von Alkohol hin (Atkins in Jacoby et al., 2005: 817). Buijssen und Hirsch halten die Frageform des CAGE für gut, da sie weniger Widerstand bei den Befragten hervorrufen würde als direkte Fragen nach dem Alkoholkonsum (Buijssen/Hirsch, 1997: 239).

MAST (Michigan Alcoholism Screening Test)

Der MAST ist nach Aussage mehrerer Autoren eine gute Ergänzung und Alternative zum CAGE. Er ist ausreichend sensitiv und spezifisch für Senioren (Krebs-Roubicek, 2003, Atkins in Jacoby et al., 2005: 817, Buijssen/Hirsch, 1997: 239). Der MAST besteht aus 25 Fragen. Werden mehr als fünf mit «ja» beantwortet, ist dies ein Hinweis auf ein Alkoholproblem (Atkins in Jacoby et al., 2005: 817). Jedoch geben Buijssen und Hirsch (1997) zu bedenken, dass die Sensitivität, also die Fähigkeit, tatsächlich Kranke als krank zu erkennen, Mängel aufweist. Das bedeutet, dass Menschen zu Unrecht als abhängig identifiziert werden können. Dieser Einschränkung schließt sich Rumpf (2006) an. Er ist der Meinung, dass der Cut-off-Point für ältere Patienten herabgesetzt werden muss. Oslin und Mitarbeiter (2006) verwenden zur Identifikation älterer Alkoholabhängiger eine modifizierte Form des MAST, der auf 10 Items gekürzt und für die ältere Population angepasst wurde (SMAST-G Short Michigan Alcohol Screening Test – Geriatric). Der Test ist in Tabelle 3-5 dargestellt.

Analyse von CAGE und MAST

Connell und Mitarbeiter (2004) haben eine umfangreiche Analyse von Studien zu den beiden Assessments in Irland durchgeführt. Der CAGE wird mit seinen vier Fragen zur Selbstbeschreibung des Patienten als einfach und schnell durchführbar erachtet. Allerdings wird seine Einsatzfähigkeit bei älteren Patienten in Frage

3.4 Verfahren zur Erkennung von Alkoholabhängigkeit

Tabelle 3-5: Der häufig genutzte SMAST-G (SMAST – Geriatric Version, DHS, 2006)

Die folgenden Aussagen beschreiben eine Reihe von Verhaltensweisen und Problemen, die auftreten können, wenn Sie regelmäßig Alkohol trinken. Prüfen Sie bei jeder Aussage, ob diese auf Sie zutrifft oder nicht und kreuzen Sie das entsprechende Feld an.		
	JA	NEIN
Haben Sie anderen gegenüber schon einmal untertrieben, bezüglich der Menge an Alkohol, die Sie trinken?		
Haben Sie nach ein paar Gläsern Alkohol manchmal nichts gegessen oder eine Mahlzeit ausgelassen, da Sie sich nicht hungrig fühlten?		
Helfen ein paar Gläser Alkohol, Ihre Zittrigkeit oder Ihr Zittern zu verhindern?		
Haben Sie, nachdem Sie Alkohol getrunken haben, manchmal Schwierigkeiten, sich an Teile des Tages oder der Nacht zu erinnern?		
Trinken Sie gewöhnlich Alkohol, um zu entspannen oder Ihre Nerven zu beruhigen?		
Trinken Sie, um Ihre Probleme für einige Zeit vergessen zu können?		
Haben Sie schon einmal mehr Alkohol getrunken, nachdem Sie einen Verlust in Ihrem Leben erlitten haben?		
Hat Ihnen schon einmal ein Arzt bzw. eine Ärztin oder eine andere Person gesagt, sie mache sich Sorgen bezüglich Ihres Alkoholkonsums?		
Haben Sie jemals Trinkregeln aufgestellt, um besser mit Ihrem Alkoholkonsum klarzukommen?		
Verschafft Ihnen ein alkoholisches Getränk Erleichterung, wenn Sie sich einsam fühlen?		
Haben Sie zwei oder mehr dieser Fragen mit JA beantwortet? Dann haben Sie vermutlich ein ernst zu nehmendes Alkoholproblem entwickelt und sollten Hilfe und Beratung annehmen.		

gestellt. Er wird eher für jüngere und mittelalte Patienten empfohlen. Fasst man alle untersuchten Studien zusammen (6000 Patienten), kommt der CAGE auf eine durchschnittliche Sensitivität von 66,5 % und eine durchschnittliche Spezifität von 89 %.

> **Sensitivität** beschreibt die Fähigkeit einer Skala oder eines Assessments, Risikopatienten zu erkennen: «Wer wird wirklich als *krank* erkannt?» Dieser Wert wird in der Regel in Prozent angegeben.
>
> **Spezifität** beschreibt die Fähigkeit der Skala oder des Assessments, Patienten ohne Risiko zu erkennen: «Wer wird wirklich als *gesund* erkannt?» Dieser Wert wird in der Regel in Prozent angegeben.

Der MAST bzw. MAST-G (Geriatric; gekürzte Form) für ältere Patienten benötigt für die Durchführung etwa 5 Minuten. Je nach Studie und Stichprobe variiert die Sensitivität des Screenings zwischen 48 % und 100 % und die Spezifität zwischen 27 % und 100 % (Connel et al., 2004). Der MAST und seine Variationen werden als robust und zuverlässig in der Gruppe der älteren Patienten eingeschätzt. Er ist in der Anwendung zwar etwas schwieriger als der CAGE und wird deshalb von Patienten weniger akzeptiert, in der MAST-G-Form wird er jedoch von der DHS empfohlen und scheint mit seinen 10 Fragen eine gute Alltagstauglichkeit zu haben.

LAST (Lübecker Alkoholabhängigkeits- und -missbrauchs-Screening-Test)

Der LAST ist ein kurzer und einfacher Screening-Test. Er soll Alkoholabhängigkeit und Missbrauch in sieben dichotomen Fragen (ja/nein) erfassen. Die Rate der richtig erkannten Personen (Sensitivität) liegt im Allgemeinkrankenhaus zwischen .82 und .87 bei einer Rate der richtig erkannten Nichtalkoholabhängigen (Spezifität) von .88 bis .91. In Arztpraxen erreicht der LAST in der Sensitivität einen Wert von .63 und eine Spezifität von .93 (Rumpf et al., 2001).

MALT (Münchener-Alkohol-Test)

Der MALT erfasst körperliche, psychische und soziale Schäden des Alkoholkonsums und das pathologische Trinkverhalten selbst. Er soll nach Buijssen und Hirsch bessere Resultate bezüglich der Sensitivität erzielen als die bisher vorgestellten Screenings (Buijssen/Hirsch, 1997: 239).

AUDIT (Alcohol Use Disorders Test)

Der AUDIT-Fragebogen zur Einschätzung einer Alkoholabhängigkeit (siehe Tab. 3-6) wurde im Auftrag der WHO entwickelt und wird von ihr empfohlen. Die angegebenen Punktezahlen der einzelnen Fragen werden zur Gesamtpunktzahl addiert. Die minimale Punktezahl ist 0, die maximale 40. Eine Punktezahl von 8 oder mehr weist auf einen gefährlichen und schädlichen Alkoholkonsum hin. Bei Frauen und bei über 65-jährigen Männern empfiehlt es sich, den Grenzwert bei 7 Punkten festzulegen.

Dieser Selbsttest dient einer ersten groben Einschätzung der eigenen Trinkgewohnheiten. Sollten Sie 7 oder mehr Punkte erreichen, empfehlen wir Ihnen, sich mit Ihrem Hausarzt oder mit einer Alkoholberatungsstelle in Verbindung zu setzen.

Tabelle 3-6: Der AUDIT-Fragebogen (Barbor et al., 2001; Bezugsquelle in Deutsch: www.patienten-information.de/eigene-informationen/alkoholismus/auditpdf.pdf)

Kreisen Sie die Zahl oder Antwort ein, die Ihrer Antwort am nächsten kommt.

1. Wie oft nehmen Sie alkoholische Getränke zu sich?
   0 (nie), 1 (einmal im Monat), 2 (zwei- bis viermal im Monat), 3 (zwei bis dreimal pro Woche), 4 (viermal pro Woche oder öfter)

2. Wie viele alkoholische Getränke nehmen Sie an einem gewöhnlichen Tag zu sich, wenn Sie Alkohol trinken?
   (1 oder 2) (3 oder 4) (5 oder 6) (7 bis 9) (10 oder mehr)

3. Wie oft nehmen Sie bei einem einzigen Anlass sechs oder mehr alkoholische Getränke zu sich?
   0 (nie), 1 (weniger als einmal im Monat), 2 (einmal im Monat), 3 (einmal in der Woche), 4 (täglich oder fast täglich)

4. Wie oft ist es im vergangenen Jahr vorgekommen, dass Sie mit dem Trinken nicht aufhören konnten, sobald Sie einmal damit angefangen hatten?
   0 (nie), 1 (weniger als einmal im Monat), 2 (einmal im Monat), 3 (einmal in der Woche), 4 (täglich oder fast täglich)

5. Wie oft haben Sie im vergangenen Jahr aufgrund Ihres Alkoholkonsums nicht das getan, was man normalerweise von Ihnen erwartet?
   0 (nie), 1 (weniger als einmal im Monat), 2 (einmal im Monat), 3 (einmal in der Woche), 4 (täglich oder fast täglich)

6. Wie oft brauchten Sie im vergangenen Jahr am Morgen nach einer schweren Zecherei zuerst ein alkoholisches Getränk, um wieder auf die Beine zu kommen?
   0 (nie), 1 (weniger als einmal im Monat), 2 (einmal im Monat), 3 (einmal in der Woche), 4 (täglich oder fast täglich)

7. Wie oft hatten Sie im vergangenen Jahr Schuldgefühle oder Gewissensbisse, nachdem Sie Alkohol getrunken hatten?
   0 (nie), 1 (weniger als einmal im Monat), 2 (einmal im Monat), 3 (einmal in der Woche), 4 (täglich oder fast täglich)

8. Wie oft konnten Sie sich im vergangenen Jahr nicht mehr daran erinnern, was am Abend zuvor geschehen war, weil Sie zu viel getrunken hatten?
   0 (nie), 1 (weniger als einmal im Monat), 2 (einmal im Monat), 3 (einmal in der Woche), 4 (täglich oder fast täglich)

9. Sind Sie selbst oder eine andere Person als Folge Ihres Alkoholkonsums schon einmal verletzt worden?
   0 (nein), 2 (ja, aber nicht im letzten Jahr), 4 (ja, im letzten Jahr)

10. Hat sich ein Angehöriger, Freund, Arzt oder ein Angehöriger eines anderen Gesundheitsberufes wegen Ihres Alkoholkonsums besorgt gezeigt oder Ihnen vorgeschlagen, weniger zu trinken?
    0 (nein), 2 (ja, aber nicht im letzten Jahr), 4 (ja, im letzten Jahr)

Die Antwortmöglichkeiten werden bei den Fragen 1 bis 8 mit 0 bis 4 Punkten bewerten

---

Neben den verschiedenen Tests, die zur Identifikation einer Abhängigkeit genutzt werden, können Beobachtungen im Alltag einen Hinweis auf eine Problematik liefern. Diese Beobachtungen sollten auf keinen Fall unterschätzt, sondern unbedingt dokumentiert und mit dem behandelnden Arzt besprochen werden.

Beispiele für Beobachtungen:
- wiederholte Stürze, obwohl es keine ausreichenden intrinsischen oder extrinsischen Sturzfaktoren gibt
- kognitive Defizite wie mangelnde Konzentration, nachlassende geistige Leistungsfähigkeit
- Interesselosigkeit bzw. -verlust im Vergleich zu früher
- Vernachlässigung und Verwahrlosung
- häufige Alkoholfahne oder ständiger Geruch nach Pfefferminzbonbons.

Nicht anders erklärbare Beobachtungen:
- Durchfälle
- Schwindel
- Gesichtsröte
- Tremor (vor allem feinschlägiger)
- Appetitverlust
- Fehlernährung
- Voralterung
- Stimmungsschwankungen.

(DHS, 2006)

Insgesamt zeigt sich ein heterogenes Bild, sowohl was die Einschätzung über den Beginn der Erkrankung aussagt als auch was die Verwendung von Screening-Verfahren betrifft. Allerdings sind sich die meisten Autoren (Vossmann/Geyer, 2006; Beutel/Baumann, 2000; Fleischmann, 1997a) einig, dass die Unterscheidung Early- oder Late-Onset eine wesentliche Bedeutung in der Behandlung hat, und dass Screenings zur Erfassung von Alkoholproblemen anderen Diagnosemethoden überlegen sind.

In der Pflege und Betreuung älterer Alkoholabhängiger sollte daran gedacht werden, dass bei den Betroffenen auch psychiatrische Alterserkrankungen vorliegen können. So sollte gegebenenfalls bei kognitiven Einschränkungen immer auch eine demenzielle Entwicklung in Betracht gezogen werden. Bei Rückzugstendenzen und Isolation könnte auch eine Depression mitverantwortlich sein. Damit diese begleitenden psychischen Erkrankungen erkannt und möglicherweise behandelt werden können, kommen beispielsweise Demenz-Assessments wie der TFDD, MMST, DemTect oder der GDS (Ivemeyer/Zerfaß, 2002) in Frage. Zur Abklärung einer Depression empfiehlt sich ein Depressionsfragebogen (Perrar et al., 2011). Die Aufgabe aller, die in Gesundheitsberufen arbeiten, also ambulant, mit therapeutischem Hintergrund oder in der stationären Altenhilfe, ist es, aus der jeweiligen Perspektive genau hinzuschauen und zu versuchen, ein realistisches Bild der Betroffenen darzustellen. Ein Bild, das die betroffenen Personen nicht unnötig kompromittiert, aber ein Risiko erkennt und benennt, mit dem Ziel, entweder die Betreuung und Begleitung entsprechend anzupassen oder, wenn dies möglich ist, eine Therapie einzuleiten.

3.5 Pflegekonzepte und Strategien im pflegerischen Umgang

Da die verschiedenen Gesundheitseinrichtungen unterschiedliche gesellschaftliche, medizinische und pflegerische Aufträge haben, ist die Zielrichtung, mit der Alkoholabhängigkeit begegnet wird, sehr unterschiedlich. So streben suchttherapeutische Einrichtungen primär die Abstinenz der betroffenen Patienten an, bei der Betreuung eines alkoholabhängigen älteren Menschen in einem Seniorenheim liegt das primäre Augenmerk wiederum auf Wohnen mit einer möglichst hohen Lebensqualität. Im ambulanten Bereich wird versucht, möglichst lange ein selbstbestimmtes, gesundes Leben zu sichern. Konkrete Pflegekonzepte sind in der Literatur rar und in der Regel ungeprüft. Die hier vorgestellten Ansätze sind mögliche Ausgangspunkte für den Umgang mit älteren Alkoholabhängigen und/oder Missbrauchern.

Bedeutsam für die Behandlung der meisten Formen von Abhängigkeit und Missbrauch ist das frühe Erkennen des Problems. Setzt bei fortgeschrittener Abhängigkeit eine Deprivation ein, wird die Aussicht auf Erfolg einer Behandlung immer geringer. [↳ Entbehrung, Mangel]

3.5.1 Leitlinien und Ziele in der Behandlung älterer Alkoholkranker

Wie bereits mehrfach erwähnt, existieren verschiedene Möglichkeiten und Sichtweisen in der Zielsetzung und Durchführung der Suchtbehandlung bei älteren Patienten.

Das Setzen von Zielen in der Behandlung und Begleitung Abhängiger ist notwendig, damit die Betroffenen eine klare und konkrete Handlungsorientierung erhalten und sie ihre Fortschritte selbst bewerten können. Ziele müssen ausdifferenziert und eventuell niedrig angesetzt werden, da die dauerhafte Abstinenz realistisch von vielen Betroffenen nicht einhaltbar ist und eher Etappenziele angestrebt werden sollten. In der Prioritätenliste der Ziele (siehe Abb. 3-1, S. 90) sollte neben Abstinenz und Selbstpflege eine gute Lebensqualität oberste Priorität haben. Diese Ziele und deren Umsetzung sollten in der Pflegedokumentation einfach und deutlich ausformuliert und mit den Betroffenen vereinbart sein.

Körkel (vgl. Havemann-Reinecke et al., 1998: 121) stellt seine Prioritäten in der Behandlung so dar, dass der wichtigste Aspekt in der Behandlung die Sicherung des Überlebens ist. Erst danach wird eine Reduktion der Suchtstoffe angestrebt. An dieser Stelle muss ein Umdenken bei allen Beteiligten stattfinden: Es geht um das Überleben der Betroffenen und nicht um die Durchsetzung einer Abstinenz um jeden Preis. Die hergestellte Beziehung dient als Basis, um zu einem Konsens im Sinne der Betroffenen und der beschriebenen Prioritäten zu kommen.

Ausgangssituation: Patient/Bewohner trinkt
Kontakt und Zugang zum Betroffenen herstellen und halten
lebensbedrohende Einflüsse erkennen und abwenden
Grundbedürfnisse wie Ernährung und Pflege sichern
tragfähige Beziehungen herstellen
Milieu und Umfeld sichern und stabilisieren
Alkoholkonsum verringern oder stabilisieren
Einbinden in eine Gemeinschaft
Abstinenz und Selbstpflege

Abbildung 3-1: Prioritäten in der Betreuung und Pflege von Patienten, die von Suchtstoffen abhängig sind oder diese missbrauchen

Praxisbeispiel

Ich suchte Beratung und Hilfe für den alkoholkranken Mieter und Patienten aus dem zu Beginn genannten Beispiel (siehe Kap. 1.2) beim ortsansässigen sozialpsychiatrischen Dienst. Mitarbeiter des Dienstes wiesen mich darauf hin, dass der Betroffenen zu ihnen kommen und sein persönliches Ziel die Abstinenz sein müsse. Beides war in dieser Situation für den Betroffenen nicht möglich – dennoch benötigte er Hilfe. Außerdem hatte der Betroffene noch keine Pflegestufe, da er aus Sicht der Einzelfallbegutachtung (MDK) noch zu selbstständig war. Das Entrümpeln und Säubern der Wohnung war immer nur nach langwieriger Absprache mit den entsprechenden Behörden einmal im Jahr möglich; zusätzliche Reinigungen wurden durch den Träger des ambulanten Dienstes finanziert.

Es mag sein, dass sich zwischenzeitlich die eine oder andere Struktur zum Besseren verändert hat; dennoch findet man häufig solche oder ähnliche Einstellungen wie in diesem Praxisbeispiel vor. Für viele Betroffene kommt eine «Komm-Struktur» nicht oder nicht mehr in Frage, da die dazugehörigen Fähigkeiten wie Mobilität, Wille und Kontinuität zu dem Zeitpunkt nicht realistisch mobilisiert werden können.

Gastpar und Mitarbeiter (vgl. Havemann-Reinecke et al., 1998: 117) gehen davon aus, dass die Grundsätze der Behandlung von Abhängigkeit auch für Patienten im höheren Lebensalter gelten. Hierzu zählen sie beispielsweise die psychosoziale Beratung, das Konzept der 12 Schritte der Anonymen Alkoholiker (AA) in der **Abbildung 3-2**, Verhaltenstherapien oder Selbsthilfestrategien.

Gastpar und Mitarbeiter schlagen abgestufte Behandlungsziele vor:
1. «Vollabstinenz» als höchstes, jedoch nicht immer erreichbares Ziel
2. Rückfallreduktion in Bezug auf die Frequenz und den Schweregrad
3. Verbesserung der psychosozialen Anpassung; dies bedeutet im Fall eines Nichterreichens der ersten beiden Ziele eine Behandlung, die anstrebt, die Situation des Patienten graduell zu verbessern (Verringern der Sekundärschäden).
(Gastpar et al. in Havemann-Reinecke et al., 1998: 117)

Diese drei Grundsätze der Autoren lassen zwar einen Alkoholkonsum zu, haben aber die Abstinenz zum obersten Ziel. Der Hinweis auf die angestrebte Verringe-

---

Die zwölf Schritte der Anonymen Alkoholiker sind von den Gründern der AA in den 1930er-Jahren aus einer Selbsterfahrung heraus entwickelt worden. Hier sind nur die ersten fünf Schritte aufgeführt. Die betroffenen, vor allem älteren Menschen müssen für sich entscheiden, ob dies der Weg ist, den sie in die Abstinenz gehen können und wollen.

1. Schritt
Wir geben zu, dass wir dem Alkohol gegenüber machtlos sind und unser Leben nicht mehr meistern können.

2. Schritt
Wir kommen zu dem Glauben, dass eine Macht, größer als wir selbst, uns unsere geistige Gesundheit wiedergeben kann.

3. Schritt
Wir fassen den Entschluss, unseren Willen und unser Leben der Sorge Gottes, wie wir ihn verstehen, anzuvertrauen.

4. Schritt
Wir machen eine gründliche und furchtlose Inventur in unserem Inneren.

5. Schritt
Wir geben Gott, uns selbst und anderen Menschen gegenüber unverhüllt unsere Fehler zu.

Abbildung 3-2: Das Konzept der 12 Schritte der Anonymen Alkoholiker (AA) (Anonyme Alkoholiker, 2011)

rung der Sekundarschäden ist von größter Bedeutung, da diese im Alltag eine große Rolle spielen und oft die Auswirkungen der Alkoholabhängigkeit überdecken.

Scholz macht deutlich, dass die Voraussetzungen für eine Behandlungschance bei älteren Patienten «eine ausreichende und eigenständige Motivation sowie das Angebot eines den Verhältnissen dieser Altersgruppe angepassten Therapiekonzepts mit Berücksichtigung der altersspezifischen psychosozialen und physischen Bedürfnisse» ist (vgl. Zapotoczky/Fischhof 1996: 342). So können Selbsthilfegruppen oft aus körperlichen oder finanziellen Gründen nicht aufgesucht werden. Konfrontative Beratungsstile, wie sie oft genutzt werden, setzen kognitive Fähigkeiten des Betroffenen und die Möglichkeit der Reflexion voraus. Diese Voraussetzungen sind bei vielen chronischen Alkoholikern (Early-Onset) nicht mehr gegeben. Buijsen und Hirsch sind der Meinung, dass konfrontative Methoden bei älteren Alkoholkranken wenig erfolgversprechend sind: «Unserer Erfahrung nach ist diese Methode nicht immer der erfolgreichste Weg, […] wenn man den Begriff Sucht oder Abhängigkeit fallen lässt. Der Senior könnte sich dadurch stigmatisiert fühlen, was seine Vorstellung von der Aussichtslosigkeit seiner Situation nur bestärken würde» (Buijsen/Hirsch, 1997: 249). Verschiedene Autoren schlagen gegenüber einem konfrontativen Stil eine motivierende Gesprächsführung vor. Sie sind übereinstimmend der Meinung, dass Menschen mit Alkoholproblemen nicht unmotiviert, sondern ambivalent sind und damit auch Gründe gegen einen Alkoholkonsum haben (vgl. Vossmann/Geyer, 2006; Schmitz/König, 2007; Buijsen/Hirsch, 1997).

3.5.2 Konzepte zur Begleitung älterer Alkoholabhängiger

In Diskussionen über die Behandlung älterer Alkoholabhängiger werden von einigen Fachleuten die gleichen Konzepte wie bei jüngeren Abhängigen präferiert. Andere Autoren stellen Methoden und Konzepte vor, die die besonderen Anforderungen und Bedingungen älterer Abhängiger fokussieren. Im folgenden Abschnitt werden Konzepte und Überlegungen vorgestellt, die die Perspektive der älteren Abhängigen aufgreifen.

Bei der Therapie von älteren Alkoholikern, vor allem bei Late-Onset-Trinkern, soll der breiten Gefühlspalette der meist therapieunerfahrenen Betroffenen Rechnung getragen werden. Nach Quinten und Grönke-Jeuck (2002: 436) können folgende Aspekte einen Zugang zur Therapie erschweren:

- die Angst des Erkrankten, den Anforderungen nicht mehr gewachsen zu sein, und bei langer Abwesenheit (durch eine Therapie) den Partner zu verlieren
- die Befürchtung der Betroffenen, sich physisch nicht mehr regenerieren zu können
- die Scham, «im hohen, weisen Alter» eine Entwöhnungsbehandlung machen zu müssen

- **Ratlosigkeit** gegenüber einer Zukunftsperspektive
- **Abwehr** gegen das Etikett, ein Alkoholiker zu sein.

Die von Grönke-Jeuck vorgestellten Aspekte weisen auf eine spezielle inhaltliche und sensible Behandlungsvorbereitung und -begleitung hin. Eine besonders sensible Vorgehensweise ist vielleicht auch deshalb notwendig, weil viele der Betroffenen aufgrund der körperlichen und psychischen Gebrechlichkeit besonders verletzlich sind. Zu forsches und unbedachtes Vorgehen können die Betroffenen unter Umständen noch mehr in einen Rückzug und eine Isolation führen.

Quinten und Grönke-Jeuck (2002) untersuchten in ihrer Evaluationsstudie die Wirksamkeit ihres Konzeptes der «Seniorengruppe». Ziel der «Seniorengruppe» ist es, das Verständnis und die Solidarität unter den Patienten zu fördern und gegenseitige Unterstützung bei individuellen Einschränkungen zu forcieren. Untersucht wurden 72 Patienten, die eine drei- bis maximal sechzehnwöchige Maßnahme nach diesem Konzept absolviert hatten und im Erfassungszeitraum 1999 bis 2000 aus der stationären Entwöhnungsbehandlung entlassen wurden. Die Patienten der Seniorengruppe waren zwischen 55 und 75 Jahren alt. In der Behandlung wurden aufgrund des Altersunterschieds von 20 Jahren unterschiedliche physische, psychische und intellektuelle Fähigkeiten berücksichtigt, die sich durch die starke Voralterung bei hohem Alkoholkonsum und die eingeschränkte Regenerationsfähigkeit im höheren Alter erklären. Die beiden Autorinnen weisen darauf hin, dass die Seniorengruppe mehr Zeit benötigt: «Sie benötigen für die Integration in die Bezugsgruppe, das therapeutische Setting und den Klinikalltag, die räumliche, zeitliche und personale Orientierung und Kombinationsfähigkeit mehr Zeit» (Quinten/Grönke-Jeuck, 2002: 436).

Die Seniorengruppe bietet überdies die Möglichkeit, leichter über altersbedingte Tabus wie abnehmende Leistungsfähigkeit und Sexualität zu sprechen. In der Seniorengruppe können neue Fertigkeiten und Perspektiven erlernt werden, ohne unter zu großem Leistungsdruck zu stehen. Diese Erfahrungen können mit den anderen in der Gruppe besser gefestigt werden, die sich ja in einer ähnlichen Situation befinden. In der Behandlung werden neue, positive Kontakte geknüpft – diese sind besonders wichtig, damit nicht Isolation außerhalb der Gruppe zu einem Rückfall führt. Die Geschlechtsverteilung liegt in der Seniorengruppe bei 58 % Männern und 42 % Frauen. Ein Drittel der Patienten ist der Gruppe der spät beginnenden Trinker (Late-Onset) zuzuordnen. In der Studie von Quinten und Grönke-Jeuck sollte evaluiert werden, wie viele Patienten dieser Stichprobe nach neun Monaten abstinent leben und wie zufrieden sie mit den angebotenen Maßnahmen sind. Das zentrale Ergebnis der Evaluation ist die Abstinenzquote nach einem Jahr, die in diesem Fall 62,1 % beträgt. In dieser Evaluation wird das Ergebnis mit der Abstinenzrate einer Klinikstichprobe verglichen, die eine Abstinenzrate von 48 % im Jahr 1998 aufweist. Durch das um 14 % bessere Abschneiden der «Seniorengruppe» wird auf ein hervorragendes Behandlungsergebnis geschlossen.

Zur Erhebung der Behandlungszufriedenheit wurden 53 Fragebögen an ehemalige Patienten ausgegeben; 40 Antworten kamen auswertbar zurück. Die Auswertung ergab, dass der überwiegende Teil der befragten Patienten, nämlich 100 % der Männer und 83 % der Frauen, die Entscheidung, in die Klinik zu gehen, richtig fanden. Als hilfreich, um sich mit der eigenen Sucht sowie mit der Persönlichkeitsentwicklung auseinanderzusetzen, empfanden 90 % den Einsatz von Gruppenpsychotherapie positiv, 73 % den Einsatz von einzeltherapeutischen Gesprächen und 62 % die Ergotherapie. Ein Drittel der Befragten nutzte die Möglichkeit, sich über Themen wie Altern, Sterben und Tod auszutauschen. 80 % der Senioren waren uneingeschränkt und 17,5 % teilweise mit ihrer Zugehörigkeit zu einer altershomogenen Behandlungsgruppe zufrieden und fühlten sich durch die Therapie gut auf das abstinente Leben vorbereitet (Quinten/Grönke-Jeuch, 2002).

Die Behandlungschancen älterer alkoholabhängiger Menschen sind gut, konstatieren Scholz und Mitarbeiter (1995). Eine Voraussetzung dazu sei die eigenständige Motivation und ein den Verhältnissen des älteren Menschen angepasstes Therapiekonzept. Vor allem müssten die Konzepte den unterschiedlichen Manifestationszeitpunkten Rechnung tragen. Dies bedeutet, dass eine unterschiedliche Konzeption der Therapie davon abhängig ist, ob der Betroffene zu der Gruppe Early-Onset oder Late-Onset gehört.

Vossmann und Geyer (2006) weisen darauf hin, dass die inhaltlichen Schwerpunkte einer Therapie älterer Suchtkranker sich von denen jüngerer unterscheiden, da diese geprägt sind von Einsamkeit, Trauer, Furcht vor Siechtum und Tod, dem Nachlassen körperlicher und geistiger Fähigkeiten und dem Verlust von Status. Sie beschreiben in den Ergebnissen ihrer Klinik eine positive Bilanz der Behandlung älterer Alkoholkranker (Vossmann/Geyer, 2006: 225). Demnach sind nach konservativen Berechnungen 54 % der behandelten Patienten nach einem Jahr durchgehend abstinent, 6 % sind nach einem Rückfall abstinent und ca. 40 % sind rückfällig geworden (hierin enthalten sind die 32 % derjenigen, die nicht auf die Befragung geantwortet haben). Auch Weyerer (2003) meint, dass 40 bis 50 % der älteren alkoholabhängigen Patienten langfristig eine stabile Besserung erreichen können.

Die Autoren Scholz und Mitarbeiter (1995) weisen auf Besonderheiten bei den Therapieverläufen älterer Abhängiger hin; dies wären vor allem eine verlängerte Dauer von Entgiftungs- und Entzugsphasen und eine verzögerte Rückbildung kognitiver, psychoorganischer und affektiver Begleit- und Folgeschäden. Außerdem hätten die Betroffenen einen höheren Bedarf an psychosozialer unterstützender Therapie und mehr behandlungsbedürftige körperliche Befunde (Scholz et al., 1995). Schwerpunkte in der Behandlung sind vor allem die bestehenden psychosozialen Belastungen und Verlustsituationen. Konfrontative und psychisch belastende Therapien, genauso wie komplizierte oder paradox vorgehende Formen, könnten zu Überforderung und Therapieabbruch führen und sind deshalb nicht empfehlenswert (Scholz et al., 1995: 68).

Gruppentherapien haben gewisse Vorteile, da auf diese Weise soziale Kontakte forciert werden; Voraussetzung auch in dieser Form ist die harmonierende Gruppenzusammensetzung. Vossmann weist in diesem Zusammenhang darauf hin, dass sich ältere Menschen oft wegen eines geringen Verbalisierungsvermögens gegenüber jüngeren Gruppenteilnehmern unterlegen fühlen. In diesen Situationen kommt es vor allem wegen diskriminierender Äußerungen vermehrt zu Therapieabbrüchen (Vossmann in Holterhoff-Schulte et al., 1997: 21).

Es gibt verschiedene Gründe, die für eine altershomogene Gruppentherapie sprechen. Eine einheitliche Sprache, ähnliche Erlebnisse und Erfahrungen erleichtern die Bearbeitung lebensabschnittsbedingter Themen (Vossmann/Geyer, 1996: 22). Außerdem ist das Klima in homogenen Gruppen von älteren Menschen wärmer, offener und weniger angstbesetzt.

Eine therapeutische Unterstützung kann auch durch Pflegende in ambulanten oder stationären Bereichen in Form von Gruppengesprächen angeboten werden. In den Gruppen geht es vor allem darum, dass der ältere Alkoholkranke neue Beziehungen knüpfen kann (Krebs-Roubicek, 2003). Es wird darauf hingewiesen, dass die Beziehungsgestaltung von der betreuenden Person abhängig und beeinflusst ist, und dass ein wohlwollender und akzeptierender Umgang sinnvoll ist. Es geht darum, dem Alkoholkranken zu helfen, einen Sinn zu finden. Dies sollte nach den Vorstellungen von Krebs-Roubicek (2003) verständnisvoll, aber konsequent und unterstützend geschehen.

Viele alkoholkranke Patienten leiden an Bindungs- und Persönlichkeitsstörungen mit dissozialen Zügen (Krebs-Roubicek, 2003). Aus diesem Grund können die Betroffenen destruktiv agieren, indem sie negative frühere Erfahrungen reinszenieren. Darunter kann die ganze Gruppe, die Pflegenden eingeschlossen, leiden. Diese und andere besondere Schwierigkeiten in der Behandlung und Betreuung von Alkoholhabhängigen machen es notwendig, dass das Behandlungsteam gut geschult ist und durch eine Supervision begleitet sein sollte (Krebs-Roubicek, 2003: 9–15). Hiss (2003) empfiehlt darüber hinaus einen sogenannten psychiatrischen Liaisondienst, der durch professionell Beratende, beispielsweise durch die regelmäßige Teilnahme an Teambesprechungen, erbracht wird. Dieser Dienst spiegelt mit größtmöglicher Empathie für die Beteiligten Interaktionen zwischen Teammitgliedern und Bewohnern. Vor allem Laienhelfer sind ohne systematische Unterstützung schnell überfordert; sollten sie aus der Betreuung aussteigen, könnte dies suchtverstärkend auf Patienten wirken (Hiss, 2003). Diese Form der kollegialen Beratung wäre auch sinnvoll in der Altenhilfe anzuwenden, da gerade dort verhältnismäßig wenig Kenntnis über die Abhängigkeit im Alter besteht. Pflegemitarbeiter mit einer Expertise in diesem Bereich könnten beispielsweise zu Fallbesprechungen oder Pflegevisiten angefordert werden.

Der Beziehung zwischen Pflegenden und alkoholkranken Patienten wird eine besondere therapeutische und heilende Wirkung zugesprochen, die es dem Betroffenen ermöglicht, korrigierende Neuerfahrungen in der zwischenmenschlichen Beziehung zu machen. Als sinnvolle Ergänzung sieht Krebs-Roubicek nonverbale Ansätze wie Musiktherapie, körpertherapeutische Methoden, Bewegungstherapie und Gestaltungstherapie (Krebs-Roubicek, 2003: 9–15).

Ältere Abhängige sind oftmals verlässlichere und verbindlichere Teilnehmer von Therapiegruppen. Häufig wird eine Alkoholabhängigkeit als gesellschaftliches Stigma wahrgenommen, auch seitens der Angehörigen des Betroffenen. Alkoholabhängigkeit als Krankheit und nicht als Makel anzuerkennen, ist ein Ziel der Behandlung. Da die Sucht im Alter mehr im Verborgenen verläuft, wird sie oft verharmlost oder nicht wahrgenommen. Vossmann rät zu einer Offenlegung der Situation mit dem Betroffenen, damit diesem die Möglichkeit eröffnet wird, Hilfe zu suchen und anzunehmen. Die Therapiemotivation bei älteren Menschen wird stark vom direkten sozialen Umfeld beeinflusst. Gemäß Vossmann haben fast 50 % der älteren Patienten auf die Frage nach dem Anlass eine Therapie angegeben, dass sie dies auf Druck der Kinder oder Enkelkinder getan hätten (Vossmann in Holterhoff-Schulte et al., 1997: 21).

Der Fachausschuss für Soziotherapie unter der Federführung von Steingass und Mitarbeitern (2000) bietet ein umfangreiches Angebot für chronisch suchtkranke, auch ältere Menschen an. In seinem Konzept wird eine homogene Betreuungsstruktur präferiert; dazu werden niedrigschwellige Angebote gemacht, die den psychischen und physischen Fähigkeiten der Patienten entsprechen. In einem interdisziplinären Team, in dem auch Alten- und Krankenpflegekräfte arbeiten, wird versucht, die soziale- und lebenspraktische Kompetenz zu fördern. Die Betroffenen erhalten nach ihrem Hilfebedarf durch die Mitarbeiter zudem direkte Hilfen beim Anziehen oder Aufräumen der Zimmer. Der Bewohner übernimmt im Rahmen seiner Möglichkeiten Aufgaben und Verantwortung für seine Gruppe und Hausgemeinschaft. Allerdings ist in diesen Einrichtungen eine dauerhafte Abstinenz geboten, und bei der Notwendigkeit einer sehr hohen Präsenz von Pflegekräften werden nicht abstinente Bewohner nicht aufgenommen. In diesem Fall handelt es sich um eine spezielle Trägerschaft für Therapiezentren, die über eine umfängliche Erfahrung mit chronisch abhängigen Menschen verfügen, jedoch auch Ausschlusskriterien haben. Für den letzteren Fall stellt sich allerdings die Frage, von wem die Ausgeschlossenen dann betreut werden.

3.5.3 Alkoholabhängige Bewohner im Altenheim

Die Integration von suchterkrankten Menschen in Altenheimen scheint möglich zu sein, allerdings in eigenen separierten Strukturen, wie einzelne Beispiele zeigen. Tabeling (2006) stellt vor diesem Hintergrund ein Altenheim vor, in dem das

Alter der Bewohner zwischen 41 und 81 Jahren angegeben wird und ein interdisziplinäres Team aus Pflegenden, Pädagogen und Ergotherapeuten die speziellen Angebote für die oft schwer vom Alkohol geschädigten Bewohner vorhält. Es gibt Vernetzungen zur Suchthilfe, kontrolliertes Trinken ist möglich, und klare Absprachen werden getroffen, die auch eingehalten werden müssen.

Ein weiteres, besonderes Beispiel einer Wohnform für ältere alkoholkranke Menschen ist «SOWAS» (Soziales Wohnen alkoholkranker Senioren) im Stadtbezirk Berlin Kreuzberg (Raasch, 1998). Hier existiert eine Lebensgemeinschaft, die gemeinsam und nicht abstinent lebt. Teilweise haben die Bewohner vorher in der Obdachlosigkeit gelebt. Die meisten dieser Senioren sind aufgrund des starken Alkoholkonsums deutlich gealtert und können weder in ihre Familien noch in das Berufsleben reintegriert werden (Raasch, 1998). «Die Personalfrage war das schwierigste Kapitel bei der konzeptionellen Arbeit. Die für Alkoholabhängige erforderliche Aufgeschlossenheit und Qualifikation war nicht vorhanden.» (Raasch, 1994: 677). Dennoch, so konstatiert der Autor, wurde das Ziel des mäßigen Trinkens erreicht.

Ausdrücklich weist der Autor darauf hin, dass es bis Mitte der 1990er-Jahre keine Erfahrungen mit vergleichbaren sozialen und therapeutischen Einrichtungen gab mit dem Ziel, die eigenen Ressourcen zu erkennen und körperliche und geistige Fähigkeiten zu fördern. Hierzu mussten, so Raasch (1998), die Altenpflegekräfte ihr berufliches Selbstverständnis anpassen, da hier in erster Linie Hilfe zur Selbsthilfe nötig ist. Der Autor betont außerdem, dass die Regeln des Zusammenlebens in diesem Bereich besonderer Vereinbarungen und Absprachen bedürfen, beispielsweise die Taschengeldregelung, die in anderen Altenheimbereichen kaum eine Bedeutung hat. Die Konzeption beruht auf der Erkenntnis, dass Menschen, die es über Jahrzehnte nicht geschafft haben, abstinent zu werden, mit einem Abstinenzgebot überfordert sind. Die Zielsetzung heißt, ein möglichst gesundes Überleben zu sichern und sukzessiv kleine Ziele zu erreichen. Diese «nasse» Konzeption (als nasse Alkoholiker werden hier die Menschen bezeichnet, die reduziert trinken) ist für manche Menschen die einzige Möglichkeit, in ihrem sozialen Umfeld zu überleben.

Scholz und Mitarbeiter (1995) schlagen zur Verbesserung der Situation von älteren alkoholkranken Menschen vor, eine Kampagne zu initiieren, die die Betroffenen über die Risiken informiert und über die Zusammenhänge zwischen mäßigem Konsum und Abhängigkeit aufklärt. Allerdings sollte eine Schulung der Ärzte, so die Autoren, über die Früherkennung erfolgen und eine intensive Information in Altenheimen, Krankenhäusern und anderen sozialen Einrichtungen, die mit der Betreuung der Betroffenen betraut sind (Scholz et al., 1995: 69).

3.5.4 Alkoholkonsum im Altenheim

Die Frage, wie viel Alkohol denn getrunken werden darf, ohne einen körperlichen Schaden zu erleiden, ist nicht leicht zu beantworten. Beeinflussende Faktoren sind Geschlecht, Alter, aber auch zusätzliche Erkrankungen und eingenommene Medikamente. Sollte in einem Altenheim Alkohol ausgeschenkt werden, wogegen erst einmal nichts spricht, sollten die genannten beeinflussenden Faktoren geklärt werden. So sollte in jedem Fall der Betroffene in einer Beratung über mögliche Risiken aufgeklärt werden, vor allem wenn es um korrespondierende Wirkungen mit Medikamenten oder Erkrankungen geht. Darüber hinaus sollte der Arzt und der Betreuer über Konsum und mögliche Probleme in Kenntnis gesetzt werden. Neben den Problemen, die der Alkoholkonsum bereiten kann, darf nicht vergessen werden, dass durchaus protektive Wirkungen bei Demenz oder Herzerkrankungen bekannt sind, und dass für viele Menschen der Genuss von Alkohol ein Teil der eigenen Lebensqualität ist.

Jeder Leser dieses Buches kann sich überlegen, wie er es fände, im Alter seinen Wein oder sein Bier vorenthalten zu bekommen und davon abhängig zu sein, welche Pflegekraft im Dienst ist oder in welches Pflegeheim er von seinen Kindern gebracht wurde. Die Auswertung der kleinen Befragung bei Pflegenden am Anfang des Buches deutet in jedem Fall darauf hin, dass diese Faktoren maßgeblich sind. Bei der Frage, wie viel Alkohol denn unschädlich ist, wird schnell deutlich, dass es selbst hierbei davon abhängt, in welchem Land man lebt.

Risikoarmer Konsum von Alkohol

Risikoarmer Konsum wird in der internationalen Literatur unterschiedlich definiert. Grundsätzlich ist jeder Konsum von Alkohol riskant. Mit dem Begriff risikoarmer Konsum werden heute in Deutschland Alkoholmengen von höchstens ca. 20 Gramm bei Frauen angegeben und ca. 30 Gramm Alkohol bei Männern. Diese Werte gelten für gesunde Erwachsene mittleren Alters. Einige Fachleute halten diese Werte für zu hoch und empfehlen 12 Gramm für Frauen je Tag und 18 Gramm für Männer.

Auf normale Getränke übertragen bedeutet dies:

10 Gramm sind enthalten in
- einem Glas Bier (0,25 l)
- einem Glas Wein oder Sekt (0,125 l)
- einem Schnaps (33,0 Vol. %) (0,04 l).

Interessant ist, dass die empfohlenen Tageshöchstwerte beispielsweise in Kanada mit 13,5 g Äthanol für Männer und Frauen angegeben werden, im Baskenland jedoch für Männer eine tägliche Grenze von 70 g und für Frauen von 28 g empfohlen wird (Teesson et al., 2008).

Kontrolliertes Trinken

Für manche ältere Alkoholkranke kommt ein abstinentes Leben nicht mehr in Frage, und dennoch benötigen sie ein stabilisierendes Umfeld, das überlebenswichtige Rahmenbedingungen zur Verfügung stellt. Kontrolliertes Trinken ist nur in wenigen Einrichtungen möglich. An solchen Orten wird ein niedrigschwelliges Angebot zur Verfügung gestellt und die Betroffenen können jeden Tag eine vereinbarte Menge an Alkohol, meistens Bier, manchmal Wein, konsumieren. Schnaps sollte nach Möglichkeit vermieden werden, da die Aus- und Nebenwirkungen oft gravierend sind. Das Ziel in diesem Konzept besteht darin, dass die Abhängigen, die oft mehrfach Therapien abgebrochen und meist chronische Erkrankungen durch den Alkoholkonsum haben, in einem strukturierten Umfeld überleben können. Hierbei sollte immer berücksichtigt werden, dass die Lebenserwartung von Alkoholkranken gegenüber der Normalbevölkerung um 15 % (12 Jahre) reduziert ist. Für Therapeuten und Pflegende in diesen Einrichtungen ist es notwendig, einerseits konsequent mit den Absprachen umzugehen, andererseits den Betroffenen eine positive und empathische Haltung entgegenzubringen. In der Ausgabe von Alkoholika könnten als Richtwert Alkoholmengen dienen, die als risikoarmer Konsum bezeichnet werden. Dies würde für einen Mann die Höchstmenge von 30 Gramm und für eine Frau 20 Gramm Alkohol bedeuten.

Einrichtungen der Altenhilfe könnten

- eine grundsätzliche, vor allem aber transparente Haltung einnehmen, wie mit Alkohol in der jeweiligen Einrichtung umgangen werden soll
- Mitarbeiter in der Erkennung von Abhängigkeit und im Umgang mit abhängigen Bewohnern intensiv schulen
- ethische Fragestellungen bezüglich der Ausgabe von Alkohol aufgreifen, diskutieren und handlungsleitende Aussagen treffen
- die vielfältige Betreuung und Pflege abhängiger Bewohner in ihre Konzeption aufnehmen.

Insgesamt bedarf es einer Sensibilisierung aller Mitarbeiter aus allen hierarchischen Ebenen von Institutionen; dies sollte sinnvollerweise mit den in diesem Bereich erfahrenen Fachstellen abgestimmt und organisiert werden. Ein Beispiel ist die Stadt Zürich in der Schweiz, in der die Züricher Fachstelle zur Prävention des Alkohol- und Medikamenten-Missbrauchs ZüFAM mit verschiedenen anderen Fachstellen gemeinsam ein Programm entwickelt, damit Heimleitungen sensibilisiert und informiert werden (Infanger, 2009).

3.5.5 Konzept: Sucht im Alter

Sinnvolle Wohnformen für ältere alkoholabhängige Menschen können kleinere Einheiten in Altenheimen oder Wohngemeinschaften sein, die zwar die nötigen Serviceleistungen anbieten, dem Bewohner aber auch die Möglichkeit der Mitgestaltung geben und ihn dazu ermuntern. Kann der Betroffene unter Anleitung Alltagspflichten nachkommen, sorgt dies einerseits für Abwechslung und andererseits eröffnet dies die Möglichkeit der Mitbestimmung und einer Erhöhung des Selbstwertgefühls (Hiss, 2003). Damit in dieser Wohnform der Austausch und eine gegenseitige Unterstützung durch die Bewohner zum Tragen kommen kann, müssen diese allerdings noch über ausreichende soziale Kompetenzen und Fähigkeiten verfügen, so Hiss (2003).

Im Folgenden stelle ich ein Konzept für einen segregativen Wohnbereich für alkoholkranke Bewohner vor. Dieses Konzept ist seit zwei Jahren in der praktischen Umsetzung und wird kontinuierlich angepasst; Dank dafür an die Kolleginnen und Kollegen der Caritas in Düsseldorf.

Die Ausgangslage: Es gibt verschiedene Bewohner mit einer Abhängigkeitsproblematik, die zu unterschiedlichen Störungen im Tagesablauf führen. Vor allem Veränderungen im Sozialverhalten führen zu Problemen.

Die Bedarfsanalyse ergab eine deutliche Nachfrage nach möglichen speziellen Plätzen mit einem entsprechenden differenzierten Angebot.

Ziele der besonderen Betreuung

Ein vorzeitiger körperlicher und geistiger Abbau sowie die Einschränkung der Handlungsfähigkeit durch den Konsum von Alkohol soll verhindert oder reduziert werden.

Der Bewohner soll
- Ablenkung und Anreize erhalten, auf das Suchtmittel zu verzichten oder es erheblich einzuschränken, eine stabile Lebensführung innerhalb einer stationären Altenhilfeeinrichtung erfahren und sich in die Wohnbereichs- und Hausgemeinschaft integrieren
- seine Fähigkeiten im Hinblick auf seine persönliche Struktur, seine Beschäftigungsfähigkeit und die Übernahme von Verantwortung stärken
- sich in seiner Beziehungs- und Konfliktfähigkeit stabilisieren
- Angebote von Unterstützung bei größtmöglicher Autonomie wahrnehmen
- sich in einem guten Pflege- und Ernährungszustand befinden

- sein Alkoholkonsummuster verändern, mit dem Ziel der psychosozialen Stabilisierung
- eine gute ärztliche Behandlung erhalten
- ein Delir vermeiden
- eine durch Zufriedenheit und Lebenslust verbesserte Lebensqualität erreichen.

Zielgruppe

Die Zielgruppe sind Personen über 60 Jahre, die eine Pflegestufe und eine Heimnotwendigkeitsbescheinigung haben.

Tritt die Problematik der Sucht in den Hintergrund, z. B. durch andere vorrangige Grunderkrankungen, ist die Verlegung in einen anderen Wohnbereich der Einrichtung möglich.

Räumliche Ausstattung

Der Wohnbereich verfügt über 15 Plätze in Einzel- sowie Doppelzimmern. Außerdem stehen den Bewohnern Aufenthaltsräume und ein Raucherraum, eine Tee- und eine Therapieküche zur Verfügung.

Bewohneraufnahme

Die Bewohneraufnahme in diesem Bereich wird von pflegerisch und sozialpädagogisch geschulten Mitarbeitern durchgeführt, die zudem über eine besondere Ausbildung im Umgang mit Suchtkranken verfügen. Diese Mitarbeiter werden im Rahmen von Einzelcoaching, hausinternen Fortbildungen und Fallbesprechungen durch die Fachstelle für Beratung, Therapie und Suchtprävention begleitet.

Über die Aufnahme entscheidet auf Vorschlag der Einzugsberatung die Hausleitung. Dabei sollen die für die Wohngruppe zuständige Mitarbeiterin des Sozialen Dienstes sowie die Wohnbereichsleitung einbezogen werden. Beide Mitarbeiterinnen verfügen neben ihrer Grundausbildung – Altenpflegerin und Sozialpädagogin – über mehrere Fortbildungen im Bereich Substanzabhängigkeit und werden in ihrer Arbeit von Einzelcoaching und hausinternen Schulungen begleitet.

Anfangsphase

In den ersten Wochen wird der Bewohner zur Integration in den Wohnbereich besonders engmaschig durch die Bezugspflegekraft begleitet. Gute Beobachtung und Gespräche erfolgen regelmäßig, damit Problemlagen möglichst frühzeitig erkannt und abgefangen werden können.

Der Bewohner wird zur selbständigen Körperpflege angehalten wie Duschen, Wäschewechsel, Mani- und Pediküre. Die Durchführung der Pflege sowie die tägliche Mund- und Haarpflege werden durch die Mitarbeiter täglich überwacht. Auch der Wäschewechsel wird täglich überwacht, wobei die Auswahl selbstverständlich dem Betroffenen überlassen bleibt.

Dem Betroffenen werden 6 bis 7 Mahlzeiten pro Tag angeboten. Diese werden ebenfalls engmaschig überwacht, vor allem da, wo ein Risiko der Mangel- oder Unterernährung besteht.

Strukturierter Tag

Strukturierende Maßnahmen beziehen sich auf die Abstimmung einer Tagesstruktur, einer gewissen Ordnung der persönlichen Umgebung und auf Beschäftigung.

Die Tagesstruktur wird durch das Betreuungsteam festgelegt. Das Team orientiert sich dabei an der Struktur der Einrichtung und den notwendigen Arbeiten. Die Einhaltung der Struktur durch die Bewohner soll die Ausdauer, Konzentration, Freude und auch die Gemeinschaft fördern. Die Interessen jedes Einzelnen werden dabei berücksichtigt.

Aufgaben:
- Tisch auf- und abdecken
- Einräumen der Spülmaschine
- Einräumen der Wäsche
- Kehren der Gemeinschaftsräume
- Leeren der Aschenbecher, Lüften etc.
- Aufräumen des eigenen Zimmers etc.

Angebote für die Betreuung und Freizeitgestaltung:
- Darts spielen
- Bowlen im Garten
- Kicken
- Kochen und Backen
- Gesellschaftsspiele
- Spaziergänge
- Kino etc.

Die Gruppenangebote werden durch die Mitarbeiter sichergestellt, Kontakte zu anderen Wohngruppen werden gefördert.

Der Tag beginnt um 6:30 Uhr und endet in der Regel mit einer Spätmahlzeit um 22:30 Uhr.

Umgang mit Alkoholkonsum

Eine Abstinenz der Bewohner wird in diesem Wohnbereich angestrebt, ist jedoch keine Voraussetzung.

Da in diesem offenen Wohnbereich nicht ausgeschlossen ist, dass sich Bewohner Alkohol beschaffen, wird Alkohol kontrolliert durch die Mitarbeiter ausgegeben. Dies hat den Vorteil, dass Trinkmengen und Trinkgewohnheiten besser eingeschätzt werden können.

In einem weiteren Schritt werden die Bewohner, wenn dies möglich ist, dazu motiviert, ihr Trinkverhalten an einem Trinkplan auszurichten. Im weiteren Verlauf soll die Trinkmenge Schritt für Schritt reduziert werden. Deutlich ist, dass schwierige Situationen exzessiven Trinkens und aggressiven Verhaltens durch die regelmäßige Ausgabe von Alkohol weniger werden.

Sozialtherapeutische Interventionen

- Begleitung und Durchführung der monatlichen Stationsrunde mit allen Bewohnern
- Anregung und Anleitung zur positiven Freizeitgestaltung
- regelmäßige Einzelgespräche zur Stabilisierung
- Begleitung von Angehörigen und Krisenintervention
- Hilfe bei finanziellen Fragestellungen.

Personal

Um die Zielgruppe in einer stationären Altenhilfeeinrichtung adäquat versorgen und begleiten zu können, sind neben dem Einsatz besonders geschulter Pflegekräfte auch die Mitarbeiter des sozialen Dienstes notwendig. Die pflegerischen Mitarbeiter und die des Sozialen Dienstes verfügen über spezielle Weiterbildungen zum Thema Sucht. Ein Mitarbeiter soll darüber hinaus eine Weiterbildung zur gerontopsychiatrischen Fachkraft nachweisen.

Die Supervision des Teams wird durch eine externe Honorarkraft sichergestellt.

Schulung der Mitarbeiter

Die Schulungen beinhalten vor allem folgende Themenbereiche:

- Grundlagen
  Entstehungsbedingungen von Sucht und Traumata, Rückfallprävention, kontrolliertes Trinken, Folgeschäden von Alkoholkonsum, psychiatrische Krankheitsbilder, Angst- und Spannungsregulierung.

- **Berufliches Selbstverständnis**
  Auftrag und Rolle in der Pflege, Co-Abhängigkeit, Burn-out.

- **Handwerkszeug**
  Strukturen und Rituale, Kommunikation, motivierende Gesprächsführung, Grenzen setzen, Umgang mit Krisen, Aggression und Konfliktmanagement, Unterschiede bzw. Parallelen Sucht und Demenz, Strukturen der Sucht, Medikamenteneinsatz.

Nach der Grundschulung werden regelmäßige Aufbauschulungen folgen.

Angehörigenarbeit

Des Weiteren beschreibt das Konzept, wie die Angehörigenarbeit durchgeführt werden soll, da dieser eine besondere Bedeutung zukommt. Hier können wertvolle Informationen über die Vorgeschichte, das häusliche Umfeld und die Begleitung ausgetauscht werden.

Netzwerke

Der Bereich unterhält einen engen konsiliarischen Kontakt zu einer psychiatrischen Klinik. Darüber hinaus gibt es mehrere Kooperationen mit Fachärzten, Beratungsstellen, dem Kreuzbund und dem Gesundheitsamt.

Die beiden Initiatoren Boeck und Schoner ziehen in einem persönlichen Gespräch ein erstes Resümee:

> «Es ist deutlich zu beobachten dass sich auch Bewohner mit erheblichen Verhaltensauffälligkeiten und problematischen Trinkgewohnheiten unter den gegebenen Rahmenbedingungen sehr positiv entwickeln» (Boeck/Schoner, 2009).

3.5.6 Ambulante Betreuung und Pflege

Die bislang vorgestellten Verfahren und Konzepte zur Begleitung und Therapie alkoholkranker älterer Menschen beziehen sich fast ausschließlich auf einen stationären Kontext. Gemäß Atkins (in Jacoby/Oppenheimer, 2005) haben sich ambulante Strukturen bewährt, die den älteren Patienten aufsuchen, vor allem, wenn diese durch gesundheitliche Probleme eingeschränkt sind.

Oslin und Mitarbeiter (2006) stellen in ihrer Studie die ambulante Primärversorgung bei alkoholmissbrauchenden älteren Menschen vor, in der sie zwei unterschiedliche Methoden bezüglich ihrer Effektivität bei über 65-Jährigen gegenüberstellen. Der einen Gruppe wird eine Intervention der integrierten Pflege in einer hohen Frequenz angeboten; diese impliziert unter anderem drei 20- bis 30-minütige «Face-to-Face»-Gespräche zu Beginn der Betreuungszeit. Die andere Gruppe wird in einer «verbesserten spezialisierten ärztlichen Überweisung» eingebunden. In beiden Fällen wird die Drink-Anzahl und die Anzahl der «Gelage» untersucht und nach einem Score die Lebensqualität gemessen. Überprüft werden die Ergebnisse nach drei und nach sechs Monaten. Vor der Studie haben die 560 untersuchten Patienten durchschnittlich 18 Drinks pro Woche konsumiert und im Durchschnitt in den letzten drei Monaten 21 «Gelage» absolviert.

Die beiden Interventionsgruppen sind mit 280 Patienten gleich stark; die Patienten sind im Durchschnitt 72 Jahre alt. Beide Verfahren führen zu einem niedrigeren Konsum. Oslin und Mitarbeiter (2006) resümieren, dass im Zeitverlauf mit den entsprechenden Interventionen die Menge und Stärke des Missbrauchs reduziert werden kann. Trotzdem gibt es keine Gewissheit, ob diese Effekte anhalten. In der integrierten Pflegegruppe konnte gegenüber der Ausgangssituation von 18 Drinks pro Woche auf 11 Drinks nach sechs Monaten reduziert werden. Bei der anderen Interventionsgruppe konnten die Drinks von 17,5 auf 11 pro Woche reduziert werden. Die «Gelage» konnten in beiden Gruppen um fast die Hälfte verringert werden. Allerdings konnte die Lebensqualität kaum verbessert werden.

Resümiert werden kann aus diesem Beispiel, jedoch auch aus praktischen Erfahrungen, dass im ambulanten Bereich eine enge und kontinuierliche Begleitung notwendig ist, die die Betroffenen immer wieder motiviert und dazu anhält, die Basisversorgung durchzuführen und unter Umständen eingreift, wenn hygienische, soziale, körperliche oder psychische Bedingungen gefährdend sind. Eine niedrigschwellige und regelmäßige Begleitung durch gut geschulte Kräfte könnte wahrscheinlich die ambulante Situation über einen langen Zeitraum stabilisieren. Einige der Spätfolgen könnten auf diese Weise reduziert oder abgemildert werden.

3.5.7 Case Management (Fallmanagement)

Das Fallmanagement kann in der Begleitung, Organisation und Reflexion der Betreuung von ambulant versorgten alkoholabhängigen älteren Menschen eine wesentliche Rolle einnehmen. Seine Rolle kann weit über das Initiieren, Vermitteln, Koordinieren und Ressourcenerschließen hinausgehen.

Für den Betroffenen (Bojack et al., 2010) ist es wichtig, dass die Begleitung und Beratung qualifiziert, ortsnah und zugehend gestaltet ist. Das Case Management soll den einzelnen Bedürftigen durch die verschiedenen Angebote begleiten und die notwendigen Hilfen oder Strukturen erschließen. Diese Methode ist vor allem für noch zu Hause lebende, aber hilfebedürftige alkoholkranke ältere Menschen gedacht. Diese haben oft nicht mehr den Antrieb oder Mut, bestimmte Hilfen anzufordern, ganz zu schweigen davon, diese zu etablieren. «Case Management kann als Zusammenführung unterschiedlicher Angebote und Nachfragen interpretiert werden» (Bojack et al., 2010:89). Die Aufgabe des Case Managements ist es, die beiden Seiten sinnvoll zu verknüpfen, diesen Prozess zu begleiten und immer wieder an die Bedürfnisse anzupassen. Dieses Anpassen und das damit verbundene Reflektieren sind besonders bei älteren Menschen notwendig, da sich durch das Alter und die zehrende Erkrankung der Prozess und die Bedarfe ständig verändern. Außerdem wird der Case Manager zum Türöffner für den Betroffenen, da dessen Stimme vor allem im Fall der Alkoholabhängigkeit oft nicht gehört wird oder der Hilfebedarf nicht richtig abgeschätzt wird.

Diese Zugänge zu Unterstützungen sind notwendig, um auf Dauer zu Hause leben zu können. Ganz einfache Hilfen funktionieren oft nicht mehr, wie beispielsweise das Aufsuchen einer Kleiderkammer (caritative Einrichtung, die gute gebrauchte Kleidung an Bedürftige abgibt). Der regelmäßige Kontakt zu dieser Institution ist jedoch notwendig, um die Betroffenen, die oft nicht über ausreichende finanzielle Mittel verfügen, mit ausreichend guter Kleidung zu versorgen. Sollte ein ambulanter Pflegedienst bei den Betroffenen tätig sein, ist die Leistung, mit dem Betroffenen Kleidung zu besorgen, nicht abrechnungsfähig (Deutschland). Könnten den Betroffenen früh genug geschulte Case Manager zur Verfügung gestellt werden, würden vielleicht einige der Schäden wie Mangelernährung, Erfrierungen oder Wohnungsverlust gemildert werden.

Case Manager, die diese Aufgaben ausführen wollen, müssen über die Grundprinzipien der motivierenden Gesprächsführung verfügen, deren Grundannahmen Einfühlung und Wertschätzung sind. Aktives Zuhören und der Wille, die Veränderungsbereitschaft der Betroffenen zu erhöhen, sind erforderlich. Konfrontation und Stigmatisierung müssen unterbleiben, da sie kontraproduktiv sind und den Betroffenen verletzten. Das Verfahren in der Begegnung heißt «KLAR» (Konsequenz, Loslassen, Abgrenzen und Reden). Ein verlässlicher Gesprächs- und Unterstützungsrahmen wird angeboten, aber die Verantwortung bleibt bei dem Betroffenen. Die Ausnahme besteht dann, wenn der Betroffene sich so gefährdet, dass er die Verantwortung für sich aufgrund seines psychischen Zustandes nicht mehr tragen kann. In diesen Situationen kommt es oft zu einer Hospitalisierung oder einem Umzug in ein Seniorenheim.

> In Deutschland gilt seit 2008 das Pflege-Weiterentwicklungsgesetz (des Pflegeversicherungsgesetzes SGB XI), das ein Case Management für Pflegeversicherte durch die Pflegekassen sicherstellt. Ein niedrigschwelliges Beratungsangebot, das die Hilfestrukturen in einer Gemeinde miteinander vernetzt, soll durch das sogenannte Care Management in Pflegestützpunkten sichergestellt werden. Ob alkoholabhängige ältere Menschen von diesen Regelungen profitieren können, wird die Zukunft zeigen.

3.5.8 Motivation herstellen

Als zentraler Begleitungsbaustein gilt der Aufbau von Motivation. Im Zentrum der Motivation bei Suchterkrankungen steht jedoch nicht, wie vielleicht angenommen wird, rein die Abstinenz, sondern vor allem das Beziehungsgeflecht von Lebensgewohnheiten, eigener Einstellung zur Behandlung sowie der Umgang mit sich und anderen. Die Entscheidung eines Betroffenen für oder gegen eine Suchtbehandlung wird gespeist durch Leidensdruck, Hoffnung auf Erfolg und Befürchtungen vor einem hohen Aufwand (Schwoon, 2004). Ziele und Abläufe in der Behandlung sowie die Bedingungen müssen für den Patienten sehr deutlich sein, denn Änderungen und Veränderungen machen Angst – und Angst hemmt die Motivation. Zu einer motivierenden Gesprächsführung gehört

- die sachgerechte Mitteilung von Beobachtungen und Befunden
- die Abklärung, wer für was verantwortlich ist, welche Bereiche dem Patienten zugeordnet sind
- eine fachliche Beratung über Strategien, Verhaltensänderungen und alle möglichen Hilfsangebote
- ein breites Angebot an möglichen Handlungsalternativen für den Betroffenen
- als Grundvoraussetzung, dass der Betroffene sich verstanden fühlt (empathischer Umgang)
- die Möglichkeit, dass die Betroffenen zu einer Umsetzung in der Lage sind.

Da Abschreckung in der Behandlung von Abhängigkeitserkrankungen nicht erfolgreich ist, kann und sollte sie unterbleiben.

Behandlungsangebote für abhängigkeitskranke Menschen

In der Behandlung von Abhängigkeitserkrankungen werden neben der Psychotherapie auch Verhaltens-, Gruppen- und Familientherapien durchgeführt.

Ein wichtiges Standbein in der Behandlung und Betreuung ist die Anbindung der Betroffenen an eine Selbsthilfegruppe. Der Aufbau von Stütz- und Hilfestrukturen ist vor allem für den langfristigen Erfolg notwendig.

3.5.9 Entwöhnung

Eine Entwöhnungsbehandlung dauert ca. sechs bis acht Wochen (Schädle-Deininger, 2010). Sie umfasst nicht nur die medizinischen Aspekte der Entwöhnung, sondern ebenfalls die Behandlung von psychiatrischen Begleiterkrankungen, die psychotherapeutische Bearbeitung suchthaltender Muster und das Erlernen neuer Handlungsstrategien. Eine Nachbehandlung bei einer Entwöhnung lohnt sich und sollte den Betroffenen nahegelegt werden. Der Behandlungserfolg liegt ohne Nachbehandlung deutliche niedriger als bei einer Langzeittherapie.

3.6 Pflege

Die Pflege Alkoholabhängiger ist vielfältig und anspruchsvoll. Sie bezieht sich nicht nur auf die oft vernachlässigte Körperhygiene und die vielen flankierenden Erkrankungen, sondern vor allem auf die psychischen Probleme, die mit der Erkrankung einhergehen. Distanzlosigkeit, Ekel und ein oft läppisches Verhalten machen es Pflegekräften manchmal schwer, eine tragfähige Basis für die Pflege herzustellen. Ein zentrales Element ist die zuverlässige Beziehungsgestaltung.

3.6.1 Pflegeinterventionen bei Entzugstherapien

Die Pflegebeobachtung wird sowohl intuitiv als auch unter Berücksichtigung fachlicher Kriterien durchgeführt. Pflege besteht in der Begleitung und Unterstützung bei Entzugstherapien. Sie kann sowohl ambulant als auch stationär durchgeführt werden. Hier sind besondere Erfahrungen und Kenntnisse vonnöten, da der stationäre körperliche Entzug mit den verschiedensten Risiken verbunden ist (siehe Entzugssymptome, Tab. 2-7).

Medikamentenüberwachung sowie die Einschätzung der erwünschten und unerwünschten Wirkungen sind bei fast allen Formen der Abhängigkeit gegeben und setzen spezielle Kenntnisse der Psychopharmaka voraus (Antidepressiva, Antipsychotika u. a.).

Die Koordination des multiprofessionellen Teams ist notwendig, da oft die verschiedensten Akteure involviert sind. Besonders wichtig ist diese Aufgabe, wenn Abhängige in verhaltenstherapeutische Maßnahmen eingebunden sind, die vom gesamten Team getragen werden müssen.

Zur Strukturierung von Tagesabläufen werden auch Sportgruppen angeboten oder Entspannungsübungen wie die progressive Muskelrelaxation durchgeführt. Im Umgang mit stark körperlich geschädigten Abhängigen müssen Pflegende mit verschiedenen somatischen Problemen wie Mangelernährung, Ulcera und kardialen Erkrankungen umgehen.

Außerdem benötigen Pflegende Kenntnisse und Erfahrungen in folgenden Bereichen:
- Umgang mit Freiheitsentzug
- Gruppen- und Reflexionsgespräche
- Information und Integration von Angehörigen
- Erkennen und Begleiten von Entzugssyndromen
- Herstellung von hygienische Bedingungen, z. B. bei Hepatitis.

An dieser Auswahl von pflegerischen Interventionen wird deutlich, wie vielschichtig die Pflege in dem Bereich Abhängigkeit und Missbrauch ist.

3.6.2 Pflegebeziehung

Die Pflegebeziehung ist wie in anderen Pflegebereichen ein wesentliches Element für das Gelingen der Begleitung, wobei hier «Gelingen» nicht Abstinenz heißen muss. Die Pflegebeziehung bedeutet jedoch immer eine emotionale Beteiligung. Ein wesentliches Problem gibt es bei Alkoholabhängigen im Altenheim, da die Pflegenden hier oft primär eine Pflegebeziehung anstreben, die geprägt ist von Zuwendung, Nähe und einem tiefen Vertrauen, da der ältere Mensch ebenfalls diese Vertrautheit sucht. Aus diesem Grund kommt es bei alkoholabhängigen und missbrauchenden Bewohnern oft zu Enttäuschungen bei den Pflegenden, wenn Vereinbarungen und Verabredungen nicht eingehalten werden. Die Pflegebeziehung muss hier klarer und eindeutiger gestaltet werden und das Nichteinhaltenkönnen des Abhängigen als Bestandteil der Erkrankung akzeptiert werden.

Nach Geyer (2009) schätzen ältere Alkoholabhängige die Beziehung zum Therapeuten deutlich wichtiger ein als jüngere Patienten. Die empathische und akzeptierende Haltung ist ein wesentlicher Bestandteil der Beziehung. Für die Beziehungsgestaltung gerade bei älteren Betroffenen ist Behutsamkeit und ein wenig konfrontativer Stil notwendig und von den Betroffenen gewünscht.

Die Verhaltensweisen Abhängiger erschweren oft die Gestaltung einer stabilen Beziehung und Entwicklung. Diese Verhaltensweisen gilt es zu reflektieren; Pflegende sollten auf sie reagieren, wie vorab vereinbart wurde. Ziel sollte sein, dass die Beziehung keinen Schaden nimmt – dies ist nicht immer einfach, da beide Seiten oft enttäuscht werden. «Will man in der Begleitung und Pflege mit Abhängigen etwas erreichen, muss man sich auf eine Beziehung, aber auch auf Berührung einlassen, damit wird die subjektive Sicht der Situation zugelassen werden müssen» (Rinckens, 2003:105).

Pflegetheorie und Beziehungsstadien von Hildegard Peplau

Orientierungsphase

Im Peplauschen Sinne müssen Pflegende und Betroffene ihre Möglichkeiten ausloten und die Notwendigkeiten und gegenseitigen Erwartungen geklärt werden (Simpson, 1997). Darüber hinaus werden in dieser Phase Familie und andere Hilfesysteme eingeschätzt und wahrgenommen.

Identifikationsphase

In der Identifikationsphase werden die Möglichkeiten und Grenzen von Begleitung und deren Erfolge bzw. Misserfolge angesprochen. Sie werden zu den Problemen und Wünschen in ein Verhältnis gesetzt, mit denen der Betroffene sich in die Behandlung gibt. Diese Darstellung ist für den weiteren Prozess sehr wichtig, damit sich sowohl die Betroffenen als auch die Pflegenden in Stresssituationen auf eine klarere Position berufen können.

Nutzungsphase

In der Nutzungsphase werden die vorher besprochenen Rahmenbedingungen für die Therapie und Begleitung genutzt und ausgebaut. Dies gilt auch für die Begleitung der Hilfssysteme wie beispielsweise die Familie.

Ablösungsphase

Die Ablösungsphase ist für den Betroffenen besonders wichtig. Er muss sich aus der «Sicherheit» der Betreuung lösen und in ein anderes stützendes System aufgenommen werden. Für Pflegende ist diese Ablösung oft aufgrund der langen Dauer bei Entwöhnungsbehandlungen nicht einfach, da mit dem Abschluss der Behandlung oft Enttäuschung, aber auch Mitleid eine Rolle spielen kann. In der Langzeitbehandlung, beispielsweise in Altenheimen, spielt diese letzte Phase eine untergeordnete Rolle, da die Betroffenen langfristig betreut werden. Die Ablösung könnte wieder eine Rolle spielen, wenn der Betroffene verstirbt und eine Ablösung im Sinne von «Abschied» geschieht.

3.6.3 Leitlinien im pflegerischen Umgang

Regeln im Umgang mit Abhängigen sind kaum zu pauschalieren; dennoch gibt es einige generelle Annahmen:
- keine Appelle an die Vernunft
- nicht «Du darfst nicht!», sondern «Du brauchst nicht!»
- hohes Maß an Geduld
- kein Moralisieren
- konsequentes, aber immer zugewandtes Handeln
- enge Kooperation mit den Drogenberatungsstellen und Selbsthilfegruppen
- Familie mit einbeziehen
- Vereinbarungen, die getroffen wurden, einhalten.

Trotz des Einhaltens aller Verhaltensregeln kann es immer wieder zu Rückfällen kommen (siehe Kap. 3.3).

Die Förderbereiche in der Behandlung und Betreuung der Betroffenen sind vielfältig. Sie umfassen die

- Förderung der Bewältigungskompetenz in belastenden Situationen wie Einsamkeit, Langeweile, Trauer und Angst
- Förderung von Genuss und Entspannungsfähigkeit
- Förderung einer abwechslungsreichen und attraktiven Alltagsgestaltung
- Förderung des Rollenverständnisses in der jetzigen Situation
- Zuführung von Unterstützungsangeboten und Nachsorgebehandlungen
- Einbindung in Bewegungs- und Kreativangebote.

Aus der vielfältigen somatisch, sozial und psychisch desolaten Situation entsteht eine ebenso vielschichtige pflegerische Anforderung. Denn je nach Krankheitsausprägung müssen Pflegende beispielsweise in Pflegeheimen sowohl grund- als auch sozial- und psychiatrisch pflegerische Hilfestellungen geben.

Körperhygiene

Die Körperhygiene umfasst Hautpflege, Finger-, Fuß- und Haarpflege, Zahnpflege (die oft über viele Jahre vernachlässigt wurde) und die Sorge für saubere Wäsche. In diesem Zusammenhang wird mit den Betroffenen geklärt werden müssen, was denn eine vertretbare Frequenz der Pflege ist. Denn an dieser Stelle gehen die Hygienevorstellungen von Pflegenden und Alkoholabhängigen stark auseinander. Hier, wie so oft, geht es um die Bildung eines Kompromisses, und nicht um die Durchsetzung einer täglichen Ganzkörperpflege. Die Frequenz und der Umfang der Körperpflege sind abhängig von der gesundheitlichen Relevanz, den Möglichkeiten des Bewohners und der sozialen Notwendigkeit (beispielsweise durch Geruchsbelästigung). Manchmal kann es auch nur darum gehen, dass verschmutzte Wäsche gegen saubere gewechselt werden muss. In diesen Fällen kann es notwendig sein, dass die Wäsche Zug um Zug getauscht wird. Flankierend können Vereinbarungen und Abmachungen der beiden Parteien helfen. Wer Vereinbarungen nicht mehr einhalten kann, benötigt vielleicht eine andere, positive Motivation.

Besondere Aufmerksamkeit verdient die Zahnpflege bei den Betroffenen. Hierzu sollte in jedem Fall ein Zahnstatus erstellt werden, denn vor allem Early-Onset-Trinker haben oft über lange Zeit keine gute Zahnhygiene durchgeführt, sodass es oft zu Mundgeruch, Zahnstein, Karies, Pulpitis, Parodontitis oder Entzündungen der Mundschleimhaut und letztlich zum Verlust von Zähnen kommt. In der Folge treten nicht nur Zahnschmerzen auf, sondern oft zusätzlich das Vermeiden von Nahrungsaufnahme, um den Schmerz zu umgehen. Eine Zahnsanierung und eine anschließende regelmäßige Pflege sind oft notwendig. Hier wie bei der Körperpflege sind es häufig Vereinbarungen und eine gute Motivation, die letztlich zu einer angemessenen Pflege führen.

> Informationen über Zahngesundheit im Alter erhalten Sie über den Verein zur Förderung der Alterszahnmedizin altaDent, http://www.altavita.ch.

Pflegerische Unterstützung beim Essen und Trinken

Essen und Trinken von gehalt- und geschmackvollen Nahrungsmitteln in ausreichender Menge ist eine besonders große Anforderung, da die Betroffenen oft über viele Jahre ihres Lebens einen normalen Bezug zur Esskultur verloren haben. Vor allem die Unterversorgung von Thiamin, Vitamin B12 und Folsäure soll ausgeglichen werden; hierzu sind Nahrungsmittel nützlich, die die folgenden Bestandteile enthalten:
- Weizenkeime
- Sonnenblumenkerne
- Backhefen
- Soja
- Eier
- Fleisch
- Fisch
- Obst und Gemüse

Zu einer guten und regelmäßigen Nahrungsaufnahme gehört ebenfalls eine gute Motivation, die durch Regelmäßigkeit und Beteiligung verbessert werden kann.

Kontakte zum sozialen Leben herstellen

Das Vermitteln von Selbsthilfegruppen, Aktivitäten wie Gymnastik, Kraft-Balance-Training aber auch Zeitungs- und Musikrunden in Seniorenheimen ist vor dem Hintergrund einer Alkoholabhängigkeit ein wichtiges Thema. Wie in allen anderen pflegerischen Bereichen auch, kommt es bei der Motivation immer darauf an, die Betroffenen nicht zu über- aber auch nicht zu unterfordern.

Betroffene äußern sich häufig positiv über die Effekte von Gruppenpsychotherapie, einzeltherapeutischen Gesprächen und den Austausch über Themen wie Altern, Sterben und Tod. Es ist eine notwendige Aufgabe in der Begleitung der Betroffenen, Abschied und Trauer ertragen zu lernen und in das Überleben einzubeziehen. Das ist für den Einzelnen schwer und oft kaum erreichbar; die Gruppe kann hier helfen.

Sinnvoll ist es, sportliche Aktivitäten, aber auch Hirnleistungstraining mit Gleichaltrigen oder gleich Starken gemeinsam durchzuführen. Hierdurch wird der Druck, bestehen zu müssen, verringert und die Gruppe Ansporn und Stütze sein. Die Vorteile einer solchen Gruppe sprechen ebenfalls dafür, in stationären Einrichtungen kleine Pflege- und Betreuungseinheiten für Alkoholabhängige zu integrieren.

Behandlungspflege im Sinne diagnostischer und therapeutischer Pflege

Da die Betroffenen oft den eigenen körperlichen, sozialen und psychischen Zustand nicht realistisch einschätzen können und konkrete Fragen oft nur eingeschränkt beantworten, müssen Zustände und Verhaltensweisen durch Pflegekräfte eingeschätzt werden. Fremdeinschätzungen bergen immer subjektive Fehlerquellen in sich; dies gilt es in der Pflege und Betreuung immer zu berücksichtigen. Manche Probleme, wie beispielsweise in Bereichen der Sturz-, Ernährungs- oder Kontinenzstörungen, müssen oft für die Betroffenen eingeschätzt werden. Die Einschätzung der Abhängigkeit selbst ist besonders schwierig, da diese oft nicht oder nur eingeschränkt wahrgenommen wird. Dennoch sollte versucht werden, sowohl die tatsächliche Menge des konsumierten Alkohols als auch die mögliche Selbstpflegefähigkeit einzuschätzen. Allerdings müssen auch viele somatischen Behandlungen übernommen werden, je nach Kompetenz der Betroffenen:

- Kontrolle und Gabe von Injektionen, beispielsweise bei Diabetikern
- Verbinden von Wunden, die oft schlecht heilen
- Überprüfen und Zurverfügungstellung der notwendigen Medikamente (die Einnahmedisziplin ist oft für eine verlässliche Einnahme nicht ausreichend).

Die Hilfebedarfe müssen genau und auf den jeweiligen Bewohner angepasst beschrieben und ausgeführt werden.

> Denken Sie bitte daran, dass der Betroffene sagt, dass er dieses oder jenes problemlos durchführen kann und auch wird, obwohl er nicht mehr dazu in der Lage ist; oftmals, weil es vergessen wird, die Wichtigkeit der Maßnahmen nicht mehr erkannt wird oder die handwerklichen Fähigkeiten fehlen. Resignation und Lustlosigkeit können ebenfalls Grund für eine Selbstvernachlässigung sein.

Direktes Milieu/Umfeld

Sowohl in der ambulanten als auch in der stationären Betreuung spielt das direkte Umfeld der Betroffenen eine wichtige Rolle. Dieses befindet sich oft in einem desolaten Zustand und ist hygienisch problematisch. Damit sich die Betroffenen körperlich und psychisch stabilisieren können, benötigen sie ein einfaches, funktionsfähiges, aber vor allem stabiles Umfeld. Einmalige «Hauruck»-Aktionen, in denen Wohnungen entrümpelt werden, sind kaum empfehlenswert. Sinnvoller ist eine kontinuierliche Begleitung der Betroffenen, mit deren Hilfe, soweit diese möglich ist, die Organisation des direkten Umfeldes Teil der Betreuung ist. Die Betroffenen müssen die Möglichkeit erhalten, wieder einen Teil des Alltags leben zu können und für sich selbst verantwortlich zu sein – jedoch immer nur in dem Ausmaß, wie es für sie möglich ist.

Psychiatrisch beobachten und Stabilität herstellen

Da die Betroffenen durch den früheren und vielleicht auch aktuellen Alkoholkonsum psychisch beeinträchtigt sind, müssen mögliche psychische Veränderungen beobachtet und gegebenenfalls Maßnahmen ergriffen werden. So können beispielsweise:
- Depression (als Reaktion auf die oft aussichtslose Situation),
- Demenz,
- Delir (beispielsweise durch den Entzug, jedoch auch häufig als Folge von Flüssigkeitsmangel) und, in diesem Zusammenhang,
- Amnesien, Wahrnehmungsstörungen, Bewusstseinsstörungen oder Polyneuropathien

beobachtet werden.

Zur besseren und genaueren Einschätzung können Screening-Verfahren oder Assessments verwendet werden. So können zur kognitiven Einschätzung und zum Erkennen von chronischer Verwirrtheit beispielsweise der Mini Mental Status Test nach Folstein oder der DemTect nach Kessler, Calabrese, Kalbe und Berger (2000) eingesetzt werden.

Die *Confusion Assessment Method* (CAM) kann eingesetzt werden, wenn ein Delirium erkannt werden soll und beispielsweise der Betroffene Einschränkungen in der Wachheit zeigt.

Wenn eine Depression eingeschätzt oder ausgeschlossen werden soll, können beispielsweise die *Geriatric Depression Scale* (Short Version: GDS-4) oder die *Brief Assessment Schedule Depression Cards* (BASDEC) eingesetzt werden.

Neben der Einschätzung möglicher anderer psychiatrischer Erkrankungen kommt der direkten Beobachtung durch die Pflegebezugsperson große Bedeutung zu.

Für die Betroffenen ist Stabilität und Eindeutigkeit im Umfeld von großer Bedeutung; aus diesem Grund ist die Bezugspflege als Pflegesystem hier – wie bei den meisten psychischen Erkrankungen – angezeigt. Manche Alkoholabhängige neigen bei der Erreichung persönlicher Ziele, beispielsweise beim Zigarettenkonsum, dazu, bestimmte Mitarbeiter anzusprechen, bei denen sie sich einen größeren Erfolg versprechen, «extra Zigaretten» zu erhalten. Dieses Verhalten kann ein Pflege- und Betreuungsteam belasten, wenn der Patient in der Folge «gute» von «bösen» Schwestern unterscheidet. Klare Absprachen und Bezugspersonenpflege sind deshalb auch hier gute Voraussetzungen für eine zuverlässige Pflege.

Somatische Beobachtungen

Somatische Probleme tauchen vielfach, vor allem wegen der vielen Folgeerkrankungen, auf; diese heißt es zu erkennen bzw. die entsprechenden Risiken frühzeitig zu identifizieren. Grundsätzlich muss es, soweit dies möglich und von den Betroffenen zugelassen wird, eine gute körperliche Einschätzung geben, die auf dem Augenschein basiert. Hautzustand, Beweglichkeit und Ernährung sind hier wichtige Indikatoren für eventuelle Probleme.

Zur Einschätzung können neben dem Augenschein verschiedene Screening-Verfahren oder Assessments verwendet werden. Beispielsweise kann der Barthel Index verwendet werden, der einen Überblick über die verschiedenen Fähigkeiten in den Aktivitäten des täglichen Lebens gibt.

Alkoholerkrankte Bewohner haben oft unterschiedliche psychische Störungen, die in der Folge und Summe zu einer mangelhaften Nahrungsaufnahme führen können. Aus diesem Grund sind die Einschätzung des Ernährungszustandes und sein Verlauf von Bedeutung.

Der BMI setzt die Körpergröße in Relation zum Gewicht und gibt Auskunft über Unter- bzw. Übergewicht (siehe Tab. 3-7, S. 116). Er gibt keine Auskunft über Fehlernährung (z. B. zu wenige Vitamine oder Elektrolyte).

Beim BMI wird das Verhältnis von Köpergewicht in kg zum Quadrat der Körpergröße berechnet:

$$BMI = \frac{\text{Körpergewicht in kg}}{\text{Körpergröße in m} \times \text{Körpergröße in m}}$$

Beispiel bei einem Körpergewicht von 65 kg und einer Körpergröße von 1,70 m:

$$BMI = \frac{65 \text{ kg}}{1{,}70 \text{ m} \times 1{,}70 \text{ m}} = 22{,}49$$

Zur Bewertung des Ernährungszustandes, besonders bei älteren Menschen, ist der BMI alleine nicht geeignet, da ein hoher Wasseranteil (Ödeme) beispielsweise zu

Tabelle 3-7: Einteilung von Über-, Unter- und Normalgewicht bei Erwachsenen mittels Body Mass Index (BMI) (WHO, 1998)

Gewicht	BMI (kg/qm)
Untergewicht	kleiner 18,5
Normalgewicht	18,5–24,9
Übergewicht	über 25
Präadipositas	25–29,9
Adipositas Grad I	30–34,9
Adipositas Grad II	35–39,9
Adipositas Grad III	über 40

einem angemessenen BMI Wert führen kann, obwohl tatsächlich ein zu geringes Gewicht vorliegt. Nach Schreier ist es grundsätzlich nicht sinnvoll, den BMI zu berechnen, wenn Ödeme oder Amputation vorliegen (Schreier, 2004).

Mini Nutritional Assessment (MNA)

Mit diesem Assessment, das in verschiedenen Studien eingesetzt und überprüft wurde, kann der Ernährungszustand älterer Menschen eingeschätzt werden. Das MNA besteht aus einem ausführlichen Teil und einer aus sechs Fragen bestehenden Kurzform. Stellt sich in der sechs Fragen umfassenden Kurzform ein Risiko heraus, wird die umfassendere Anamnese empfohlen.

Da Bewohner mit einer schwereren Alkoholabhängigkeit die Fragen, die im Verfahren gestellt werden, oft nicht beantworten können, muss der Untersucher die Fragen nach seinem eigenen Eindruck beantworten und/oder die Familie des Betroffenen unter Umständen um Hilfe bitten.

Mit einem Punktesystem wird ein Score errechnet, sodass der Bewohner einer von drei Kategorien zugeordnet werden kann:
- zufriedenstellender Ernährungszustand
- Risikobereich für Unterernährung
- schlechter Ernährungszustand.

3.6.4 Regeln in der Begleitung

Die Begleitung und Pflege von Menschen, die alkoholabhängig sind, braucht Regeln und Strukturen. Insbesondere von den Mitarbeitern eines multiprofessionellen Teams müssen diese Regeln beachtet werden. Die Regeln sollten in jedem

Fall einhaltbar sein und sich an den Möglichkeiten der Betroffenen ausrichten. Eine Überforderung würde nur zu einer Frustration aufseiten der Abhängigen, aber auch der Pflegenden führen, was weder zielführend noch erfolgversprechend ist.

Aspekte, die aufgenommen werden können:
- Sicherheit durch einen strukturierten Rahmen
- Mobilisieren und Motivieren mit dem Ziel der möglichst langen Selbstständigkeit bzw. einem Wiedererlangen der Selbstständigkeit
- feste äußere Regeln, die einfach und klar zu verstehen sind (Uhren, Hinweisschilder, Sitzordnung, markierte Stühle, eigene Gegenstände, Notizzettel etc.)
- soziale Strukturierung, festes Team, feste Regeln, Zeiten und Aktivitäten
- sinnstiftende Beschäftigungen – Arbeiten, die positiv begleitet werden
- Aufgaben erst allmählich vermitteln, Zeit geben
- Rückfälle akzeptieren, analysieren und nutzen
- positive Erfahrungen mit Menschen und Gemeinschaft erlebbar machen.

Die Begleitung der Betroffenen sollte versuchen, einen Weg zwischen klaren Strukturen, neuen Lebensperspektiven und dem Anerkennen der Lebensleistung zu finden. Niederlagen mussten ältere Alkoholabhängige meist viele einstecken; diese gilt es zu akzeptieren und als gemeisterte Lebenserfahrung anzuerkennen.

Können die Betroffenen auch in einer beschützten Situation eine begonnene Abstinenz nicht durchhalten, kommt es immer wieder zu Rückfällen (siehe Kap. 3.3). Früher führte ein Rückfall oft zum Abbruch einer Therapie und wurde meist disziplinarisch geahndet. Vielleicht gehört der Rückfall jedoch bei älteren Kranken zum Krankheitsbild dazu. Im einen oder anderen Fall kann eine Abstinenz gar nicht mehr erreicht werden, jedoch die Perspektive der eigenen Entwicklung für die Betroffenen wichtig sein.

Einer der wichtigsten Faktoren in der Pflege und Begleitung der Betroffenen ist die Strukturierung des Tages. Ein Gefühl für den Tagesrhythmus und das regelmäßige Erledigen von Aufgaben ist oft durch die Abhängigkeit oder den Missbrauch verlorengegangen.

Beziehung der Bewohner untereinander

Oft wird darauf hingewiesen, dass alkoholabhängige Bewohner zu jung seien und eigentlich nicht in ein Altenheim gehören würden. Dieses von Pflegekräften in Altenheimen angeführte Argument lässt außer Acht, dass es für ältere pflegebedürftige Abhängige kaum Alternativen gibt. Allerdings gibt es einige Aspekte, die dafür sprechen, dass ältere alkoholabhängige Bewohner nicht mit jüngeren Patienten zusammenleben sollten. Geyer (2009) weist darauf hin, dass es keine abschließenden Erkenntnisse zu diesem Thema gibt, jedoch einige deutliche Hinweise existieren. So fühlen sich abhängige Bewohner in altershomogenen Gruppen wohler. Erinnerungen, Gewohnheiten und Biografien sind oft ähnlich, sodass es oft eine ähnliche «Wellenlänge» gibt. Solche Vertrautheit schafft Vertrauen und ist eine gute Grundlage für Gespräche und Gemeinsamkeiten. Diese Aspekte sprechen vielleicht eher dafür, die ältern Alkoholabhängigen, auch wenn sie im Vergleich zu anderen Altenheimbewohnern jung erscheinen, gemeinsam mit Gleichaltrigen zu betreuen. Auch wenn die Erfahrungen mit speziellen Wohnbereichen in Altenheimen für abhängige ältere Menschen noch gering sind, könnte für pflegebedürftige alkoholabhängige Bewohner hierin eine gute Perspektive bestehen – vorausgesetzt, dass diese Bereiche vor allem inhaltlich auf diese Bewohner vorbereitet sind.

Methoden in der Begleitung

In der Pflege alkoholabhängiger Bewohner entstehen immer wieder Konflikte und Fragestellungen, die es notwendig machen, dass das gesamte Team die Ursachen für Probleme analysiert und getroffene Vereinbarungen und Absprachen überprüft. Eine Begleitungsmethode für Pflege- und Betreuungsteams können Fallbesprechungen darstellen. Diese Methode ist vor allem notwendig, wenn sich Spaltungstendenzen, Unzufriedenheit, Streit oder die Ausgrenzung des Betroffenen im Team beobachten lassen.

Fallbesprechungen/Fallkonferenzen sind individuenzentrierte, interkollegiale Besprechungen, in denen der Betroffene im Zentrum steht (Perrar et al., 2007). In der Regel werden sie anberaumt, wenn die Situation, das Verhalten oder der Zustand des Betroffenen eine umfassende Betrachtung notwendig macht. Durch den gedanklichen Austausch mit verschiedenen Berufsgruppen und den Angehörigen und/oder dem Betreuer (rechtlicher Betreuer) können Informationen, Beobachtungen, Meinungen, Vermutungen und Wünsche eingebracht werden. Die Schilderungen und das Erarbeiten von Ergebnissen ermöglichen es, eine gemeinsame Orientierung herzustellen, die alle Beteiligten auffordert, eine gemeinsame Strategie umzusetzen. Hiss schlägt vor, in der Auseinandersetzung zwischen den Beteiligten eine «klare Linie im weiten Feld zwischen Führung und Gewährenlassen» festzulegen (Hiss, 2003: 23). Dies sei vor allem notwendig, wenn sich Spaltungstendenzen im Team beobachten lassen.

Fallkonferenzen können nach einem fünfschrittigen Vorgehen gestaltet werden:
1. Problemanalyse
2. Wissenssammlung
3. Reflexion eigener Erklärungstheorien

4. Erarbeitung von Lösungsvorschlägen
5. Evaluation.

Die Ergebnisse der Fallbesprechung, aber auch anderer Absprachen werden sorgsam in den persönlichen Pflege und Betreuungsplan des Betroffenen eingearbeitet.

Die fünf Phasen der Therapie bei Alkoholabhängigkeit bestehen nach Krebs-Roubicek (2003:9–15) auch für Menschen im Alter und sind in Tabelle 3-8 dargestellt.

In der *Beratung* von Menschen, die alkoholabhängig sind, ist es weder sinnvoll noch hilfreich, den Alkoholkonsum zu akzeptieren und hinzunehmen. Empfehlenswert ist es im Gegenteil, den Betroffenen zu ermutigen, Alternativen zu nutzen und eine Reduktion des Konsums zu wagen – mit der Gewissheit, dass sich dadurch viele Lebensbereiche qualitativ verbessern. Die Begleitung und das Mut-Machen sind notwendig, um den im Leben nicht selten angerichteten «Scherbenhaufen» zu akzeptieren. Beratung kann als kommunikatives und hauptsächlich verbales Geschehen beschrieben werden. Die Professionalität der Beratung entscheidet darüber, ob Menschen bei der Bewältigung von Entwicklungsaufgaben und in Konfliktsituationen unterstützt werden. Beratung gehört zum Alltag von uns Pflegenden. Die Lebensleistung der alkoholabhängigen Personen muss kontinuierlich dargestellt werden. In einem professionellen Verständnis reicht reines körperbezogenes Fachwissen nicht aus, um Beratung zu gestalten, sondern es

Tabelle 3-8: Die fünf Phasen der Therapie bei Alkoholabhängigkeit (Krebs-Roubicek, 2003:9–15)

Phasen	Besonderheiten im Alter
1. Prävention	
2. Kontaktaufnahme	sorgfältige Diagnose unter Einschluss der Familien- und Sozialanamnese; eingehende Information und Aufklärung
3. Entgiftung	unter engmaschiger stationärer Überwachung auf vorbestehende Diuretika-Medikation achten; Kontrolle des Flüssigkeits- und Elektrolythaushaltes; erhöhte Nebenwirkungsrate von Medikamenten; Vitamine
4. Entwöhnung	altersspezifische Behandlungskonzepte sind wenig etabliert; auf Einsamkeit, Verlust von sozialer Stellung und von Bezugspersonen achten; sinnvolle Strukturierung des Alltag erarbeiten; soziale Kontaktmöglichkeiten schaffen, kennenlernen von Kontaktpersonen für die Nachsorgephase; medikamentöse Unterstützung
5. Nachsorge	behutsamer, eingehend vorbereiteter Wechsel in die Nachsorge; engmaschige ambulante Betreuung; Teilnahme an Selbsthilfegruppe; Unterstützung der Angehörigen; Behandlung von zusätzlich bestehenden psychischen Störungen

bedarf der Fähigkeit, die Beziehung zwischen Pflegenden und Gepflegten zielorientiert zu formen. Die ergebnisoffene Beratung unterstützt und stärkt vor allem die Souveränität des Betroffenen. Es ist notwendig, dass in der Beratung der Respekt vor der Selbstbestimmung und dem biografischen Gewordensein der Person eine große Rolle spielt (Koch-Straube, 2001:64). Ziel der offenen Beratung ist es, dem Patienten die Möglichkeit zu geben, Perspektiven, Einstellungen und Gefühle zu verändern und individuelle Coping-Strategien zu entwickeln. Beratung ist durch Klientenzentrierung, nicht durch direktive Gesprächsführung, gekennzeichnet (Brearly/Birchley, 1995:1).

Die Integrative Beratung leitet sich wie andere Beratungskonzepte ebenfalls von einer therapeutischen Schule, nämlich der integrativen Therapie, ab; sie ist den humanistischen Verfahren hinzuzurechnen. Dieses Konzept verfolgt die sozialwissenschaftlich orientierten Beratungsansätze und speist sich aus verschiedenen theoretischen Ansätzen (siehe Abb. 3-3).

Beratung unterstützt den betroffenen Menschen in seiner Aufgabe, herausragende, nicht zu bewältigen erscheinende Ereignisse wie die Alkoholabhängigkeit in sein Leben zu integrieren. Integrative Beratung kann in diesem Fall dazu beitragen, den permanenten Prozess der Integration zu unterstützen. Es ist einerseits wichtig, die körperlichen Gebrechen wahrzunehmen, diese zu behandeln und

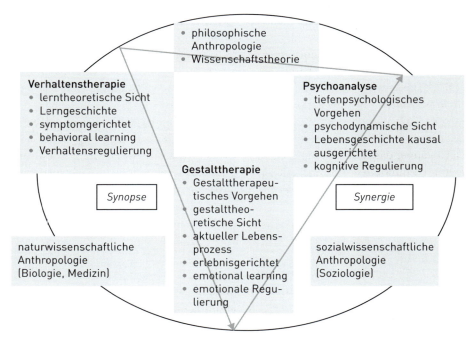

Abbildung 3-3: Die verschiedenen Ansätze, aus denen sich die integrative Beratung entwickelt (Koch-Straube, 2001)

beratend zu unterstützen, und anderseits wahrzunehmen, dass die Situation der Auseinandersetzung für den Betroffenen ein bedeutendes Ereignis sein kann, das ihn existenziell bedroht. Selbst kleine Reaktionen der Pflegenden können bewusst oder unbewusst die Integration des Betroffenen beeinflussen. Die Qualität der Beratung liegt wahrscheinlich in der komplexen Wahrnehmung solcher und ähnlicher Situationen. Die Komplexität wird durch die drei Begriffe Wissen, Erfahrung und Intuition deutlich, von denen die Güte der Beratung durch Pflegende abhängen kann. Die fachliche Kunst besteht darin, nicht ausschließlich die verbalen Signale wahrzunehmen, sondern ebenfalls nonverbale Zeichen zu erkennen (Koch-Straube, 2001).

Beratung impliziert, eine Entscheidung oder Einstellungsänderung zu begleiten, aber nach Möglichkeit kein Ziel vorzuformulieren. Bietet man ein Ziel von vornherein an, kann die Chance auf einen eigenen Weg des Beratenen verpasst sein.

Inhalt von Beratung kann auch sein, die Veränderungen und Auswirkungen durch den Alkohol deutlich zu machen. Aus diesem Grund ist es sinnvoll, dass sich Mitarbeiter in der Wirkung von Alkohol gut auskennen. Das Wissen kann dazu genutzt werden, den Betroffenen über den Zuwachs von Möglichkeiten und Fähigkeiten bei einer Abstinenz zu motivieren.

Die Auswirkungen verschiedener Promillestärken auf den Menschen sind gut nachvollziehbar. Zusammengefasst werden Aufmerksamkeit, Gleichgewicht, Reaktionszeit, Wahrnehmung, Handfertigkeit, Denken und Antrieb dem Alkoholisierungsgrad entsprechend beeinträchtigt (Holterhoff-Schulte/Pegel-Rimpl, 1998: 9). Je höher der Alkoholspiegel ist, desto stärker sind Perzeptions- und Aufmerksamkeitstests negativ verändert (Seitz et al., 2000). Diese Veränderungen können beispielsweise Inhalt einer Beratung sein. (Die vollständige Liste mit den entsprechenden Promillestärken befindet sich im Kap. 3.1.3.)

Diese Informationen können verwendet werden, damit der Nutzen einer Abstinenz bzw. die direkten positiven Auswirkungen auf den Alltag deutlich werden. Der Glaube, dass der Alkoholabhängige es schafft, abstinent zu werden und die damit verbundenen Vorteile erkennt, ist für den Beratenden notwendig. Jede Form von Fatalismus ist unangebracht und steht einer wirklich positiven Entwicklung entgegen.

Medikamentöse Behandlung

Eine Medikamententherapie bei Alkoholabhängigkeit muss sehr genau überlegt werden; einige Medikamente, die zur Behandlung der Entzugssymptome verwendet werden, können ihrerseits wieder Abhängigkeit auslösen, wie beispielsweise Medikamente aus der Gruppe der Benzodiazepine. Benzodiazepine und Hypnotika werden vorzugsweise zur Behandlung von Entzugstherapien verwendet, da sie zu einer zuverlässigen Sedierung führen. Dies ist in dieser Behandlung notwendig, damit Delir- und Krampfrisiken möglichst klein gehalten werden. Vor allem Clomethiazol (Distraneurin®) und Lorazepam (z. B. Tavor®) kommen dabei zum Einsatz. Es kommen jedoch auch Antiepileptika wie Carbamazepine (Tegretal®) und andere sedierende Medikamente für die Therapie in Frage (Tretter, 2008).

Ein ganz anderes Einsatzgebiet in der Alkoholismus-Behandlung hat Disulfiram. Diese Therapie begleitet die Abstinenzphase und soll den langfristigen Behandlungserfolg sichern. Bei der Behandlung mit Disulfiram wird der Effekt genutzt, der bei dem enzymatischen Abbau von Alkohol entsteht und dem Betroffenen starke Unverträglichkeitsreaktionen beschert. Die Anwendung dieses Medikaments führt dazu, dass bei der gleichzeitigen Aufnahme von Alkohol der Betroffene unter den verschiedensten körperlichen Missempfindungen leidet, mit dem Ziel, den Alkoholkonsum zu unterlassen. Diese Behandlung wird als kognitive Hilfestellung vor allem bei Langzeittherapien auf freiwilliger Basis für erwachsene Alkoholkranke angewendet. Behandlungen mit Disulfiram (Antabus®) sollten aufgrund der starken Belastung und der damit verbundenen Risiken bei älteren Alkoholerkrankten nach Möglichkeit nicht durchgeführt werden (Scholz et al., 1995:69, Oslin, 2004).

Verschiedene Autoren gehen davon aus, dass in Zukunft andere und verträglichere Substanzen genutzt werden können.

Seitz und Mitarbeiter (2000) beschreiben, wie sich Alkohol auf andere Medikamententherapien auswirkt. So wird beispielsweise die Wirkung von Aspirin verstärkt, sodass es zu längeren Blutungen kommen kann, oder die Effekte von Antidepressiva werden potenziert; zusätzlich gibt es das Risiko einer Hypothermie.

Diese Hinweise erläutern einerseits die eingeschränkten Möglichkeiten einer medikamentösen Behandlung der Krankheit Alkoholmissbrauch bzw. Abhängigkeit, andererseits wird deutlich, dass Alkohol bei bestehender Medikamentenbehandlung zu zusätzlichen Problemen führen kann.

Angehörige

Zu einer qualifizierten Begleitung von Abhängigen gehört die Einbeziehung der Angehörigen. Angehörige benötigen, wie der Betroffene selber, Informationen über Hilfesysteme, Reflexion und Unterstützung ihrer eigenen Rolle. Angehörige sollten über die Folgen der entsprechenden Abhängigkeit informiert werden, beispielsweise über Nebenwirkungen und Langzeitwirkungen. In diesem Zusammenhang ist es notwendig, zu verdeutlichen, dass sie für die Verfehlungen des Abhängigen nicht verantwortlich sind. Sie sollen merken, dass ihre Ängste und Sorgen wahrgenommen werden und sie in die Prozesse einbezogen werden. Dann können sie viele Aufgaben in der Betreuung unterstützen, denn oft treffen Angehörige den passenden Ton, da sie die Betroffenen besser einschätzen können.

3.7 Kommunikation

Je nach Herkunft und sozialem Umfeld der Betroffenen kann die Sprache stark variieren. So können die Aussprache und genutzten Wörter je nach Herkunft, Umfeld und Lebensweise des Bewohners sehr direkt sein und als unangemessen empfunden werden. Es ist notwendig, dass die Betroffenen durch eine klare, aber auch zugewandte Sprache eine eindeutige und positive Orientierung erhalten. Einerseits benötigen Pflegende ein großes Maß an Toleranz, was die Ausdrucksweise angeht, andererseits müssen Grenzen eindeutig aufgezeigt werden.

Eine besondere Problematik entsteht durch die Abnahme von Mobilität, Motorik, Mimik und Gestik, die zu einem veränderten Ausdrucksverhalten führen. Eine geringere Spontaneität, eine Verlangsamung im Sprechen und ein veränderter Rhythmus sind oft die Folge (Geyer, 2009). Dadurch wirken die Betroffenen nicht selten «läppisch» und uninteressiert, was in Wirklichkeit nicht der Fall sein muss.

Fragen wie «Wollen Sie zum Baden?» können bei den Betroffenen dazu führen, dass sie sagen «Lieber nicht». Baden und andere Reinigungs- und Aufräumarbeiten sind oft nicht beliebt; aus diesem Grund darf die Aufforderung ruhig konkreter sein. Vermeiden Sie Fragen, die mit «Ja» oder «Nein» (geschlossene Fragen) beantwortet werden können. Auf immer gleiche Fragen durch den Betroffenen wird auch gleich geantwortet. Aufträge werden kurz und konkret formuliert. Sollte der Betroffene Anzeichen von Überforderung zeigen, können die Aufgaben in kleinere Schritte unterteilt werden. Notwendig ist es, auf die positiven Dinge und Ressourcen anzusprechen – das macht Mut.

3.7.1 Motivierende Gesprächsführung (Motivational Interviewing)

Trotz verschiedener Abstürze, tatsächlichen Stürzen, Trennungen und anderen Katastrophen hören die Menschen, von denen in diesem Buch die Rede ist, oft nicht auf zu trinken. Dies ist erstaunlich, denn eigentlich müssten die Betroffenen sich durch diese negativen Erlebnisse und Bedingungen verändern, da gemäß Miller und Rollnick (2004) Veränderung die Regel und nicht die Ausnahme im menschlichen Leben ist. Erstaunlicherweise hören Betroffene häufig auch ohne professionelle Hilfe auf zu trinken oder zu rauchen. Den Umstand, dass ein Teil der Betroffenen trotz negativer Auswirkungen des Alkoholkonsums nicht aufhören, andere aber doch, greifen die beiden Autoren Miller und Rollnick auf.

Das Konzept der motivierenden Gesprächsführung geht davon aus, dass nicht die frühere Annahme, dass der Patient erst tief fallen und der Leidensdruck hoch genug sein muss, um eine Änderung zu veranlassen, zutrifft, sondern die Betroffenen deutlich früher erreichbar sind (Wehrmann, 2010).

Das *Motivational Interviewing* (MI) ist klientenzentriert und beinhaltet einen direktiven Gesprächsstil. Die Grundüberlegung dieses Prinzips ist, dass die Betroffenen Vor- und Nachteile im Konsum, aber auch im Beenden der Sucht sehen. Ziel ist es, durch das Auflösen von Ambivalenzen die eigene Motivation zur Verhaltensänderung zu erreichen.

> Ein wesentliches Prinzip der motivierenden Gesprächsführung ist es, die «Selbstwirksamkeit zu fördern; der Glaube, sich verändern zu können, ist ein wichtiger Motivator. Der Patient, nicht der Betreuende, ist für die Entscheidung zur Veränderung und deren Umsetzung verantwortlich. Der Glaube des Therapeuten an die Fähigkeit der Person, sich zu verändern, wird zu einer Selffulfilling Prophecy» (Miller/Rollnick, 2004:65).

Aktives Zuhören, Wertschätzung und Akzeptanz der Ambivalenz unterstützen Patienten in ihrem Selbstvertrauen und in ihrer Motivation zu einer Verhaltensänderung. Motivierende Gesprächsführung respektiert die Patienten mit ihren eigenen Zielen und macht sie zum Fürsprecher ihrer eigenen Veränderung.

Die Patienten werden als selbstverantwortlich Handelnde wahrgenommen und behandelt. Es gilt, sie auf ihrem Weg ohne Einflussnahme oder Machtausübung zu begleiten. Der Umgang mit Widerstand und Ambivalenz steht im Zentrum der motivierenden Gesprächsführung. Ambivalenz gehört zur Verhaltensänderung dazu und wird akzeptiert. Motivation zur Änderung ist Ziel der Beratung und nicht die Voraussetzung. Eine große Bedeutung im Änderungs- und Abstinenzprozess haben Hoffnung, Glaube und die sich selbsterfüllende Prophezeiung. Dies kann auch bei Patienten, die Hilfe suchen, beobachtet werden, bei denen durch den Prozess des Hilfesuchens bereits positive Verhaltensänderungen in Gang kommen (Wolter, 2010).

Im Gespräch wird *nicht* versucht, den Betroffenen zu maßregeln und zu konfrontieren, indem verdeutlicht wird, was durch das Verhalten im Körper und in den sozialen Beziehungen alles Schreckliche geschieht. Diese Strategie wird, so Miller und Rollnick (2004), bei dem Gescholtenen eher einen umgekehrten Reflex auslösen, der zumindest innerlich die Vorzüge der Sucht summiert. Der Betroffene fühlt sich unter Umständen bevormundet und gegängelt – besserwisserische Kommentare hat er wahrscheinlich in seiner Suchtkarriere genügend gehört.

Der Berater akzeptiert die Ambivalenz, die die Abhängigkeit mitbringt, und gibt in einer motivierenden Gesprächsführung dem Patienten die Möglichkeit, beide Seiten des Zwiespalts zu akzeptieren. Der Berater leitet den Widerstand und arbeitet Äußerungen der Eigenmotivation heraus. Der Patient bestimmt die Geschwindigkeit und die Intensität des Gesprächs, der Berater behält dabei das definierte Ziel im Auge und führt das Gespräch im Zweifel immer darauf zurück.

3.7 Kommunikation

Partnerschaftliche und gemeinsame Unterstützung sind die wesentlichen Ziele der motivierenden Gesprächsführung.

Motivierende Gesprächsführung eignet sich zur Beratung bei Alkohol-, Nikotin-, Medikamenten- und Drogenproblemen. Eine klientenzentrierte Haltung und eine auf die Stufen der Veränderung abgestimmte Gesprächstechnik fördern den Prozess.

Miller und Rollnick (2004) weisen ebenfalls darauf hin, dass eine Kurzintervention von ein oder zwei Sitzungen im Rahmen der motivierenden Gesprächsführung bereits Veränderungen hervorruft und allemal besser ist als keine Intervention. Es scheint nicht selten ein Problem der begleitenden Personen zu sein, oft selbst nicht daran zu glauben, dass der Patient den Weg in die Abstinenz schafft. Hoffnung und Glaube der Pflegenden sind wesentliche Voraussetzungen für eine Verhaltensänderung.

Bestandteile in der Begleitung und Stärkung der Betroffenen

Ursprünglich wurde die motivierende Gesprächsführung als Konzept zur Beratung für Menschen mit Suchtproblemen entwickelt; die Anwendung erfährt in der Praxis eine deutliche Erweiterung. So wird das Verständnis von «Widerstandsverhalten» weiter differenziert und entwickelt und durchaus bei schwierigen Themen mit dringendem Veränderungsbedarf und fehlender Zuversicht eingesetzt.

Tabelle 3-9: Ziele der Motivierenden Gesprächsführung (Miller/Rollnick, 2004)

Ziele der Motivierenden Gesprächsführung Förderung der Änderungsmotivation Festigung der Ziele, des Wegs und des konkreten Plans der Veränderung	
Prinzipien der Intervention	**Methoden**
• Empathie • Entwicklung Diskrepanzen • Anpassender Umgang mit Widerstand • Stärkung der Änderungszuversicht	• offene Fragen • aktives Zuhören • Würdigung • Methoden zur Förderung («Change Talk») • Methoden des Umgangs mit Widerstand Resistance Talk • Methoden zur Förderung von Selbstvertrauen «Confidence Talk» • Zusammenfassung

Change Talk beschreibt die Änderungssequenzen, in denen der Betroffene die Nachteile seiner jetzigen Situation in den Vordergrund stellt und die Vorteile einer Änderung positiv diskutiert.

Resistance Talk ist gekennzeichnet durch die Beschreibung der Vorteile der augenblicklichen Situation und des Pessimismus, bezogen auf mögliche Änderungen. Je mehr Argumente der Patient gegen eine Veränderung anführt, desto unwahrscheinlicher ist sie.

Die Haltung und der Gesprächsstil beeinflussen den *Change Talk* maßgeblich. Wird ein direktiver und konfrontierender Stil genutzt, erhöht dies den Widerstand des Betroffenen. Motivierender ist es, reflektierend und unterstützend zu wirken (Miller/Rollnick, 2004).

Gespräche mit den Patienten sollten geprägt sein durch offene Fragen, die eine Änderung oder eine Bewusstmachung unterstützen. Offene Fragen sind beispielsweise:

- «Was gefällt ihnen am Trinken?»
- «Warum sind Sie hier?»
- «Wie haben Sie schwierige Hindernisse in der Vergangenheit überwunden?»
- «Welche möglichen Langzeitauswirkungen des Trinkens besorgen Sie am meisten?»
- «Was sind für Sie die wichtigsten Gründe, mit dem Trinken aufzuhören?»

In den genannten Beispielfragen wurde der Schwerpunkt auf das Trinken gelegt – die Fragen könnten jedoch für andere Veränderungsprozesse verwendet werden, wie zum Beispiel bei einer Nikotinabhängigkeit: «Was gefällt Ihnen am besten am Rauchen?», «Welche möglichen Langzeitauswirkungen des Rauchens besorgen Sie am meisten?» und so weiter.

Geschlossene Fragen sollten so weit wie möglich vermieden werden, da sie den Prozess der Änderung nicht unterstützen und die eigenen Erfahrungen nicht ausreichend offenlegen. Ebenfalls sollten nicht mehr als drei Fragen gestellt werden (Miller/Rollnick, 2004).

Hervorrufen von Veränderung im Sinne des «Change Talk»:

- «Was beunruhigt Sie an der gegenwärtigen Situation?»
- «Was könnten Sie oder andere an Ihrem Alkoholkonsum besorgniserregend finden?»
- «Was glauben Sie wird geschehen, wenn Sie nichts verändern?»
- «Wie hätten Sie gerne, dass Dinge anders wären?»
- «Wie möchten Sie denn, dass Ihr Leben in fünf Jahren aussieht?»
- «Was gibt Ihnen die Zuversicht, eine solche Veränderung erfolgreich umsetzen zu können?»
- «Wer könnte zum Erfolg dieser Veränderung beitragen?»
- «Wann haben Sie schon einmal eine Veränderung in Ihrem Leben unternommen?»
- «Wer könnte Ihnen Mut machen?»

- «Was wären Sie bereit zu versuchen?»
- «Was beabsichtigen Sie zu tun?»

(Miller/Rollnick, 2004)

Ideen und Antworten, die auf eine Verhaltensänderung im positiven Sinne hindeuten, werden auch positiv kommentiert oder beantwortet, wie «Das ist eine gute Idee», «Ich glaube, das könnte funktionieren».

Formen der Bevormundung sollten nach Möglichkeit unterbleiben, wie zum Beispiel:
- für eine Veränderung sprechen (zur Veränderung überreden)
- die Expertenrolle einnehmen (der Betreuende hat bereits alle Antworten: «Ich weiß, wie es geht.»)
- kritisieren, beschämen oder Schuld zuweisen (es wird versucht, negative Emotionen zu erzeugen)
- etikettieren (die Diagnose soll akzeptiert werden, jedoch soll die Betonung auf dem liegen, was der Betroffene «hat» oder «ist», und nicht auf dem, was er tut)
- in Eile sein (das Verhalten soll schnell geändert werden, der Wunsch nach schnellem Erfolg)
- Vorrang beanspruchen (der Betreuende weiß, was das Beste für den Betroffenen ist).

Wichtige Prinzipien für Mitarbeiter sind:
- den Patienten aufrichtiges Interesse an ihrer Person signalisieren
- Akzeptanz vermitteln
- selbstmotivierende Haltung verstärken und Veränderungsbereitschaft unterstützen
- mit der eigenen Haltung signalisieren, dass der Patient die freie Wahl hat und selbst entscheidet.

Die Grundhaltung der motivierenden Gesprächsführung ist geprägt durch:

- *Partnerschaftlichkeit*: Es besteht eine Partnerschaft, die die Kenntnisse und Standpunkte des Klienten würdigt. Der Begleitende schafft eine Atmosphäre, die Veränderung eher fördert als erzwingt.
- *Evokation*: Es wird angenommen, dass Ressourcen und Motivation zur Veränderung im Klienten selbst vorhanden sind. Diese intrinsische Motivation zur Veränderung wird durch Einbezug der Wahrnehmungen, Ziele und Werte des Klienten verstärkt.
- *Autonomie*: Der Therapeut bestätigt das Recht und die Fähigkeit des Klienten auf Selbstbestimmung und fördert eine ausgewogene Entscheidungsfindung (Miller/Rollnick, 2004).

Die motivierende Gesprächsführung ist eine Methode und eine Haltung, die andere Interventionen und den Alltag begleiten.

4 Medikamentenabhängkeit und Missbrauch

Die Einnahme von psychotropen Substanzen ist gerade bei älteren Menschen über 60 Jahren im Vergleich zu jüngeren Altersgruppen hoch (Rumpf/Weyerer, 2006). Über drei Viertel der Medikamentenabhängigen sind von Benzodiazepinen abhängig; aus diesem Grund bildet diese Stoffgruppe den Schwerpunkt dieses Kapitels.

Bei keiner anderen Substanz ist es so schwer zu unterscheiden, ob Gebrauch, Missbrauch oder Abhängigkeit vorliegt (DHS, 2006), wie bei Medikamenten. Erschwerend kommt oft hinzu, dass Medikamente entweder frei verkäuflich sind oder vom Haus- oder Facharzt verordnet werden. Manchmal wird das gleiche Medikament von den Betroffenen bei verschiedenen Ärzten angefordert und oft auch rezeptiert. Die meisten Betroffenen denken nicht daran, dass der Konsum schädlich sein könnte, da die Dosis doch vom Arzt verordnet wurde und diese damit der Gesundheit zuträglich sein müsste. Die Gründe für die Einnahme von Medikamenten sind vielfältig. Bei denjenigen Menschen, die ein physisches Abhängigkeitspotenzial haben, kann festgestellt werden, dass in erster Linie typische Altersbeschwerden für die Einnahme verantwortlich sind. Aus dem kurz angerissenen Dilemma ergibt sich ein weiteres Problem, denn die Diagnose der Abhängigkeit ist oft nicht einfach zu stellen. Wolter (2006) weist darauf hin, dass die Diagnose der Benzodiazepin-(low-dose)-Abhängigkeit schwierig zu stellen ist, zumal die tatsächliche Häufigkeit umstritten ist. Wolter hält eine Abhängigkeit bei 40 bis 50 % der Dauerkonsumenten für plausibel.

Gerade die Benzodiazepine galten in den 60er-Jahren als unproblematisch und erfreuten sich einer großen Popularität, was nicht nur in dem Song der Rolling Stones «Mother's Little Helper» deutlich wird, sondern auch in den Verkaufszahlen. Dieses Stück ist eine Anspielung auf den Umgang mit Valium in dieser Zeit. Erst im Laufe der 70er- und 80er-Jahre des letzten Jahrhunderts wurden auch die Entzugssyndrome unter den niedrig dosierten BZD bekannt. Das Bewusstsein in der Bevölkerung, aber auch bei Ärzten und Pflegenden für die Probleme, die eine

Langzeitbehandlung mit BZD nach sich ziehen, entwickelte sich sehr langsam; die Entwicklung hält bis heute an.

4.1 Alter und Medikamentenabhängigkeit

Während Alkohol- und Nikotinkonsum mit zunehmendem Alter abnehmen, nimmt der Medikamentengebrauch mit steigendem Lebensalter zu. So nehmen 40-Jährige etwa eine halbe Tagesdosis ein, während 80-Jährige bereits vier Tagesdosen einnehmen (DHS, 2006). Kollegen in der stationären Altenhilfe berichten nicht selten über Bewohner, die täglich 14 und mehr unterschiedliche Medikamente zu sich nehmen. Frauen werden dabei vor allem Schlaf- und Beruhigungsmittel und andere Psychopharmaka doppelt so häufig verordnet wie Männern. Medikamentenabhängigkeit wird aus diesem Grund auch häufig als Alterssucht oder Frauensucht beschrieben (Elsesser/Sartory, 2001). Die Einnahme von Benzodiazepinen nimmt mit dem Lebensalter zu; zwischen dem 20. und 70. Lebensjahr verzehnfacht sich die Verordnungshäufigkeit. Es gibt auch Hinweise dafür, dass ein Teil der Verordnungen nicht in den Statistiken auftaucht, da hierfür Privatrezepte ausgestellt werden. Frauen und Männer, die in Seniorenheimen leben, nehmen deutlich mehr Medikamente ein als die, die noch zu Hause leben. Zahlreiche Autoren weisen auf das Problem der Vergabe hin, da einerseits Benzodiazepine in der Akutbehandlung sinnvoll und für die Betroffenen hilfreich sind, andererseits in der Dauermedikation Probleme bereiten. Diese Gratwanderung stellt alle Beteiligten vor große Probleme, sollte aber nicht zu einer Polarisierung führen. Das Ziel sollte ein differenzierter und transparenter Umgang sein. Es ist zwar eine Abnahme der verordneten BZD zu beobachten, dennoch bewegt sich der Konsum immer noch auf einem hohen Niveau. Wolter (2010) konstatiert, dass die BZD-Verordnungen bei alten Menschen nach wie vor häufig sind. Ein weiteres Problem ist die sehr geringe Anzahl von Abhängigen, die trotz guter Prognosen tatsächlich wegen einer Benzodiazepin-Abhängigkeit behandelt werden (Rumpf/Weyerer, 2006).

Die Frage, wann die Einnahme von Benzodiazepinen anfängt, ist nicht leicht zu beantworten. Eine vergleichbare Struktur wie die Early- und Late-Onset-Trinker bei Alkoholabhängigkeit findet sich bei der Medikamentenabhängigkeit nicht. Dennoch kann konstatiert werden, dass es eine große Gruppe von eher älteren Patienten gibt, die meist nach dem 70. Lebensjahr bei bestehender Pflegebedürftigkeit begonnen hat, Schlaf- und Beruhigungsmittel einzunehmen (Nette, 1998).

Eine zweite Gruppe besteht vor allem aus Frauen zwischen dem 55. und 65. Lebensjahr, die bereits seit längerem Beruhigungs- und Schlafmittel, zum Teil auch Schmerz- und Migränemittel einnehmen. Die Erkenntnis, ob ein Patient zur ersten oder zweiten Gruppe gehört, kann die Begleitung und Behandlung wesentlich beeinflussen. Beispielsweise werden die Langzeitfolgen und Erfahrungen mit

Benzodiazepinen in der zweiten Gruppe auch geprägt sein durch eine Chronifizierung, während in der ersten Gruppe die Patienten oft die ersten Erfahrungen mit diesen Medikamenten machen.

Ein wesentliches Problem der Langzeiteinnahme von Benzodiazepinen besteht in der Anhäufung des Wirkstoffes, der sogenannten Kumulation (Wolter, 2006). Der Missbrauch bzw. die Medikamentenabhängigkeit hängt zwar nicht direkt mit der Kumulation des Wirkstoffs zusammen, führt jedoch nicht selten zu einem Nebenwirkungsmix, der nur schwer differenzierbar ist.

Altenheime und Medikamentenabhängigkeit

In einigen Untersuchungen wird deutlich, dass die personelle Besetzung, jedoch auch die Ausstattung und Gestaltung des Milieus in Altenheimen einen Einfluss auf die Verordnung von Psychopharmaka haben. Ebenso ist der positive Einfluss von verhaltenstherapeutischen Maßnahmen und anderen psychologischen Interventionen auf die psychopharmakologische Versorgung zu beobachten. Außerdem geht die Initiative zur Verordnung von Psychopharmaka oft von Pflegenden aus. Zu diesem Ergebnis kommt Molter-Bock (2004), die in einer Münchener Untersuchung die Initiative bei 40,7 % der verordneten Psychopharmaka Pflegenden zuordnen kann. Bei den restlichen Verordnungen ist oft ein gemeinsames Gespräch mit den Ärzten, Angehörigen und Pflegepersonen auslösend.

Dennoch ist der Umgang mit Psychopharmaka in der Pflegepraxis noch zu unzuverlässig, da Kenntnisse und Wissen sehr unterschiedlich ausgeprägt sind.

4.1.1 Pflegerische Wahrnehmung des Problems

Das Problem der Medikamentenabhängigkeit wird zwar von den Pflegekollegen wahrgenommen und beschrieben, der Kenntnisstand hierzu ist jedoch gering. Fortbildungsveranstaltungen werden kaum besucht. Ob der geringe Kenntnisstand durch ein geringes Fortbildungsangebot oder eine geringe Nachfrage verursacht wird, bleibt offen. Insgesamt ist jedoch das konkrete Angebot zu diesem Themenkomplex, vor allem verglichen mit dem Angebot für Demenzthemen, gering. Die Frequenz der Medikationsüberprüfungen ist sehr unterschiedlich. Sie reicht von monatlich bis jährlich und wird von den Leitungskräften etwas häufiger angegeben als von den Mitarbeitenden. Irritierend in diesem Zusammenhang ist jedoch die große Differenz bei der Häufigkeit von angewendeten Psychopharmaka, die zwischen 5 und 70 % angegeben wird. Die Häufigkeit der Gabe von Benzodiazepinen und Neuroleptika (auch Antipsychotika) ist sehr ähnlich. Hier wird es in einem weiteren Schritt notwendig sein, die tatsächliche Häufigkeit der gegebenen Psychopharmaka zu erheben. Die Bedeutung des Themas Sucht und Medikamentenabhängigkeit wird von den befragten Pflegekräften als hoch eingeschätzt. Diese Wahrnehmung ist vor allem vor dem Hintergrund wichtig, dass Pflegekräfte einen besonders großen Einfluss auf die Verordnung von Medikamenten haben, vor allem Pflegende in der stationären Altenhilfe. Wenn es zu herausforderndem Verhalten von Bewohnern kommt, wird nicht selten zuerst nach einem Psychopharmakon gefragt, indem der Arzt auf die veränderten Verhaltensweisen angesprochen wird. Da der Arzt häufig auch keine andere befriedigende Lösung weiß, kommt es oft zu einer Sedierung durch ein oder mehrere Psychopharmaka – nicht selten auch durch Benzodiazepine.

4.2 Warum werden so oft und so viele Psychopharmaka verordnet?

Psychopharmaka, vor allem Benzodiazepine, werden häufig gegen Schlafstörungen verordnet. Andere Gründe für die Verordnung sind Angstzustände und Panik, Unruhe, Depressionen und die Verspannung der Muskulatur (Elsesser/Sartory, 2005). Diese Indikationen geben gleichzeitig auch einen Hinweis darauf, welche Phänomene in einen pflegerischen Fokus gehören, damit möglichst wenige Psychopharmaka verordnet werden müssen. Wenn beispielsweise intensiver alternative Möglichkeiten der Schlafförderung genutzt würden, wie etwa Massagen, Beratung, Bäder oder Wickel, könnte in vielen Fällen auf Benzodiazepine verzichtet werden, auch wenn Letztere den Betroffenen rasch Linderung verschaffen.

Schlafstörungen

Benzodiazepine werden bereits seit den 1960er-Jahren verabreicht. Sie sind die am häufigsten verordneten Hypnotika und Tranquilizer. Die umfangreichen erwünschten und unerwünschten Wirkungen haben zu einer ständigen Weiterentwicklung geführt. So erfreut sich die neuere Generation – wie Zopiclon und Zolpiden – zunehmender Beliebtheit bei gestörtem Schlaf. Meistens stehen bei den Schlafstörungen nicht die primären, sondern die sekundären Schlafstörungen durch Schmerzen, Arthrosen, aber vor allem durch Depressionen im Vordergrund. Bei den Depressionen kann die Schlafstörung als Leitsymptom bezeichnet werden. Ein weiterer Grund für Schlafstörungen, vor allem für chronobiologische Störungen, ist die Demenz. Pflegekräfte in einem Altenheim geben an, dass bis zu 45 % der Bewohner an Schlafstörungen leiden (Morgan/Closs, 2000).

Die positiven Wirkungen der Benzodiazepine bestehen in
- der Reduktion der Wachphasen
- der Reduktion der Einschlaflatenz (Zeit vom Lichtlöschen bis zum Einschlafen)

- erhöhter Gesamtschlafdauer
- erhöhter Zufriedenheit mit dem Schlaf.

(Morgan/Closs, 2000)

Insgesamt können diese Medikamente jedoch die Schlafstruktur nachhaltig stören und die verschiedenen Schlafphasen vor allem in Ihrer Tiefe beeinträchtigen. Ebenfalls kann es zu einer Veränderung der Träume kommen.

Allerdings ist die Wahrnehmung bezogen auf die Wirkung der Medikamente bei den betroffenen Personen oft erst einmal positiv, da die Schlaflatenz und die Gesamtschlafdauer vordergründig verbessert sind (Morgan/Closs, 2000). Diese Wahrnehmung führt in der Folge zu einem positiven Medikamentenbild, da sich der Zustand nach Absetzten der Medikamente prompt wieder verschlechtert.

Angststörungen

In der Berliner Altersstudie (Lindenberger et al., 2010) wird die durchschnittliche Prävalenz von Angsterkrankungen bei den über 70-Jährigen mit 4,5 % angeben. Pflegekräfte in Altenheimen geben die Häufigkeit von Angststörungen in Alten- und Pflegeheimen sogar mit über 30 % an. Ein Grund für die großen Unterschiede kann die hohe Multimorbidität der Bewohner in Altenheimen sein, die durch die verschiedenen Einschränkungen sogenannte sekundäre Angststörungen entwickeln. Besonders oft sind Menschen mit einer beginnenden Demenz, einer Parkinsonerkrankung, Depression oder mit Brustschmerzen betroffen (Molter-Bock, 2004). Angststörungen werden zurzeit vorwiegend mit Benzodiazepinen behandelt. Eine Veränderungsmöglichkeit der Betroffenen wird oft unterschätzt und Medikamente werden nach therapeutischen Standards verabreicht; dies führt oft zu einer Abhängigkeit von Anxiolytika.

Weitere Gründe, Benzodiazepine oder aber auch Schmerzmittel einzunehmen, sind:
- Schmerzen, beispielsweise durch Arthrose
- Unruhe
- Depression/Trauer
- Herzschmerzen.

Insgesamt kann festgestellt werden, dass die meisten hier aufgezählten Gründe für eine Benzodiazepin-Einnahme den Alltag der Betroffenen stark beeinflussen und ihre Beweglichkeit, Motivation, aber vor allem die Lebensfreude beeinträchtigen. So ist es nicht verwunderlich, dass die eingenommenen Medikamente eher ein Heilsversprechen sind, da die negative Sichtweise und Wahrnehmung der Betroffenen relativ rasch verbessert wird.

4.3 Medikamente mit Missbrauchs- und Abhängigkeitspotenzial

Die meisten abhängig machenden Medikamente werden von älteren Menschen eingenommen. Viele Autoren (vgl. DHS, 2006; Vossmann/Geyer, 2006: 222; Pallenbach, 2009) sind sich darüber einig, dass die Elimination der Wirkstoffe altersbedingt immer langsamer wird. Dieses Phänomen führt bei verschiedenen Medikamenten zu Problemen, da die Wirkung immer weniger kalkulierbar wird. Bei alten Menschen kommt hinzu, dass das zentrale Nervensystem gegenüber Medikamenten, vor allem bei Psychopharmaka, empfindlicher ist und unerwünschte Wirkungen häufiger auftreten als im erwachsenen Alter.

Folgende Medikamente können zu Missbrauch und Abhängigkeit führen: Hypnotika und Sedativa, Analgetika, Stimulanzien und Laxanzien.

Hypnotika und Sedativa

Hierbei sind vor allem Benzodiazepine und Barbiturate aus allen Halbwertzeitgruppen betroffen. Ebenfalls muss bei Benzodiazepin-Analoga wie Zolpiden und Zopiclon auf Suchtverhalten geachtet werden. Medikamente aus dieser Medikamentengruppe sorgen am häufigsten für eine Abhängigkeit oder einen Missbrauch. Sie werden oft zur Beruhigung und als Schlafmittel sowie als Muskelrelaxans bei Muskel- und Rückenbeschwerden eingenommen. Durch die vielen Neben- und Wechselwirkungen dieser Medikamente hat sich zwar die Verordnungshäufigkeit seit 1995 fast halbiert (DHS, 2006), dennoch sind sie immer noch die am häufigsten verordneten psychoaktiven Medikamente überhaupt.

Das Risiko der Gewöhnung und Abhängigkeit ist hoch, da die physische Abhängigkeit bereits nach wenigen Wochen einsetzt (Tretter, 2008). Das Abhängigkeitsrisiko wächst mit der Einnahmedauer stetig an. Durch die Langzeiteinnahme entstehen Beeinträchtigungen in den verschiedensten psychischen Bereichen; offenbar gibt es, ähnlich wie beim Alkohol, sogar ein erhöhtes Risiko, an einer Demenz zu erkranken. Wahrscheinlich konsumieren noch zwei Drittel der Patienten die eingenommenen Benzodiazepine nach 10 Jahren (Wolter, 2010). Oft wechselt die gezielte und vielleicht notwendige Einnahme in einen Dauerkonsum, der die eigene Befindlichkeit beeinflusst. Stimmung und Befinden werden designt.

> Man vermutet, dass die Wirkung der Benzodiazepine den natürlichen Hemmmechanismus des ZNS verstärkt. Das normalerweise ausgeglichene System zwischen Erregung und Hemmung der Nervenzellen untereinander wird beeinflusst. Hierbei kommt dem Neurotransmitter Gamma-Aminobutter-

säure (GABA) eine wichtige Rolle zu (Laux et al., 2002). Bei der Freisetzung von GABA werden die nachfolgenden Nervenzellen unempfindlicher gegenüber erregenden Überträgerstoffen. Bestimmte Reize und Einflüsse von außen werden so gedämpft. Benzodiazepin-Rezeptoren bilden in der Synapse mit den GABA-Rezeptoren eine funktionelle Einheit. Bei einer Benzodiazepin-Gabe entsteht eine Kopplung zwischen der Besetzung des Benzodiazepin-Rezeptors und der GABA-Wirkung, und eine Verstärkung des Bremseffektes auf das ZNS tritt ein.

Ein wichtiges Problem bei der Einnahme von Benzodiazepinen – neben der Abhängigkeit – ist die oben angesprochene Kumulation. Die Kumulation entsteht vor allem durch die im Alter verlangsamte Metabolisierung des Wirkstoffs. Durch die Anhäufung der Wirkstoffe kommt es in der Folge zu einer schleichenden Intoxikation. Vor allem unerwünschte Wirkungen wie Schläfrigkeit, eine erhöhte Sturzgefahr, aber auch eine zunehmende Teilnahmslosigkeit können Anzeichen und Auswirkung dieser Kumulation sein (Wolter, 2006). Die Halbwertzeit der meisten Benzodiazepine (siehe **Tab. 4-1**) ist sehr lang und reicht oft von 20 bis 100 Stunden (Wolter, 2005); hierbei sind die Alterseffekte, die die Ausscheidung verlangsamen, noch nicht einbezogen. Damit es möglichst nicht zu Kumulationseffekten kommt, sollten vorzugsweise Substanzen verwendet werden wie Lorazepa, Oxazepam und Temazepam, da deren Wirkdauer besser kalkulierbar ist (Wolter, 2005).

Kumulationseffekte sind nicht ausschließlich bei Benzodiazepinen zu beobachten, sondern ebenfalls bei anderen Medikamenten wie Risperidon.

Tabelle 4-1: Halbwertzeiten verschiedener BZD in Stunden und mögliche Handelsnamen (Voss, 2011; Bernhard, 2009; Laux et al., 2002)

Substanzen/Handelsnamen	Halbwertzeit in Stunden
Clonazepam (Rivotril®, Antepilepsin®)	18–50
Chlordiazepoxid (Librium®, Radepur®)	5–30
Diazepam (Valium®, Valiquid®, Faustan®)	20–100
Flunitrazepam (Fluninoc®, Rohypnol®)	16–35
Flurazepam (Dalmadorm®, Staurodorm®)	40–250 (aktive Metaboliten)
Lorazepam (Laubel®, Tavor®)	10–24
Oxazepam (Adumbran®, Praxiten®)	4–15
Zolpidem (Stilnox®, Bikalm®)	1,5–4,5
Zopiclon (Ximovan®, Sonmosan®)	5–6

Unerwünschte Wirkungen der Benzodiazepine sind:
- Hang-over-Sedierung (Wirkung des Medikamentes in den nächsten Tag hinein)
- Medikamenten-Akkumulation (Anreicherung des Wirkstoffs im Körper)
- Rebound Insomnie (nach dem Absetzen kommt es zu kurzfristigen Schlafstörungen)
- Abhängigkeit bei normaler Dosierung
- Interaktion mit Alkohol
- erhöhte Sturzgefahr
- paradoxe Wirkung bei demenziell erkrankten Menschen
- atemdepressive Wirkung.

Für die einzelnen Medikamente können weitere Nebenwirkungen ermittelt werden; hierbei sollte jeweils das betroffene Medikament betrachtet werden.

Analgetika

Hierbei sind nicht nur die klassischen Opiate, sondern auch nichtsteroidale Antiphlogistika betroffen. Die letztgenannte Medikamentengruppe weist kein Suchtpotenzial im engeren Sinne auf, wird jedoch oft als Mischpräparat mit Coffein oder Codein gehandelt.

Stimulanzien

Stimulanzien sind typischerweise amphetaminartige Substanzen (Coffein, Theophyllin, Nicotin oder Ephedrin), die bei regelmäßigem Gebrauch meistens zu psychischer Abhängigkeit führen.

Laxanzien

Laxanzien sind nicht wie die anderen Medikamente einzuordnen, da sie keine direkte psychische Wirkung aufweisen. Aus diesem Grund werden sie in die Klassifikationssysteme nicht aufgenommen. Trotzdem werden Medikamente aus dieser Gruppe häufig missbräuchlich verwendet, was oft zu gravierenden Problemen der Darmflora führt, die einer langwierigen Behandlung bedürfen.

Insgesamt könnten weitere Medikamente aufgezählt werden, wie abschwellende Nasentropfen, Antidepressiva oder Viagra, die durchaus ein Abhängigkeitspotenzial aufweisen können (Pallenbach, 2009). Schaut man sich die Wirkungsprofile der vorgestellten und oft konsumierten Medikamente an, also vor allem Schmerzmittel, Verdauungsmittel, Mittel zur Leistungssteigerung (Anabolika, Stimulantien) oder Substanzen zur Steigerung erektilen Dysfunktionen, so könnte man auf die Idee kommen, dass es hier so etwas wie einen persönlichen Medikamentenbaukasten gibt. Man nimmt ein Medikament, um schlafen zu können, danach ein Stimulanz, um gut durch den Tag zu kommen und so weiter. Es macht beinahe den Eindruck, als ob das Leben und die Fähigkeiten designt würden.

Der Fokus in diesem Kapitel liegt auf den Benzodiazepinen, da diese sowohl bezüglich der Anzahl der Betroffenen als auch in den negativen Auswirkungen auf ältere Menschen die größte Potenz aufweisen. Die Deutsche Beobachtungsstelle für Drogen und Drogensucht (DBDD, 2009) weist neben den bekannten Trends bei missbräuchlichem Medikamentenkonsum darauf hin, dass zunehmend Antidepressiva konsumiert werden, um leistungssteigernde Effekte (Doping) zu erzielen. Die Drogenbeauftragte der Bundesregierung geht davon aus, dass mehr als zwei Millionen Menschen in der BRD Arzneimittel konsumieren, um die Leistung am Arbeitsplatz zu steigern.

4.4 Entstehung einer Medikamentenabhängigkeit

Medikamentenabhängigkeit entsteht häufig anders als die Abhängigkeit von Alkohol; die Auswirkungen für die Betroffenen sind jedoch ähnlich problematisch. Möller und Mitarbeiter bemerken diesbezüglich: «Der Arzt kann Täter und Komplize bei der Entstehung und Aufrechterhaltung einer Medikamentenabhängigkeit sein!» (Möller et al., 2001: 334). Oft geht einer Medikamentenabhängigkeit eine Behandlung von Kopfschmerzen, Schlafstörungen oder psychosomatischen Problemen voraus. Weitere Ursachen für eine Medikamentenabhängigkeit können Zeitdruck, emotionale Belastung, Isolation oder Konflikte sein, die der Betroffene mit Medikamenten zu bessern sucht. Elsesser und Sartory (2001) weisen auf verschiedene Modelle hin, die zu einem Medikamentenmissbrauch oder zu einer Abhängigkeit führen können.

Nach der Darstellung der beiden Autorinnen können soziokulturelle Bedingungen (Verfügbarkeit der Substanzen und die Akzeptanz von Medikamenten als Voraussetzung für eine Abhängigkeit), das Verhaltens-/Konditionierungsmodell (Belohnungssystem: die positive Wirkung der Medikamente auf Schmerzen oder Unruhe wird verstärkend verarbeitet; der Patient lernt, das Medikament ist gut für mich) und das genetisch-biologische Modell (dieses Modell wird von den Autorinnen kritisch und als ungeklärt wahrgenommen) Erklärungen für eine mögliche Ursache für eine Medikamentenabhängigkeit liefern.

Tatsache ist, dass sowohl Schmerzmittel als auch Benzodiazepine verordnet und von einem Apotheker verkauft werden müssen. Sowohl die Ärzteschaft als auch die Apotheker wissen um die Probleme beider Medikamentengruppen – umso erstaunlicher ist die große Zahl der Verordnungen, die in der Praxis oft undiskutiert und unreflektiert bleibt. Aus dieser Kritik ausgeschlossen sind selbstverständlich alle schwerkranken und hochbetagten Patienten, die unter permanenten Schmerzen leiden und Schmerzmittel benötigen. Ebenfalls sind die Patienten ausgeschlossen, die unter Panik und Angst leiden. Allerdings sollten die Konsequenzen einer solchen Behandlung offen mit den Betroffenen und deren Angehörigen besprochen werden. In diesem Bereich können Pflegekräfte in Absprache mit den behandelnden Ärzten intervenieren.

4.5 Wirkung und Auswirkung von Medikamenten auf den älteren Körper

Die Behandlung von Medikamentenabhängigkeit, vor allem von Benzodiazepin-Abhängigkeit, ist problematisch, da sie sehr langwierig sein kann und sich oft über viele Monate erstreckt. Und selbst wenn ältere Menschen einen oder mehrere Entzüge hinter sich haben, lehnen sie weitere oft ab. So werden diese Patienten nicht selten Dauerkonsumenten.

Die meisten Medikamente sind sehr wirksam und haben vielen Krankheiten einen Teil Ihres Schreckens genommen. Dennoch verursachen viele unangenehme Nebenwirkungen, die sich beispielsweise in Unwohlsein, Schwitzen, Schwindel oder anderem ausdrücken können. Sie können aber auch stärker belastend sein und Inkontinenz oder psychische Erkrankungen wie eine Depression verursachen. Im schlimmsten Fall können gar bleibende körperliche Schäden an Leber, Niere und anderen Organen entstehen. Wahrscheinlich sind Medikamentennebenwirkungen bei 10 bis 20 % der geriatrischen Patienten der Grund für den Krankenhausaufenthalt (DHS, 2006).

Veränderungen im Organismus führen dazu, dass Medikamente mit zunehmendem Alter anders reagieren. Folgende Vorgänge sind davon betroffen:
- Wirkstoffe im Magen und Darm werden verzögert aufgenommen.
- Ein Herz mit eingeschränkter Leistungskraft kann die Wirkstoffe nicht mehr so gut und schnell im Körper verteilen wie ein gesundes junges Herz.
- Ein verringerter Flüssigkeitsgehalt des Körpers verändert die Verteilung und die Verdünnung der Wirkstoffe.
- Der Abbau der Wirkstoffe in Leber und Nieren verlangsamt sich; ebenfalls spielen Alter, Gewicht und der gesundheitliche Status in diesem Zusammenhang eine wesentliche Rolle.

Buclin und Biollaz (2000) weisen darauf hin, dass ältere Menschen im Allgemeinen zudem empfindlicher auf die Wirkung der meisten Medikamente reagieren. Die sich verändernden sozialen Bedingungen machen sich ebenfalls bemerkbar –

beispielsweise wird durch Berentung und Alter das soziale Umfeld mit Arbeitskollegen und Freunden immer kleiner (Ruhwinkel, 2009). Mit dieser Verringerung wird auch die Rückmeldung auf eigenes Verhalten geringer; damit hat der Betroffene weniger Möglichkeiten, eigenes Verhalten zu reflektieren und mögliche Fehlentwicklungen zu erkennen.

Poser und Mitarbeiter (2006) geben an, dass die sowieso schon lange Halbwertzeit mancher Benzodiazepine bei älteren Menschen auf das Drei- bis Fünffache verlängert sein kann (siehe Tab. 4-1, S. 135). Dies bedeutet unter Umständen, dass bei einer täglichen Medikamenteneinnahme der Wirkstoffspiegel ständig steigt, mit der Folge einer zunehmenden Sedierung.

Das ist der Grund, weshalb die Dosierung im Alter sukzessiv geringer werden sollte (Buclin/Biollaz 2000). In jedem Fall müssen alle Medikamente immer wieder darauf hin überprüft werden, ob sie noch benötigt werden und sie ihre Wirkung in der gewünschten Weise entfalten können.

Negative Auswirkungen entstehen zudem häufig durch die Einnahme von mehreren Medikamenten und die Wechselwirkungen zwischen den verschiedenen Wirkstoffen; diese müssen von den behandelnden Ärzten eingeschätzt und berücksichtigt werden (Buclin/Biollaz, 2000). Eine Polypharmazie hat meist verschiedene Ursachen, wie das Aufsuchen mehrerer Ärzte durch den Patienten, aber auch die Einnahme nicht verschreibungspflichtiger Medikamente. Ein besonderes Problem besteht bei der gleichzeitigen Einnahme von Benzodiazepinen und Alkohol. Die DHS (2006) sagt dazu: «Zwei wie Katz und Maus.» Alkohol verstärkt die Wirkung von Benzodiazepinen deutlich (Elsesser/Sartory, 2005). Besonders riskant ist das Führen eines Fahrzeugs, wenn Alkohol und Benzodiazepine gleichzeitig eingenommen werden.

Benzodiazepine haben zudem negative kognitive Effekte – so verschlechtern sich die Gedächtnisleistungen in verschiedenen Bereichen, unter anderem das Arbeitsgedächtnis. Ebenfalls negativ verändern sich die Visokonstruktion und die Geschwindigkeit, mit der Informationen verarbeitet werden. Besonders in diesem Bereich sind ältere Menschen oft auch ohne die Einnahme von BZD bereits eingeschränkt. Daneben wird die Konzentration und Aufmerksamkeit sowie die sensorische Informationsverarbeitung schlechter. Dies bedeutet für den Patienten fast automatisch, dass lernen, aber auch die soziale Teilhabe an verschiedenen Aktivitäten schwerer fällt, da es für sie schwieriger ist, Gesprächen zu folgen.

Veränderungen durch die chronische Einnahme von Benzodiazepinen/Barbituraten führen oft zu Euphorie, Aggressivität und erhöhter Reizbarkeit. Ebenfalls werden Depressionen und Schlafstörungen, die oft eigentlich bekämpft werden sollten, durch die Substanzen erst recht ausgelöst. Es kann aber ebenfalls eine Gleichgültigkeit und affektive Verflachung beobachtet werden (Wolter, 2010). Diese Interessensverarmung und Realitätsflucht, gepaart mit

- Benommenheit/Tagesmüdigkeit,
- Antriebsverlust/Apathie,

- Ataxie,
- Fehlhandlungen,
- Amnesie,
- Lernhemmung und anderen kognitiven Beeinträchtigungen

führt in der Folge oft zu schwierigen Pflegesituationen. Pflegekräfte wollen die Betroffenen einbeziehen und sozial integrieren, gleichzeitig auch nach den Regeln der Kunst pflegen. Die Betroffenen können diesen Anforderungen oft nicht im entsprechenden Umfang gerecht werden. Dies führt auf beiden Seiten zu Frustration und manchmal auch zu Aggression.

Auswirkung des Patientenverhaltens auf Pflegende

Einer Untersuchung von Jenull und Brunner (2009) zufolge beschreiben 48 % der Altenpflegekräfte die Arbeit unter Zeitdruck und 36 % den Personalmangel als besondere Belastungsursache. Außerdem wurden schwierige Bewohner, die verwirrt, depressiv und im Alltag unkooperativ sind oder sich unangepasst verhalten, als besonders belastend von Pflegenden wahrgenommen. Benzodiazepine können Patienten/Bewohner so verändern, dass genau dieses «schwierige Verhalten» wahrnehmbar ist. Hierdurch kann ein Teufelskreislauf entstehen, der zu einer immer höheren Dosierung des Benzodiazepins oder zu einer Mehrfachmedikation durch andere psychisch wirkenden Substanzen führt. Diese können zu neuen psychischen und körperlichen Problemen führen. Durch diese Medikamente können ebenfalls hirnorganische Psychosyndrome und paranoid-halluzinatorische Syndrome ausgelöst werden, die die Belastung noch erhöhen.

4.6 Gesundheitliche und soziale Folgen bei Medikamentenmissbrauch und -abhängigkeit

Die Folgen der Einnahme von Medikamenten einzuschätzen ist nicht immer einfach, denn praktisch jedes Medikament hat auch negative Eigenschaften. Die Kunst bei der Dosierung der Einnahme besteht darin, einen möglichst hohen positiven Effekt für den Betroffenen zu erzielen und die unerwünschten Wirkungen nicht überhand nehmen zu lassen. Wie bereits oben beschrieben, ist dies bei älteren Menschen oft schwierig, da bei vielen Medikamenten die Wirkung nur schwer voraussagbar ist. Aus diesem Grund bedarf es praktisch immer einer genauen Beobachtung, Einschätzung und entsprechenden Anpassung der Dosierung. Hier gilt der Leitsatz: Der Arzt hat die Anordnungsverantwortung, die Pflegekräfte die Durchführungsverantwortung. Ein wesentlicher Leitspruch in der Medikation heißt: «Start low, go slow.» (Perrar et al., 2011). Dies bedeutet, dass die Medikamente niedrig und langsam dosiert werden sollen. Zu der

Durchführungsverantwortung zählt es, Wirkung und Nebenwirkung genau zu beschreiben und mit den gesteckten Zielen der Behandlung abzugleichen. Werden die Behandlungsziele nicht erreicht, muss die Behandlung in Frage gestellt werden. Ein Nichteinhalten dieser Überprüfung kann für den Betroffenen ernste Folgen haben.

Die Nebenwirkungsraten steigen im Alter an. Dies bedeutet, je älter der Mensch wird, desto höher sind im Durchschnitt die möglichen Nebenwirkungen eines Medikaments. So können Hirnleistungsstörungen, reduzierte Merkfähigkeit und schwächere Gedächtnisleistung die Folge sein. Insgesamt kann die Wirkung auf ein älteres, oft durch Krankheitsprozesse wie Demenz, Parkinson, Alkohol und vieles mehr vorgeschädigtes Gehirn fatal sein.

Die Folge der Einnahme von Psychopharmaka kann Depressivität und Herabgestimmtheit sein, zudem kann es bei älteren Menschen mit vorgeschädigtem Gehirn viel schneller zu einem Delir kommen als bei jüngeren Betroffenen.

Ursache für Stürze ist oft die muskelrelaxierende Wirkung der BZD. Weyerer und Schäufele (2000) meinen, dass das erhöhte Sturzrisiko hauptsächlich auf Antipsychotika und Tranquilizer zurückzuführen ist. Besonders häufig sind Stürze im Zusammenhang mit eingenommenen BZD, die eine lange Wirkdauer aufweisen.

Es kann darüber hinaus zu einem sozialen Rückzug kommen, da sich die Betroffenen unsicher auf den Beinen fühlen und deshalb nicht mehr unter die Leute trauen. Diese Situation kann die sowieso schon eingeschränkten Kontakte gänzlich zum Erliegen bringen. Insgesamt kann es unter diesen Umständen früher als nötig zu einen Einzug in ein Seniorenheim kommen.

4.7 Missbrauch und Abhängigkeit von Medikamenten erkennen und einschätzen

Missbrauch und Abhängigkeit zu erkennen ist schwierig, da der Betroffene das Problem selber oft nicht wahrnimmt. Die Einschätzung fällt auch deshalb schwer, da die gerade bei Low-dose-Abhängigkeit typische Dosissteigerung, die üblicherweise bei einer Benzodiazepin-Abhängigkeit beobachtbar ist, nicht vorkommen muss. Auch ein klassischer Missbrauch mit sporadisch sehr hohen Dosen wird bei älteren Menschen eher selten beobachtet. Aus diesem Grund müssen verschiedenste Beobachtungen und Indizien herangezogen werden, um eine Einschätzung vornehmen zu können.

Elsesser und Sartory (2001) setzen einen Benzodiazepin-Konsum mit höherem Alter, weiblichem Geschlecht sowie einer körperlichen und psychischen Beeinträchtigung in Beziehung, da diese Kombination nach Meinung der beiden Autoren besonders oft zusammen trifft.

Folgende Hinweise und Alarmzeichen können Hinweise auf eine Medikamentenabhängigkeit geben:
- vermehrte Stürze
- Appetitstörungen
- Gewichtsabnahme
- starke Stimmungsschwankungen
- Gereiztheit
- Aggressivität
- Vernachlässigung der Kleidung und der Wohnung
- Tremor
- Schwitzen
- Rückzug
- Gedächtnisstörungen.

Ein weiterer Anhaltspunkt kann die große Energie des Patienten sein, die er aufbringt, um an ein Benzodiazepin-Rezept zu gelangen. Eine Abhängigkeit kann bereits nach wenigen Wochen oder Monaten eintreten. Oftmals tritt sie zusammen mit anderen psychischen Störungen auf (Elsesser/Sartory, 2001). Diese Komorbidität entsteht beispielsweise mit einer Alkoholabhängigkeit oder einem Alkoholmissbrauch. Diese Kombination ist besonders tückisch, da sich die beiden Stoffe verstärken. Ein weiterer problematischer Zusammenhang besteht zwischen der Einnahme von Hypnotika und Sedativa, zu der es beispielsweise beim gleichzeitigen Auftreten von Angststörungen und Schlafstörungen kommen kann. Faust und Baumhauer (1998) stellen Zeichen einer chronischen Benzodiazepin-Einnahme wie folgt dar:
- affektive Indifferenz
- dysphorische Verstimmungszustände
- Überforderung bzw. Vermeidung von neuen belastenden Situationen
- Kritikschwäche
- Appetitlosigkeit
- Vergesslichkeit und psychische Leistungsminderung
- muskuläre Schwäche mit Reflexverlust.

Die DHS (2006) empfiehlt das Assessment zur Identifikation einer Medikamentenabhängigkeit, das in Tabelle 4-2 dargestellt ist:
Weitere Einschätzungsinstrumente sind beispielsweise der Lippstädter Benzo-Check (Holzbach, 2010) oder der Benzodiazepin-Abhängigkeit Selbstauskunfts-Fragebogen (in Wolter, 2010).
Ein wichtiger Hinweis auf eine Abhängigkeit von Medikamenten, vor allem der von BZD, sind die Entzugserscheinungen, die bei einer zu schnellen Reduktion oder dem Absetzen des Medikaments auftreten.

Tabelle 4-2: Assessment zur Identifikation einer Medikamentenabhängigkeit (DHS, 2006)

Welche Rolle spielen Medikamente in Ihrem Leben? Die folgenden Aussagen beschreiben eine Reihe von Gewohnheiten und Schwierigkeiten, die infolge einer häufigen Einnahme von Schlaf- und Beruhigungsmitteln, Schmerzmitteln sowie von Medikamenten zur Behandlung von Depressionen und Stimmungstiefs auftreten können. Prüfen Sie bei jeder Aussage, ob diese auf Sie zutrifft oder nicht, und kreuzen Sie das entsprechende Feld an.		
	Trifft zu	Trifft nicht zu
• Ohne Medikamente kann ich schlechter einschlafen.	☐	☐
• Ich habe mir zur Sicherheit schon einmal einen kleinen Tablettenvorrat angelegt.	☐	☐
• Zeitweilig möchte ich mich von allem zurückziehen.	☐	☐
• Es gibt Situationen, die schaffe ich ohne Medikamente nicht.	☐	☐
• Andere glauben, dass ich Probleme mit Medikamenten habe.	☐	☐
• Die Wirkung meiner Medikamente ist nicht mehr so wie am Anfang der Einnahme.	☐	☐
• Weil ich Schmerzen habe, nehme ich oft Medikamente.	☐	☐
• In Zeiten erhöhter Medikamenteneinnahme habe ich wenig gegessen.	☐	☐
• Ich fühle mich ohne Medikamente nicht wohl.	☐	☐
• Manchmal war ich selbst erstaunt, wie viele Medikamente ich an einem Tag eingenommen habe.	☐	☐
• Mit Medikamenten fühle ich mich oft leistungsfähiger.	☐	☐
Treffen zwei oder mehrere dieser Aussagen auf Sie zu? Dann kann es sein, dass Sie aufgrund einer längerfristigen Medikamenteneinnahme eine Gewöhnung entwickelt haben, die zu einer Abhängigkeit werden kann.		

4.7.1 Pflegediagnosen

Einige der Pflegediagnosen, die bereits im Kapitel Alkoholabhängigkeit beschrieben wurden, treffen auch bei einer Medikamentenabhängigkeit oder einem Missbrauch zu:

- Schlafstörung (zu spezifizieren)
- unwirksames Coping
- Körperbildstörung
- Obstipation
- Wahrnehmungsstörung

- unwirksamer Selbstschutz
- unwirksames Management der eigenen Gesundheit
- Noncompliance.

(Doenges et al., 2012).

Die Beschreibung dieser Diagnosen ist im Kapitel 2.6 dargestellt; zusätzliche Pflegediagnosen werden in der **Tabelle 4-3** vorgestellt.

ICD-10: F10–F19

Zur Darstellung einer Medikamentenabhängigkeit wird, wie bei den anderen in diesem Buch dargestellten Abhängigkeitsformen, das ICD-10 (Version 2011) verwendet. Darin werden der Missbrauch und die Abhängigkeit von Medikamenten unter F 10–19 klassifiziert:

Tabelle 4-3: Pflegediagnosen, die bei einer Medikamentenabhängigkeit gestellt werden können (Doenges et al., 2012)

NANDA-Diagnose	Definition	Ursache und Einflussfaktoren
Gefahr eines Immobilitätssyndroms	Ein Zustand, bei dem die Gefahr von Schädigungen als Folge verordneter oder unvermeidbarer körperlicher Inaktivität besteht.	Z. B. bei starkem Schmerz, mechanischer oder verordneter Immobilisierung, verändertem Bewusstseinszustand, körperlicher oder psychischer Krankheit.
Beeinträchtigte Gehfähigkeit	Einschränkung der unabhängigen Bewegung zu Fuß innerhalb der Umgebung.	Zustand/Erkrankung, der/die sich auf Muskeln/Gelenke auswirkt und die Gehfähigkeit beeinträchtigt.
Fatigue	Ein überwältigendes, anhaltendes Müdigkeitsgefühl und eine verminderte Fähigkeit, körperliche und geistige Arbeit zu leisten.	Angst, Depression, negative Lebensereignisse, schlechter Allgemeinzustand, veränderte chemische Vorgänge im Körper (z. B. durch Medikamente, Drogenentzug)
Machtlosigkeit	Die Wahrnehmung, dass das eigene Handeln keinen wesentlichen Einfluss auf den Ausgang einer Sache haben wird; wahrgenommener Kontrollverlust über eine momentane Situation oder ein unmittelbares Ereignis.	Institutionelle Einflüsse, z. B. Verlust der Privatsphäre, soziale Isolation, ... Lebensweise der Hilflosigkeit, fehlende Kenntnisse; Abhängigkeit von Suchtmitteln von zu Hause, von Bezugsgruppen,...
Körperbildstörung	Unklarheit und Verwirrung des mentalen Bildes des körperlichen Selbst einer Person.	Biophysikalische Immobilität; körperliche Veränderung aufgrund von biochemischen Substanzen, Medikamenten, Suchtmitteln.

4.7 Missbrauch und Abhängigkeit von Medikamenten erkennen und einschätzen

Psychische und Verhaltensstörungen durch psychotrope Substanzen (F10–F19)

Unter F werden verschiedene psychische Störungen in unterschiedlicher Ausprägung dargestellt. Gemeinsam ist diesen Störungen, dass sie durch verschiedene Substanzen ausgelöst werden. Die verursachenden Substanzen werden durch die dritte Stelle in der Kodierung dargestellt, während die zu beobachtenden Veränderungen durch die vierte Stelle kodiert sind. Aufgrund der Verschiedenheit der Substanzen und deren Wirkung können nicht alle Kodierungen der vierten Stelle allen Substanzen zugeordnet werden. Die Identifikation der Suchtstoffe wird in aller Regel durch verschiedene Informationsquellen vorgenommen. Nicht nur die eigenen Angaben des Patienten sind für die Identifikation des Suchtstoffes ausschlaggebend, sondern ebenfalls eine Blutprobe und die Analyse verschiedener psychischer und körperlicher Symptome. Die Diagnose wird nach der Substanz oder Substanzklasse verschlüsselt. Schädlicher Gebrauch wird beispielsweise an der vierten Stelle mit .1, Abhängigkeit an der vierten Stelle mit .2 und andere Störungen an der vierten Stelle mit .3 bis .9 dargestellt.

> Schädlicher Gebrauch von nichtabhängigkeitserzeugenden Substanzen wird mit F55.- kodiert.

- F11.- Psychische und Verhaltensstörungen durch Opioide. Diese kommen in der Gruppe der über 65-Jährigen zurzeit noch verhältnismäßig selten vor. Folgt man hier verschiedenen Einschätzungen der Empfehlung von Degkwitz und Zurhold (2008), zählen Opioidabhängige bereits ab dem 45. Lebensjahr zu den «Älteren» und kommen somit ebenfalls in der geriatrischen Betreuung vor.
- F13.- Psychische und Verhaltensstörungen durch Sedativa oder Hypnotika. Dieses ist die Hauptkategorie in diesem Buchkapitel, da hier hauptsächlich Benzodiazepine zusammengefasst werden.
- F15.- Psychische und Verhaltensstörungen durch andere Stimulanzien, einschließlich Koffein.
- F19.- Psychische und Verhaltensstörungen durch multiplen Substanzgebrauch und Konsum anderer psychotroper Substanzen. Diese Kategorie trifft beim Konsum von zwei oder mehr psychotropen Substanzen zu, wenn nicht entschieden werden kann, welche Substanz für die Störung verantwortlich ist. Diese Kategorie wird ebenfalls genutzt wenn die konsumierte Substanz nicht sicher identifiziert werden kann.

Bei F10–F19 können folgende Kategorien an vierter Stelle zutreffen:
- .0 Akute Intoxikation. Ein Zustandsbild nach Aufnahme einer psychotropen Substanz mit Störungen von Bewusstseinslage, kognitiven Fähigkeiten, Wahrnehmung, Affekt und Verhalten oder anderer psychophysiologischer Funktio-

nen und Reaktionen. Die Störungen stehen in einem direkten Zusammenhang mit den akuten pharmakologischen Wirkungen der Substanz und nehmen bis zur vollständigen Wiederherstellung mit der Zeit ab, ausgenommen in den Fällen, bei denen Gewebeschäden oder andere Komplikationen aufgetreten sind. Komplikationen können ein Trauma, Aspiration von Erbrochenem, Delir, Koma, Krampfanfälle und andere medizinische Folgen sein. Die Art dieser Komplikationen hängt von den pharmakologischen Eigenschaften der Substanz und der Aufnahmeart ab.

- .1 Schädlicher Gebrauch. Konsum psychotroper Substanzen, der zu Gesundheitsschädigung führt. Diese kann als körperliche Störung auftreten, etwa in Form einer Hepatitis nach Selbstinjektion der Substanz oder als psychische Störung, z. B. als depressive Episode durch massiven Alkoholkonsum.
- .2 Abhängigkeitssyndrom. Eine Gruppe von Verhaltens-, kognitiven und körperlichen Phänomenen, die sich nach wiederholtem Substanzgebrauch entwickeln. Typischerweise besteht ein starker Wunsch, die Substanz einzunehmen, Schwierigkeiten, den Konsum zu kontrollieren, und anhaltender Substanzgebrauch trotz schädlicher Folgen. Dem Substanzgebrauch wird Vorrang vor anderen Aktivitäten und Verpflichtungen gegeben. Es entwickelt sich eine Toleranzerhöhung und manchmal ein körperliches Entzugssyndrom.

Das Abhängigkeitssyndrom kann sich auf einen einzelnen Stoff beziehen (z. B. Diazepam), auf eine Substanzgruppe (z. B. opiatähnliche Substanzen) oder auch auf ein weites Spektrum pharmakologisch unterschiedlicher Substanzen.

- .3 Entzugssyndrom. Beginn und Verlauf des Entzugssyndroms sind zeitlich begrenzt und abhängig von der Substanzart und der Dosis, die unmittelbar vor Beendigung oder Reduktion des Konsums verwendet worden ist. Das Entzugssyndrom kann durch symptomatische Krampfanfälle verkompliziert werden (siehe Kap. 4.8).
- .4 Entzugssyndrom mit Delir
- .6 Amnestisches Syndrom
- .8 Sonstige psychische und Verhaltensstörungen
- .9 Nicht näher bezeichnete psychische und Verhaltensstörungen.

Die hier dargestellten Aspekte zur Erkennung und Einschätzung einer Abhängigkeit können von Pflegenden, die über die entsprechenden Kenntnisse verfügen, erfasst und dokumentiert werden. Wenn es Verdachtshinweise auf eine Abhängigkeit gibt, sollten diese umgehend mit dem Arzt besprochen werden.

4.8 Symptome bei einem Benzodiazepin-Entzug

Wie bereits angesprochen, kann das plötzliche oder zu schnelle Absetzen der Benzodiazepine zu einem mehr oder weniger schweren Entzug führen. Ein Entzug kann zu lebensbedrohlichen Zuständen führen. Aus diesem Grund sollten die Kenntnisse und die Wachsamkeit der Pflegepersonen bei den betreffenden Patienten besonders hoch sein.

Die Schwere von Entzugssymptomen ist sehr unterschiedlich ausgeprägt; die Spanne kann von leichter Unruhe und Angstgefühlen bis zu deliranten Zuständen und epileptischen Anfällen reichen (Wolter 2010; Elsesser/Sartory, 2005).

Leider sind diese Symptome nicht selten Anlass für den Betroffenen, sich in der Annahme bestätigt zu fühlen, die ursprünglich eingenommenen Medikamente zu benötigen. In der Folge werden die Medikamente weiter genommen. Bereits nach wenigen Wochen der Medikamenteneinnahme kann eine Abhängigkeit eintreten – wohingegen der Entzug von BZD über 15 Monaten dauern kann. Vor allem, wenn bereits eine andere Suchterkrankung in der Vorgeschichte der Betroffenen bekannt ist, ist die Wahrscheinlichkeit einer Abhängigkeit besonders groß.

Die Entzugssymptome lassen sich in drei Typen einteilen:
- *Reboundsymptome* (Synonyme: Absetzphänomen, Rebound-Phänomen, Rebound-Erscheinung): z. B. Unruhe, Angst und Schlaflosigkeit, die nach wenigen Tagen wieder vergehen. Wird nach längerer Einnahme ein Medikament plötzlich abgesetzt, tritt mitunter das ursprünglich behandelte Leiden schnell wieder auf. Dieses Wiederaufleben wird als Rebound-Effekt bezeichnet.
- *Rückfallsymptome*: Wiederauftreten der vor Beginn der Benzodiazepin-Einnahme vorhandenen Symptomatik wie Angstsymptome.
- *Echte Entzugssymptome*: Symptome, die vor Beginn der Benzodiazepin-Einnahme nicht vorhanden waren.

Mögliche Entzugssymptome:
- Schwitzen
- Schlaflosigkeit
- Angstzustände
- Albträume
- Tremor
- Übelkeit/Erbrechen/abdominelle Krämpfe
- erhöhte Irritierbarkeit
- Schwindelgefühle, Kopfschmerzen
- Tachykardie, Herzklopfen
- Appetitlosigkeit, Gewichtsverlust
- Muskelverspannungen, Muskelzittern
- mnestische Störungen
- Affekt- und Antriebsstörungen

- Depersonalisation und Derealisationsphänomene
- Reizüberempfindlichkeit,
- Ataxie, Koordinationsstörungen
- Wahrnehmungsverzerrungen, Halluzinationen
- Dysästhesien (Empfindungsstörung, beispielsweise eine Überempfindlichkeit auf Berührung)
- kinästhetische Störungen (Bewegung und Wahrnehmung sind gestört)
- Entzugspsychosen (paranoide und depressive Symptome)
- Delirium
- Krampfanfälle, Myoklonien, Muskelkrämpfe.

(Wolter, 2010; BT Online; Tretter, 2008)

Die fünf häufigsten Entzugsbeschwerden beschreiben Elsesser und Sartory (2005) wie folgt:

Schnelleinschätzung eines Entzugs:
- Schlafstörungen
- Schwitzen
- Anspannung/Unruhe
- Herzrasen
- Ängste und Panikattacken

Treten diese fünf Symptome gleichzeitig auf, sollte immer an einen Entzug gedacht und der Arzt benachrichtigt werden.

Die schwerwiegendsten Symptome sind eher selten, dafür sind Probleme bei kleinen Restdosierungen wahrscheinlicher, die sich nur schwer ohne Probleme absetzen lassen. Die Reduktion von Medikamenten ist in der Regel immer mit dem Patienten abgesprochen; er wird auch über mögliche Probleme des Absetzens in Kenntnis gesetzt. Die Aufgabe von Pflegenden besteht in der Phase der Reduktion vor allem in der aufmerksamen Begleitung und Beratung des Patienten. So wird der Patient zu seinem Befinden befragt, aber auch beobachtet. Die fachliche Beobachtung spielt vor allem bei Patienten mit kognitiven Einschränkungen eine große Rolle. Die Betreuung von kognitiv eingeschränkten Bewohnern stellt das multiprofessionelle Team bei einem Medikamentenentzug vor besondere Probleme. Eines dieser Probleme ist die Unfähigkeit der Betroffenen, Wahrnehmungen, Veränderungen und Befindlichkeiten direkt zu benennen. Aus diesem Grund müssen die Pflegenden oder Betreuungskräfte sie besonders aufmerksam beobachten. Die Beobachtungen über das Verhalten müssen eingeschätzt, interpretiert und weitergeleitet werden. Alle Beobachtungen einer Reduktion von Benzodiazepinen sollten kurz und knapp in der Dokumentation niedergeschrieben werden; dies sichert die Information der Beteiligten. Sollte es

Tabelle 4-4: Matrix zur Beobachtung der BZP-Entzugserscheinungen

Beobachtungsmerkmale	1. Tg	2. Tg	3. Tg	4. Tg	5. Tg	10. Tg
Schwitzen						
Schlaflosigkeit						
Angstzustände						
Albträume						
Tremor						
Übelkeit/Erbrechen/abdominelle Krämpfe						
erhöhte Irritierbarkeit						
Schwindelgefühle						
Tachykardie						
mnestische (Gedächtnis-) Störungen						
Muskelverspannungen, Muskelzittern						
Depersonalisations- und Derealisationsphänomene						
Affekt- und Antriebsstörungen						
Reizüberempfindlichkeit						

häufiger zu Entzügen von Benzodiazepinen in einem Pflegebereich kommen, könnte eine Skala hilfreich sein, bei der die wesentlichen Entzugssymptome aufgelistet sind. Werden die Symptome in einen zeitlichen Kontext gesetzt, könnte eine mögliche Entwicklung dargestellt werden, die immer mit dem behandelnden Arzt kommuniziert wird.

Eine Überlegung wäre beispielsweise, eine Beobachtungsmatrix (siehe **Tab. 4-4**) zu verwenden, die an die jeweiligen Gegebenheiten und Notwendigkeiten angepasst werden kann. Sind die Items unterschiedlich ausgeprägt, können sie in der Matrix entsprechend eingetragen werden, wie: 1 für schwach ausgeprägt, 2 für deutlich beobachtbar, 3 für stark ausgeprägt.

4.9 Leitlinien und Ziele in der Behandlung einer Benzodiazepin-Abhängigkeit

In der Behandlung von älteren medikamentenabhängigen Menschen fällt im Gegensatz zu der Behandlung von jüngeren auf, dass viele – vielleicht wegen einer fortgeschrittenen Lebensreife – sorgfältiger mit Suchtmitteln umgehen (Ruhwinkel, 2009). So kommt es gerade bei den über 60-Jährigen nur selten zu einem Kontrollverlust, sondern im Verlauf der Entwicklung eher zu einer Low-dose-Abhängigkeit. Unerwünschte Wirkungen wie Schwindel und eine reduzierte Reaktionsfähigkeit sind vielleicht Grund für die Disziplinierung. Dennoch ist die Selbstwahrnehmung bezüglich einer möglichen Abhängigkeit bei den Betroffenen gering (Wolter, 2010). Dies mag auch ein Grund dafür sein, dass ältere Medikamentenabhängige vergleichsweise selten an einer stationären Entzugs- und Entwöhnungstherapie teilnehmen. Hierfür gibt es noch andere Gründe; ein wesentlicher dürfte eine geringe Zahl an speziellen Therapieplätzen sein, ein weiterer die Tatsache, dass schlicht kaum eine Kultur existiert, dass Benzodiazepin-abhängige Patienten in eine Entzugsbehandlung gehen. Darüber hinaus gibt es aber auch Gründe, die bei den Betroffenen selbst liegen, z. B.:

- Ängste, den Anforderungen einer Therapie nicht gewachsen zu sein
- Befürchtungen, sich physisch nicht mehr regenerieren zu können
- Ängste, den Partner durch die Belastungen und Unannehmlichkeiten zu verlieren
- die Scham, im hohen Alter eine Entwöhnungsbehandlung machen zu müssen
- eine ungewisse Zukunftsperspektive
- Überbewerten der Defizite und das Negieren von Fähigkeiten und Ressourcen.

(Quinten/Grönke-Jeuck, 2002)

Es gilt, den Patienten Mut zu machen und sie in der schwierigen Situation zu unterstützen. Das könnten wir Pflegende besonders gut, da wir vor allem im stationären Bereich praktisch tagtäglich mit den Patienten zusammen sind. Gerade wegen dieser Ressource sollte die Zusammenarbeit zwischen den verschiedenen Berufsgruppen verlässlich und vertrauensvoll sein. Aus diesem Grund ist es notwendig, die Sensibilisierung der Patienten bezüglich der Einnahme von Benzodiazepinen im multiprofessionellen Team zu stärken.

4.9.1 Allgemeine Maßnahmen

Eine gute psychopharmakologische Versorgung wird ambulant und stationär nur möglich sein, wenn die verschiedenen Berufsgruppen, also
- Pflegende,
- Ärzte/ Fachärzte/Krankenhausärzte,
- Angehörige,
- aber auch die Verwaltungen unter Einbeziehung der Betroffenen

vertrauensvoll zusammenarbeiten.

Grundsätzlich sollte bei älteren Menschen auf eine niedrige Dosierung geachtet und nach Möglichkeit Medikamente mit einer kurzen Halbwertzeit wie Oxazepam oder Lorazepam eingesetzt werden (Molter-Bock, 2004).

In der Behandlung des Benzodiazepin-Entzugs werden zur Reduktion der Entzugssymptome und des Cravings die verschiedensten Medikamente genutzt – von Antidepressiva und Buspiron über Betablocker bis hin zu Carbamazepin. Obwohl Antidepressiva in der Forschung beinahe durchwegs eine gute Wirkung zugesprochen wird, fällt die Beurteilung der Wirksamkeit sehr unterschiedlich aus (Wolter, 2010). Holzbach (2007) empfiehlt bei einem Entzug, auf die Fitness des Betroffenen zu achten. Sollte der Entzug zu Hause geschehen, können Bezugspersonen auch vor Ort begleiten. Das Benzodiazepin soll vor allem am Ende des Entzugs sehr langsam ausgeschlichen werden. Sollte der Patient unter Entzugserscheinungen leiden, empfiehlt Holzbach, Carbamazepin oder alternativ Valproinsäure (beides Antiepileptika) einzusetzen. In jedem Fall sollte das Ausschleichen der Benzodiazepine begleitet werden, vor allem, wenn der ursprüngliche Grund für die Benzodiazepin-Gabe beispielsweise eine Schlaf- oder Angststörung war, die bei einem Entzug erneut auftreten kann. Es werden auch andere Formen der Benzodiazepin-Absetzung praktiziert, wie

- das schnelle Absetzen,
- die lineare Reduktion oder
- nach möglichen zu beobachtenden Symptomen.

(Holzbach, 2007; Wolter, 2010)

Pflegende bei einem Entzug müssen auftretende Symptome immer aufmerksam beobachten und den Zustand des Patienten kontinuierlich einschätzen. Ebenfalls sollten die Wirkungen bzw. die unerwünschten Wirkungen der zur Behandlung des Entzugs verwendeten Medikamente bekannt sein, damit Verhaltensweisen des Patienten verständlich werden.

Wichtig für die Zukunft wäre ein gewissenhafter Umgang mit Benzodiazepinen, um den zahlreichen Fällen von Abhängigkeit einen Riegel vorzuschieben. Die Deutsche Gesellschaft für Schlafforschung und Schlafmedizin (DGSM) empfiehlt beispielsweise, dass die verordnete Dosis bei älteren Patienten nur der Hälfte der Dosis bei jüngeren Erwachsenen entsprechen sollte. Die Gabe sollte darüber hinaus nicht länger als vier Wochen dauern und nur in Ausnahmefällen verlängert werden. In jedem Fall sollte immer nach der Ursache für eine psychische Veränderung gefahndet werden. Dies gilt vor allem bei Schlafstörungen, denn in den allermeisten Fällen gibt es dafür konkrete Gründe, die durch eine symptomatische Behandlung von Hypnotika nicht beeinflusst werden können. In diesem Zusammenhang spielt eine «Medikamentensuchtprophylaxe» eine wesentliche Rolle, die sich nicht nur auf Ärzte bezieht, sondern gleichermaßen auf die Pflegenden und Angehörigen, die oft Auslöser für eine Medikation mit Psychopharmaka sind. Pflegende, vor allem in der stationären Altenhilfe, sollten bei der Beschreibung von Problemen, wie beispielsweise bei Angstsymptomen oder einer Schlaflosigkeit, genau beobachten und einschätzen, bevor vielleicht ein überzeichnetes Bild einer

Situation entsteht und es zu einer unnötigen Medikation kommt. Denn nicht selten ist bei einer Medikation die Maxime «Einmal verordnet, immer verordnet!» zu beobachten.

In der Behandlung und Begleitung älterer medikamentenabhängiger Patienten werden verschiedene Strategien angewendet – einige wurden oder werden in anderen Kapiteln dieses Buches beschrieben, können aber genauso bei Medikamentenabhängigkeit angewendet werden, wie beispielsweise:
- die motivierende Gesprächsführung nach Miller und Rollnick (2004) (Motivational Interviewing; siehe Alkoholabhängigkeit)
- die integrative Beratung in der Pflege (Koch-Straube, 2001) (siehe Nikotinabhängigkeit)
- die Begleitungshierarchie mit dem primären Behandlungsziel des Überlebens (siehe Abb. 3-1) (Körkel in Havemann-Reinecke, 1998).

Es gibt aber auch viele andere Gedanken und Ideen, um benzodiazepinabhängige ältere Menschen zu motivieren, den Gebrauch zu senken, und verschiedene weitere, prophylaktische Strategien, um eine Abhängigkeit gar nicht erst entstehen zu lassen.

In der Behandlung von Abhängigkeit und Missbrauch wurde in Deutschland viele Jahre die Strategie verfolgt, dass die Betroffenen erst richtig am Boden liegen müssen, um selbst die Einsicht einer Verhaltensänderung zu erkennen. In vielen Pflegebereichen ist diese Haltung auch heute noch zu beobachten. Es wird wohl eine gewisse Zeit brauchen, bis sich Handlungsalternativen durchsetzen. Stigmatisierende Begriffe wie «der Alki» oder «der Looser» sind nach wie vor auch in der Altenhilfe anzutreffen. Notwendig wäre es jedoch, die Behandlung von Abhängigkeit und Missbrauch als eine Verhaltensänderung zu verstehen, bei der es Aufgabe der pflegerischen, medizinischen und betreuerischen Berufe ist, diese Änderung zu begleiten und zu unterstützen. Ebenfalls ist es sinnvoll, diese professionelle Begleitung auf der Basis einer gemeinsamen Strategie zu gestalten, die dem Patienten die Sicherheit gibt, dass er bezüglich des Behandlungsziels auch zögern und skeptisch sein darf.

> Wir Pflegende haben vielleicht eine besondere Verantwortung medikamentenabhängigen Patienten gegenüber, da wir immer wieder eine Verordnung sedierender Medikamente mit initiieren oder lange verordnete Medikamente nicht mehr ausreichend auf ihre Notwendigkeit hin überprüfen.

4.9.2 Stages of Change (Stufen der Veränderung)

Ein Modell, das die Gedanken der schrittweisen Veränderung aufgreift, ist das «Stages of Change» (SoC), das von Prochaska und DiClemente im Transtheoretischen Modell (TTM) der Verhaltensänderungen vorgestellt wurde. Dieses Modell wird vor allem in den USA, in Großbritannien und Australien angewendet (Prochaska/DiClemente in Maurischat, 2001). Der Gedanke, der bei diesem Modell von Prochaska und DiClemente verfolgt wurde, ist so einfach wie nachvollziehbar. Es gibt durchaus Menschen, die von allein mit dem Rauchen oder dem Alkoholkonsum aufhören oder die die Einnahme problematischer Medikamente selbstständig beenden. Die Strategien der sogenannten «Smoking Self Changers» wurden empirisch beobachtet. Dabei konnte eine segmentierte Zeitperspektive beobachtet werden, die «Periods of Change». Die aus diesen Beobachtungen gebildeten «Stages of Change» (Stufen der Änderung) in Verbindung mit den entsprechenden Behandlungsstrategien ergaben die behandlungsphasengerechten Strategien (Maurischat, 2001). Dargestellt werden diese Strategien in den folgenden Stufen:

Precontemplation (Sorglosigkeit)
Auch Stadium der fehlenden oder eingeschränkten Problembewusstheit genannt
«Ich vermute, ich habe Schwächen, aber es gibt nichts, was ich wirklich verändern müsste. Ich bin kein Problemfall, deshalb macht es keinen Sinn für mich, dass ich hier bin und etwas tue.»

Contemplation (Bewusstwerdung)
Stadium der Nachdenklichkeit
«Ich habe ein Problem und ich denke wirklich, dass ich daran arbeiten sollte. Ich habe schon daran gedacht, etwas an mir zu verändern.»

Preparation (Bereitstellung und Klarheit)
Der Zeitpunkt der Veränderung ist bekannt, zum Beispiel innerhalb des nächsten Monats

Action (Handlung und Bewegung)
Stadium der Handlung
«Ich arbeite wirklich hart daran, mich zu verändern. Jeder kann darüber reden, dass er sich verändern will; ich tue etwas dafür.»

Maintenance (Aufrechterhalten und Stabilisierung)
«Ich habe mit Erfolg an meinem Problem gearbeitet, aber ich weiß nicht, ob ich alleine weiterhin durchhalten kann. Vielleicht brauche ich jetzt einen Schubs, um die Veränderungen aufrechtzuerhalten, die ich schon gemacht habe.»

(Maurischat, 2001)

Tabelle 4-5: *Stages of Change* in der Unterstützung Medikamentenabhängiger (angelehnt an Maurischat (2001), mit Praxisbeispielen)

Precontemplation [Sorglosigkeit] Fehlende oder eingeschränkte Problembewusstheit	*Contemplation* [Bewusstwerdung] Stadium der Nachdenklichkeit	*Preparation* [Bereitstellung und Klarheit]	*Action* [Handlung und Bewegung] Stadium der Handlung	*Maintenance* [Aufrechterhalten und Stabilisierung]
Medikamente mit ihren Wirkungen und Nebenwirkungen aufzeigen. Wahrnehmungen des Patienten zu den Medikamenten deutlich machen. Medikamenten-abhängigkeit beschreiben und ansprechen. Den Patienten nicht drängen, aber kontinuierlich auf Probleme aufmerksam machen (eingeschränkte Bewegung, Schlafstörungen und anderer), die durch die eingenommenen Medikamente ausgelöst sein können.	Probleme der Abhängigkeit von Medikamenten verdeutlichen. Folgen, Einschränkungen und Langzeitwirkungen erläutern. Wahrnehmung des Patienten bestätigen. Informationen mündlich und schriftlich zur Verfügung stellen. Den Patienten in seiner Wahrnehmung unterstützen und aufmerksam begleiten; der Mut, sich über ein solches Thema zu unterhalten, wird unterstützt. Hinweise, die Medikamente nur einzunehmen, wenn dies unbedingt nötig ist, und nicht prophylaktisch.	Einen Plan gemeinsam mit dem Patienten und den behandelnden Ärzten ausarbeiten und konkrete Termine und Vorgehensweisen absprechen. Den Patienten in der Absicht der Medikamentenreduktion positiv unterstützen. Den Prozess des Entzugs gemeinsam planen und eventuelle Probleme und Hindernisse ansprechen. Alternativen zu der Wirkung der Medikamente werden angeboten.	Mögliche Nebenwirkungen bei einem Entzug beobachten und reflektieren. Dem Betroffenen signalisieren, dass er positiv unterstützt wird. Die Kraft und die Konsequenz bei der Reduktion werden positiv begleitet. Abgestimmte Alternativangebote werden durchgeführt (beispielsweise Abendritual, Schlaftee und ein Bad statt des Benzodiazepins). Der Patient wird bestärkt, keine Medikamente einzunehmen. Das Selbstwertgefühl wird gestärkt.	Regelmäßige Gespräche und Nachfragen über den Status, wie es ohne abhängigmachendes Medikament geht. Der Patient hat regelmäßig die Möglichkeit, über den Status zu sprechen und wird positiv in diesem Umgang unterstützt. Angehörige und Selbsthilfegruppen werden in diesen Prozess einbezogen.

Das SoC ist in der Ausprägung sehr unterschiedlich genutzt worden; beispielsweise wurden ihm verschiedene zeitliche Strukturen zugrunde gelegt. Darüber hinaus sind die Effekte wissenschaftlich nicht ausreichend nachgewiesen. In manchen Arbeiten ist in den einzelnen Schritten eine stringente Zeit- und Therapiezuordnung vorgesehen; diese Stringenz kann jedoch für Abhängige und Missbraucher zu streng sein (Maurischat, 2001). Dennoch ist das Stadien-Modell des Veränderungsprozesses von Prochaska und DiClemente gerade in der Raucherentwöhnung und Alkoholbehandlung anzutreffen. Eine phasenabhängige Unterstützung von medikamentenabhängigen älteren Patienten wäre jedoch aus der Sicht der Pflegenden ebenfalls denkbar und einsetzbar (siehe Tab. 4-5). Diese Phasen können im Pflegeprozess abgebildet werden. Sie erlauben dem Betroffenen, die angestrebten Ziele neu zu überdenken, und erlauben Unterbrechungen und Neuanfang.

Eine notwendige Voraussetzung für ein solches Vorgehen besteht in der Bildung eines Vertrauensverhältnisses zum Patienten, das im Bezugspflegesystem verankert ist. Das Vorgehen muss mit dem behandelnden Arzt eng abgesprochen sein, ansonsten könnte es zu einem Konkurrenzproblem kommen, weil eine oder beide Berufsgruppen sich vor dem Patienten rechtfertigen. Konkurrenz würde dem Patienten in jedem Fall schaden, da er in seiner Situation Klarheit und Verlässlichkeit benötigt. Buijssen und Hirsch (1997) weisen darauf hin, dass die Überlegungs- und Bewusstwerdungsphase häufig zu kurz ist und Therapeuten diese zu schnell abschließen wollen. Durch eine stabilere und langsamere Entscheidungsphase kann die Motivation zur Reduktion oder zum Absetzen gestärkt werden, vor allem, wenn die Vorteile des Ausstiegs die Nachteile überwiegen.

4.9.3 Beratung

Wenn der Patient dazu bereit ist, sollten im Sinne der integrativen Beratung beispielsweise folgende Ziele beschrieben werden:
- Trauerprozesse werden aufgenommen und gestaltet
- Aufgaben werden übernommen
- Selbstsicherheit ist gestärkt und stabilisiert
- mit Ängsten kann auch ohne Medikamente umgegangen werden
- alternative Möglichkeiten, den Schlaf zu sichern
- Unfälle aufgrund von Medikamentenwirkung werden vermieden.

(Buijssen/Hirsch, 1997)

4.9.4 Pflegerische Begleitung bei der Medikamentengabe

Pflegende, vor allem Pflegefachkräfte, haben eine hohe Verantwortung bei der Verabreichung von Medikamenten, damit der richtige Bewohner das richtige Medikament in der richtigen Dosierung erhält. Darüber hinaus haben die Pflegenden die Aufgabe, die medikamentöse Behandlung zu begleiten. Die Begleitung besteht auch darin, die (un-)erwünschte Wirkung zu beobachten, zu dokumentieren und gegebenenfalls den behandelnden Arzt zu informieren. Das gemeinsame Ziel der verbesserten Lebensqualität muss dabei immer im Blick bleiben. Perrar und Mitarbeiter (2007) haben hierzu 10 Regeln aufgestellt, die allen Pflegenden den Einsatz von Psychopharmaka transparenter und reflektierter machen können:

1. Beschreiben und dokumentieren Sie die psychischen Symptome möglichst konkret: Wer, warum, wie oft usw.
2. Suchen Sie nach den Ursachen der Symptome. Eine verstehende Diagnostik kann durchgeführt werden, damit Ursachen deutlich werden. Hierzu wird versucht, körperliche Ursachen wie Obstipation und Schmerz auszuschließen. Ebenfalls können Umfeldfaktoren und Bedürfnisse, Hunger, Durst, Ausscheidung, Schmerz und Schlaf Auslöser sein. Psychosoziale Bedürfnisse wie Affekt und Emotion können genauso Ursache sein wie die physikalische Umgebung in Form von Gestaltung oder eines hohen Geräuschpegels. Ebenfalls können die soziale Umgebung, wie die Personalausstattung, aber auch die Atmosphäre der Umgebung Ursache für Unwohlsein sein.
3. Stellen Sie die Symptome im Rahmen einer Teambesprechung oder Fallkonferenz vor; suchen Sie im multiprofessionellen Team nach alternativen Lösungsmöglichkeiten.
4. Informieren Sie sich über erwünschte und unerwünschte Wirkungen des Medikamentes und berücksichtigen Sie diese in der Krankenbeobachtung bzw. in der Pflegeplanung.
5. Beobachten Sie den Bewohner/Patienten regelmäßig hinsichtlich möglicher medikamentöser Nebenwirkungen.
6. Geben Sie dem Medikament genügend Zeit für den Wirkungseintritt («Start low, go slow!»).
7. Nutzen Sie Ihren Handlungsspielraum, wenn der behandelnde Arzt eine Bedarfsgabe anordnet.
8. Achten Sie auf die korrekte Einnahme des Medikaments.
9. Hinterfragen Sie gemeinsam mit dem behandelnden Arzt regelmäßig, mindestens halbjährlich, die Notwendigkeit der Weitergabe des Psychopharmakons.
10. Achten sie darauf, dass das Psychopharmakon tatsächlich zu einer Verbesserung der Lebensqualität des betroffenen Menschen führt.

Bei einer BZD-Gabe ist die regelmäßige Kontrolle der Wirkung und der Nebenwirkungen von großer Bedeutung – vor allem unter dem Gesichtspunkt, dieses Medikament möglichst bald wieder abzusetzen. Auch in der kleinen Befragung zum Thema in diesem Buch wird deutlich, dass Evaluationszeiträume sehr unterschiedlich sind. Aufgrund der schnellen Gewöhnung an BZD und der Empfehlung, Medikamente dieser Stoffgruppe nicht länger als vier Wochen einzunehmen, empfiehlt es sich, die Evaluationszeiträume auch in dieser Größenordnung anzusiedeln. Selbstverständlich müssen bereits nach kurzer Einnahmedauer mögliche Entzugssymptome beobachtet werden, um Schäden von den Betroffenen fernzuhalten.

In der Literatur finden sich verschiedene Hinweise, dass psychosoziale und therapeutische Maßnahmen die Menge der eingenommenen Psychopharmaka im Sinne einer Reduktion beeinflussen können. Diese Maßnahmen müssen wahrscheinlich jedoch spezifisch auf eine Person oder eine Gruppe bezogen sein, um positiv wirken zu können. Molter-Bock (2004) konnte in Ihrer Erhebung in Münchener Seniorenheimen diese Beobachtung nicht machen – sie fand eher Hinweise auf eine Erhöhung von Hypnotika/Sedativa in der Gruppe der besonders geförderten Bewohner.

Zwischen psychiatrischen Diagnosen und der Einnahme von Psychopharmaka gibt es eine starke und positive Korrelation; dieser Zusammenhang wird von verschiedenen Autoren bestätigt (vgl. Perrar et al., 2011; Molter-Bock, 2004; Hajak in Havemann-Reinecke, 1998). Mit den psychiatrischen Diagnosen hängen oft auch die entsprechenden auffälligen Verhaltensweisen zusammen, die in der Folge zu einer Sedierung oder zumindest einer Beeinflussung durch Psychopharmaka führen können. Damit es nicht zu einer Fehlmedikation oder zu langen Einnahme kommt, können Pflegende eine genaue Beobachtung durchführen.

4.9.5 Serial Trial Intervention

Rein pflegerische Konzepte zum Umgang mit der Medikamentenabhängigkeit älterer Menschen sind rar. Es existieren jedoch verschiedene Hinweise, die die bisherige Begleitung dieser Menschen zu verbessern und strukturieren suchen. Eine strukturelle Hilfe kann das *Serial Trial Intervention (STI)* (Fischer et al., 2007) sein, das bei demenziell erkrankten Patienten mit herausfordernden Verhaltensweisen genutzt werden kann.

Man kann davon ausgehen, dass ein Teil der abhängig machenden Medikamente verabreicht werden, weil Patienten oder Bewohner ambulant oder stationär durch herausforderndes Verhalten aufgefallen sind. Die Medikation verfolgt oft das Ziel, das herausfordernde Verhalten zu unterdrücken und den Betroffenen zu beruhigen; die Ursache für das Verhalten ist jedoch nicht immer klar. Fischer und Mitarbeiter (2007) schlagen bei Menschen mit Demenz und herausforderndem

Verhalten ein Vorgehen in fünf definierten Schritten vor, damit Psychopharmaka nicht oder erst nach eingehender Abklärung gegeben werden. Es spricht nichts dagegen, das STI auch bei anderen kognitiv eingeschränkten Patienten oder Bewohnern anzuwenden und die Strukturschritte in den Pflegeprozess einzubinden oder als Richtschnur für Fallgespräche zu nutzen. Das STI besteht aus fünf aufeinanderfolgenden Schritten:

Schritt 1
Im ersten Schritt wird ein körperliches Assessment durchgeführt, damit mögliche Ursachen für das Verhalten ermittelt werden können.
Beispiel: eine volle Blase oder voller Darm, Schmerzen (Schmerzassessement z. B. VRS, BESD), Hunger oder eine aktuelle Änderungen der Medikamente.
Ist eine Intervention notwendig, wird diese durchgeführt; ist das Verhalten unverändert, folgt Schritt 2.

Schritt 2
Im zweiten Schritt wird das physische Umfeld beobachtet und affektive Bedürfnisse werden eingeschätzt. Die Frage ist: Beeinflussen Umgebungsfaktoren das Wohlbefinden?
Beispiel: zu viele Reize, laute Umgebung, Hitze oder Kälte, sensorische oder soziale Deprivation.
Werden ungünstige Umgebungsfaktoren ermittelt, wird versucht, diese zu verändern und überprüft, ob sich das Verhalten ändert. Ändert es sich nicht, folgt Schritt 3.

Schritt 3
Im dritten Schritt werden zielgerichtet nichtmedikamentöse Maßnahmen durchgeführt.
Beispiel: Massagen, Bewegung, Aromatherapie, Snoezelen, Erinnerungsarbeit oder andere. Liegt beispielsweise eine Schlafstörung als herausforderndes Verhalten vor, so könnte in diesem Schritt versucht werden, den Betroffenen gezielt in Bewegungsangebote einzubinden oder regelmäßige angemessene Spaziergänge durchzuführen. Ziel wäre es, den Betroffenen körperlich so auszulasten, dass er ein wirkliches Mündigkeitsgefühl entwickeln kann.
Wenn auch durch diese Angebote keine Veränderung erfolgt, wird eine versuchsweise Gabe von Schmerzmitteln veranlasst.

Schritt 4
Im vierten Schritt soll ausgeschlossen werden, dass das Verhalten durch Schmerzen ausgelöst wird. Aus diesem Grund wird in Absprache mit dem Hausarzt die versuchsweise Gabe eines Schmerzmittels veranlasst bzw., wenn vorhanden, die Bedarfsmedikation ausgeschöpft.

In der Folge bedarf es einer engen Verhaltensbeobachtung, um eventuelle Effekte erkennen zu können!
Führt dieses Verfahren nicht zu einer Veränderung, folgt Schritt 5.

Schritt 5
Erst im fünften Schritt wird nach eingehender Beratung mit dem Facharzt die Gabe eines Psychopharmakons für einen begrenzten Zeitraum vereinbart.
Die Einnahme der Medikamente muss auf Wirkung und Nebenwirkungen hin überprüft werden (vgl. Fischer et al., 2007; siehe auch die 10 Regeln in der Anwendung von Psychopharmaka).

4.9.6 Allgemeine pflegerische Maßnahmen zur Reduktion von BZD

Neben den dargestellten Strategien werden die unterschiedlichsten direkten pflegerischen Angebote durchgeführt. Angebote können direkt auf die Reduktion des Medikamentenkonsums oder aber auf die Linderung der Wirkungen bzw. der Nebenwirkungen abzielen. In der ersten Gruppe beziehen sich die pflegerischen Angebote auf Auslöser der Medikamentenabhängigkeit, beispielsweise auf die Schlafstörungen, bei denen versucht wird, alternativ zum Benzodiazepin eine nichtmedikamentöse Schlafförderung anzubieten, eventuell durch das Einüben von Schlafritualen, eine Stimuluskontrolle (bei der das Schlafumfeld primär auch zum Schlafen verwendet wird und nicht als Aufenthaltsort für den Tag.), progressive Muskelrelaxation nach Jakobsen, ausreichende Aktivitäten am Tag, schlaffördernde Speisen als Abendmahlzeit und anderen (Morgan/Closs, 2000).

Die nichtmedikamentösen Alternativen können durch die verschiedensten Phytopharmaka ergänzt werden, beispielsweise durch Schlaftees, Baldrian oder andere.

Bei Angststörungen sind Benzodiazepine oft nicht zu umgehen; dennoch können verschiedene Möglichkeiten genutzt werden, den Benzodiazepinkonsum zu reduzieren. Damit Transparenz hergestellt werden kann, sollte die Angst angesprochen und mit dem Patienten eine offene Diskussion geführt werden.

Pflegende können zudem auf folgende Bereiche einwirken:
- Schaffung von räumlich stabilen Verhältnissen, in denen der Betroffene sich sicher fühlt
- Reduktion der Scham der Betroffenen, Angst zu haben, indem offen damit umgegangen wird
- Akzeptieren und Ernst-Nehmen der angstauslösenden Situationen
- Herausarbeiten und positive Unterstützung der nicht ängstlichen und gesunden Anteile
- Wahrnehmung von Angstschwankungen
- atemstimulierende Einreibung (ASE) aus der Basalen Stimulation.

Werden vom Patienten Anxiolytika eingenommen, muss die Medikamenteneinnahme begleitet und beobachtet werden, mit besonderem Augenmerk auf den Nebenwirkungen. Die Pflege von Menschen mit Ängsten wird durch eine begleitende und förderliche Beratung und Edukation unterstützt. Ziel ist es, die angstauslösenden Momente zu reduzieren oder/und behutsam in den Alltag zu integrieren (Amberger/Roll, 2010).

Bei starken Ängsten sind oft verhaltens- und/oder psychotherapeutische Maßnahmen notwendig (Schädle-Deiniger, 2010). Zusammenfassend lässt sich sagen, dass sich die Angstprävention auf stabile Bedingungen für den Patienten, eine stabile Begleitung und individuelle Beratung bezieht.

Bei der Linderung der Nebenwirkungen der Benzodiazepine steht die Sturzprophylaxe im Vordergrund. Diese sollte bereits zu einem frühen Zeitpunkt mit dem betroffenen Patienten besprochen und eingeleitet werden. Der Grund für ein zügiges Angebot besteht im Wesentlichen darin, die Gesamtsituation für den Patienten durch eventuelle Sturzfolgen nicht noch zu verschlimmern. Die klassischen Sturzprophylaxemaßnahmen, die auf aktive und passive Schutzmaßnahmen abzielen, werden in dem Expertenstandard des DNQP (2006) detailliert beschrieben. Die Maßnahmen beziehen sich beispielsweise auf die Anwendung von Kraft-Balance-Training, Transferübungen, aber auch auf die Verwendung von Schutzmaßnahmen wie Hüftprotektoren. Selbstverständlich rät der Expertenstandard, Medikamente wie die Benzodiazepine, die die Gehfähigkeit beschränken, zu reduzieren.

Nebenwirkungen wie dem Hang-over des Medikamentes am nächsten Tag oder der Verlangsamung der Aufnahme von Gedächtnisinhalten sollte Rechnung getragen werden, sowohl in der ambulanten als auch in der stationären Altenhilfe. Dies würde beispielsweise bedeuten, dass die betroffenen Patienten später die Körperpflege durchführen können oder dass Freizeitangebote den kognitiven Möglichkeiten angepasst werden. Diese Anpassungen bedeuten auch, dass alle am Pflegeprozess Beteiligten von den getroffenen Strategien Kenntnis haben müssen bzw. diese weiterleiten.

4.9.7 Selbsthilfegruppen als wichtige Begleitung

Eine weitere Möglichkeit in der Begleitung von medikamentenabhängigen Patienten ist es, Kontakte zu Selbsthilfegruppen herzustellen (Elsesser/Sartory, 2005). Diese Kontakte werden von den Medikamentenabhängigen oft positiv wahrgenommen, da hinter den Selbsthilfegruppen oft ehemalige Betroffene stehen, die die schwierige Situation der Abhängigkeit besser verstehen und nachvollziehen können, da sie beispielsweise den Entzug am «eigenen Leib» erfahren haben. Diese höhere Affinität zum Thema kann zu neuen sozialen Kontakten für den

Patienten führen, da durch Selbsthilfegruppen oft Gruppenangebote initiiert werden. Die Authentizität dieser Gruppen wirkt oft vertrauensbildend und glaubwürdiger auf abhängige Patienten als der gutgemeinte Rat einer jungen Altenpflegerin. Allerdings werden die Selbsthilfegruppen als Ressource in der stationären und ambulanten Altenpflege noch selten genutzt.

4.9.8 Die aktive Rolle des Patienten

Der Patient kann, wenn er hierzu in der Lage ist, die Entzugsbehandlung selber aktiv unterstützen. Sinnvolle Beiträge wären beispielsweise:
- Das Führen eines *Medikamententagebuches*, in dem der Betroffene die eingenommenen Tabletten in Art und Menge aufführt. So kann besser nachvollzogen werden, welche Wirkstoffe in welcher Dosierung eingenommen wurden (Elsesser/Sartory, 2005).
- Die Nutzung eines *Beschwerdentagebuchs*, das mit dem Medikamententagebuch verbunden werden kann. Der Patient beschreibt die Beschwerden, die er hat, beispielsweise nach Zeit, Ausprägung und Stärke.
- *Übungen*, die zur Entspannung dienen, oder Alternativen zur Einnahme von Benzodiazepinen, beispielsweise bei der Schlafförderung.
- Der Betroffene sollte verschiedene *Alltagsaktivitäten* aufnehmen, damit das Leben sich normalisieren kann und es positive Handlungsalternativen zu den Medikamentenwirkungen gibt. Aus diesem Grund sollten die Aktivitäten in positiv besetzten Bereichen geplant und durchgeführt werden.

Die Angehörigen sollten, soweit sie am Prozess beteiligt sind, in die Freizeitaktivitäten und in die direkte Begleitung einbezogen werden (Ascheraden et al., 2009).

4.10 Prophylaxe der Medikamentenabhängigkeit

Kann es überhaupt eine wirkungsvolle Prophylaxe zur Medikamentenabhängigkeit geben? Und wenn ja – sind Pflegende daran beteiligt? Es wurden bereits verschiedene Strategien vorgestellt, um Medikamentenabhängigkeit zu beeinflussen. Gut organisierte Edukationsangebote und die Beteiligung von Selbsthilfegruppen sind jedoch nach wie vor rar.

Auffällig ist die Tatsache, dass Alkoholabhängigkeit gesellschaftlich stigmatisiert ist, im Gegensatz zur Medikamentenabhängigkeit vor allem bei älteren Menschen. Die Abhängigkeit von Medikamenten im Alter wird kaum thematisiert; sie scheint eher eine notwendige Folge des Alters zu sein (Nette, 1998). Folgende Fragen stellen sich: Wo sind die Selbsthilfegruppen für medikamentenabhängige Bewohner z. B. in Altenheimen? Wo sind Beratungsstellen für ältere Alkoholabhängige? Wer führt bei potenziell medikamentenabhängigen Patienten und deren Angehörigen eine fundierte Edukation durch?

Beratung sollte für zu Hause lebende ältere Menschen fundiert und zugehend angeboten werden. Dies könnten Wohlfahrtsverbände, kommunale Träger, aber auch Selbsthilfegruppen übernehmen. Eine enge Kooperation mit ambulant tätigen Pflegediensten könnte sowohl die Pflegenden der Pflegedienste als auch die Betroffenen selber entlasten. In den stationären oder teilstationären Altenhilfeeinrichtungen sollten Beratungskräfte tätig sein, die die psychologischen und pflegerischen Voraussetzungen mitbringen. Sie sollten bereits im Vorfeld vor einer Anordnung von Benzodiazepinen oder anderen abhängig machenden Medikamenten in den Pflegeprozess eingebunden werden. Diese Einbindung könnte beispielsweise im Rahmen einer kollegialen Beratung, bei Pflegevisiten oder Fallbesprechungen geschehen. Für diese sehr differenzierte Anforderung gibt es meines Erachtens in der Pflege zurzeit kaum geeignete Fortbildungen oder Qualifizierungsmaßnahmen. Diese qualifizierenden Maßnahmen könnten in Kooperation mit Selbsthilfegruppen wie dem Kreuzbund stattfinden. Die hier formulierte Forderung findet sich im Positionspapier der Diakonie (2008) wieder, die vor allem personelle und finanzielle Ressourcen und die Bereitstellung von fallunspezifischen Hilfen fordert, die regelhaft zur Verfügung stehen sollten. Die Diakonie verlangt ebenfalls die Nutzung eines bestehenden Case-Management-Systems zur Begleitung der Betroffenen. Im Positionspapier wird zudem darauf hingewiesen, dass Suchtkranken die pflegerische Hilfe nach § 37 SGB V (Krankenversicherung) verwehrt wird, obwohl Suchterkrankungen im ICD-10 eine Krankheit darstellen (Diakonie, 2008). Dies ist vor allem in der ambulanten Betreuung der Betroffenen schwierig, da ältere abhängigkeitskranke Patienten zu Hause nicht betreut werden können, weil die Leistungen nicht finanziert werden. Durch diese Regelung entsteht praktisch eine Versorgungslücke im ambulanten Bereich. Der Patient bräuchte zwar personelle und pflegerische Hilfe aufgrund der Abhängigkeitserkrankung, diese ist jedoch über die Krankenversicherung in aller Regel nicht gewährleistet. Für eine Pflegestufe nach dem Pflegeversicherungsgesetz SGB XI reicht jedoch oft die notwendige Pflegezeit nicht aus. So bleiben die Betroffenen häufig ohne Hilfe.

4.11 Medikamente in eigener Sache

Wie bei Alkohol und Nikotin gibt es ebenfalls eine Affinität einiger Pflegekräfte zu der Einnahme von Medikamenten. Im eigenen Bekanntenkreis kenne ich Kollegen, die in der Dauernachtwache arbeiten und regelmäßig Benzodiazepine während der Nachtwachenphase einnehmen, um besser zu «schlafen». Jenull und Brunner (2009) weisen darauf hin, dass Pflegende einen erhöhten Substanzkonsum aufweisen – häufig in Verbindung zu einer hohen Arbeitsbelastung. Oft kommt bei Pflegenden eine unausgewogene Ernährung hinzu. Gewichtsprobleme werden nicht selten mit der Unzufriedenheit über die Qualität der Kantine vor Ort in Zusammenhang gebracht. Jenull und Brunner (2009) schließen aus ihrer Untersuchung, dass die Rahmenbedingungen so zu sein scheinen, dass die Pflegenden sich selber manchmal vernachlässigen und gesundheitsriskantes Verhalten zeigen. Diese Situation habe auch Auswirkungen auf die Interaktion mit den zu Pflegenden. Wie bei den anderen in diesem Buch beschriebenen Suchtmitteln, kann das Thema Abhängigkeit von Benzodiazepinen nicht nur auf der Patientenseite diskutiert werden. Kollegen, die regelmäßig Benzodiazepine einnehmen, benötigen unter Umständen Hilfe und Beratung, um Ursachen für die Einnahme identifizieren zu können und gleichzeitig Strategien zu entwickeln, die Einnahme zu reduzieren oder zu beenden. Hierbei ist der rechtliche Aspekt nicht geklärt, ob Mitarbeitende, die regelmäßig Benzodiazepine einnehmen, arbeiten dürfen, und wenn ja, unter welchen Bedingungen.

5 Nikotinabhängigkeit

Die meisten Zigaretten werden im Erwachsenenalter konsumiert. Zurzeit rauchen noch mehr Männer als Frauen, doch Rauchen ist vor allem bei jüngeren Menschen und zunehmend bei Frauen sehr verbreitet. Es spricht viel dafür, dass in den nächsten Jahren rauchende ältere Frauen in Altenheimen häufiger anzutreffen sind als dies in der Vergangenheit der Fall war. Mit zunehmendem Alter nimmt die Menge an gerauchten Zigaretten wieder ab.

Ungefähr ein Viertel der deutschen Bevölkerung ist als Raucher zu bezeichnen (DHS, 2006). Immerhin beträgt die Aussteigerquote bei den Männern 24 % und bei den Frauen 13 %. Dies bedeutet, dass in Deutschland ca. 11 Millionen ehemalige Raucher leben. Der größte Teil der Raucher konsumiert zwischen 5 und 20 Zigaretten pro Tag. Ca. 10 % der Frauen über 70 Jahre und 17 % der über 70-jährigen Männer rauchen aktiv (RKI, 2006). Die über 70-Jährigen konsumieren etwa 10 Zigaretten pro Tag.

Der Tabakkonsum stellt heute das bedeutendste einzelne Gesundheitsrisiko in den Industrieländern dar (RKI, 2006). Das RKI weist ebenfalls darauf hin, dass aus der Sicht von Public Health aufgrund der vielen Erkrankungen, die durch das Rauchen begünstigt werden, die nachhaltige Senkung des Tabakkonsums ein vorrangiges gesundheitspolitisches Handlungsfeld darstellt. Ab 2003 wurden verschiedene Warnhinweise auf den Zigarettenpackungen verpflichtend; inwieweit Hinweise wie «Rauchen verursacht Lungenkrebs» zu einem veränderten Verhalten führen, ist nicht eindeutig geklärt. Dennoch können die verschiedensten Aktivitäten beobachtet werden, die den Zigarettenkonsum reduzieren sollen (Kolte, 2005).

Die Abhängigkeit vom Rauchen hat einen doppelten Charakter, da eine direkte Abhängigkeit vom Nikotin und zudem eine Gewöhnung ans Rauchen (DHS, 2006) entsteht. Das lang unterschätzte Suchtpotenzial wird mit dem von Opiaten verglichen – vor allem, weil Rauchen direkt wirkt: Bereits nach zehn Sekunden kommt es zu ersten Wirkungen im Gehirn.

Ein wesentliches Problem des Rauchens ist nicht nur die häufige Wiederholung in der Stunde oder am Tag, sondern auch ritualisierte Situationen, in denen nach der Zigarette gegriffen wird: die Zigarette nach dem Aufstehen, nach dem Frühstück, nach der Arbeit, nach einer besonderen Anforderung. Hört man also mit dem Rauchen auf, meldet das Unterbewusstsein in den beschriebenen Situationen eine Zigarette an. Das Rauchverlangen, das so entsteht, beschreibt der Begriff «Craving» (Klinkenberg in Amberger/Roll, 2010). Craving kann nach mehreren Monaten des Rauchstopps immer noch auftreten und verursacht oft Rückfälle. Interventionen zur Tabakentwöhnung können Lungenkrebs, Atemwegs- oder Herz-Kreislauf-Erkrankungen reduzieren und tragen damit zur Gesundheitsförderung bei. Die Entwöhnung ist ebenfalls ein wichtiger Bestandteil bei der Prophylaxe der verschiedensten Erkrankungen und fördert unter anderem die Genesung bei orthopädischen und chirurgischen Eingriffen (Haug et al., 2010).

In Deutschland sterben wahrscheinlich 140 000 Menschen jährlich an den Folgen des Rauchens.

5.1 Wirkstoffe des Tabaks

Tabak wurde im 16. Jahrhundert von den Entdeckern Amerikas in Europa eingeführt. Seit dem 17. Jahrhundert wird er zunehmend als Genussmittel verwendet.

Tabakrauch ist ein Aerosol, in dem über 4000 Inhaltsstoffe wie Ammoniak, Blausäure, Formaldehyd, Kondensat und Teer gelöst sind. Schädlich sind vor allem Kohlenmonoxid, Kohlenwasserstoffe, Phenole, Benzole und verschiedene Schwermetalle wie Cadmium und Blei. Fast 95 % des Tabakrauchs wird durch die Mund- und die Lungenschleimhaut aufgenommen (Wolter, 2010).

In den letzten Jahren wurden verschiedene Stoffe bekannt, die durch die Zigarettenindustrie dem Zigarettentabak zugesetzt wurden, damit die Nikotinzufuhr beim Rauchen erhöht werden konnte. So wurde eine schnellere Anflutung von Nikotin im Blut durch eine Alkalisierung des Tabaks erreicht. Das Kohlenmonoxid aus dem Zigarettenrauch verbindet sich mit den Erythrozyten, sodass diese nicht mehr so viel Sauerstoff aufnehmen können (DHS, 2006). Was dies für ältere Menschen bedeutet, denen sowieso weniger Sauerstoff zur Verfügung steht, da die Sauerstoffaufnahme im Alter abnimmt und die Pumpleistung des Herzens geringer wird, kann man sich leicht vorstellen.

Der Hauptwirkstoff des Tabakrauchs ist das Nikotin, das sowohl über die Mundschleimhaut als auch über die Alveolen aufgenommen wird, von dort in den Blutkreislauf gelangt und in der Leber abgebaut wird. Im Gehirn angelangt, lagert sich das Nikotin an verschiedenen Nervenzellen ab und setzt unterschiedliche Neurotransmitter wie Noradrenalin oder Endorphin frei. Diese Botenstoffe hemmen beispielsweise Hunger, reduzieren Angst und Schmerzen.

Wirkungen des Nikotins:
- Steigerung der Aufmerksamkeit
- Dämpfung von Angst und Wut
- Entspannung bei Stress und Nervosität
- Entspannung der Muskulatur
- Abbau von Müdigkeit.

Die Wirkung des Nikotins ist auch von der Stimmung des Rauchers abhängig und kann diese verstärken. Durch die Menge an Nikotin kann eine anregende, aber auch eine beruhigende und entspannende Wirkung erzielt werden. Der Einfluss von Nikotin auf verschiedene Neurotransmittersysteme wie Acetylcholin, Serotonin und Dopamin wirkt zudem auf den Appetit und die Stimmung (Kolte, 2005). Wesentliche Schäden durch das Rauchen werden jedoch nicht durch das Nikotin, sondern durch die zahlreichen anderen Stoffe verursacht.

Die Wirkung des Nikotins setzt direkt ein, da es durch die Schleimhäute und die Alveolen der Lunge direkt aufgenommen wird. Es kommt zu einer Erhöhung der Herzfrequenz und des Blutdrucks und zu einer Reduktion der Temperatur. Bei hohem Konsum können Durchfall, Tremor, Kopfschmerzen und Erbrechen beobachtet werden (Wolter, 2010).

Welche Zusätze dem Tabak hinzugesetzt wurden oder welche schon im Tabak enthaltenen Stoffe zusätzliche Schäden verursachen können, kann die Zigarettenindustrie dem Raucher vorenthalten – diese Tatsache hat bereits die verschiedensten Gerichte, vor allem in den USA, beschäftigt. Offenbar ist die überaus engagierte Lobby-Arbeit der Zigarettenindustrie jedoch weiterhin erfolgreich, denn die Gewinne sprudeln in diesem Industriezweig immer noch beträchtlich (suchtmittel.de).

Neben der Tabakindustrie scheint auch der Staat gut am Tabak zu verdienen: Auch wenn die Einnahmen durch die Tabaksteuer in Deutschland 2006 um 3,6 % zurückgegangen waren, betrugen sie immer noch 23 Milliarden Euro (Handelsblatt, 2007).

5.2 Wirkung von Tabak auf den Organismus älterer Menschen

Je länger, je mehr und je stärkere Zigaretten geraucht werden, desto größer sind die Schäden durch das Rauchen. Das Rauchen steht an erster Stelle der wichtigsten Risikofaktoren für Erkrankungen in der westlichen Welt. Wesentliche gesundheitliche Folgeprobleme durch das Rauchen sind:
- Herz-Kreislauf-Störungen
- höhere Infektanfälligkeit
- eine vorzeitige Hautalterung mit Faltenbildung
- Potenzprobleme

- Glaukom und Makuladegenerationen
- früherer Eintritt in das Klimakterium
- ein erhöhtes Osteoporose-Risiko mit einer Steigerung der Frakturneigung
- Gedächtnisstörungen
- Gehör- und Sehschäden.

Das Krebsrisiko steigt je nach Rauchgewohnheiten von einer Verdoppelung auf bis zu einer Vervierfachung der Erkrankungswahrscheinlichkeit. Besonders häufig sind Tumore im Mund- und Rachenraum sowie am Kehlkopf und in der Mundhöhle (DHS, 2006).

Für Arteriosklerose ist das Rauchen einer der drei Hauptfaktoren im höheren Erwachsenenalter. Damit ist das Rauchen wesentlich an der Entstehung von Herzinfarkten, Schlaganfällen und Durchblutungsstörungen, vor allem der Extremitäten, verantwortlich. Auch für das sogenannte Lungen-Emphysem ist das Rauchen maßgeblich mitverantwortlich: Im fortgeschrittenen Stadium kann der Betroffene nicht mehr genug Sauerstoff aufnehmen und leidet praktisch permanent unter Luftnot. Dieser Zustand führt zu einer schnellen Kurzatmigkeit selbst bei kleinsten Anstrengungen. Im Verlauf kann es notwendig sein, regelmäßig oder sogar permanent mit Sauerstoff angereicherte Luft zu inhalieren. Im letztgenannten Zustand benötigen die Betroffenen häufig umfangreiche Hilfe bei den meisten täglichen Pflegetätigkeiten. Rauchen erhöht ebenfalls das Risiko, im Alter um das zwei- dreifache an Sehschärfe zu verlieren, selbst dann, wenn das Rauchen bereits seit vielen Jahren aufgegeben wurde (Nichtraucherschutz, 2010). Darüber hinaus gibt es Hinweise darauf, dass das Rauchen zu einer Minderung der Muskelkraft führt und die Beweglichkeit einschränken kann. Besonders scheint dies auch auf die Handkraft zuzutreffen. Ebenfalls ist das Risiko für ein chronisches Nierenversagen bei Rauchern erhöht, vor allem bei Männern über 40 und in höherem Alter (Stengel et al., 2005).

Eine schwierige Situation besteht für Menschen, die gleichzeitig rauchen, Alkohol trinken und übergewichtig sind (Wolter, 2010). Rauchen und Trinken von Alkohol ist eine häufige Kombination: Diese ist besonders kritisch zu bewerten, vor allem, wenn über viele Jahre beide Stoffe konsumiert wurden und sich so die verschiedenen Folgeprobleme aufsummieren. In diesen Fällen kann eine deutliche Voralterung beobachtet werden, die oft mit Einbußen der Kondition einhergeht. Nikotin beeinflusst darüber hinaus die Wirkung verschiedenster Medikamente, so wird beispielsweise die Wirkung von inhalierten Kortikoiden und die Serumkonzentration von Antipsychotika durch das Rauchen reduziert.

Nikotinabhängigkeit und Depression stehen ebenfalls in einer ungünstigen Verbindung: Das Risiko einer Depression bei Menschen, die mit dem Rauchen aufhören, steigt deutlich an. Raucher mit einer chronischen obstruktiven Atemwegserkrankung (COPD) haben ein erhöhtes Depressionsrisiko, die Depression ihrerseits fördert den Tabakkonsum. Diese gegenseitige Beeinflussung macht das Aufhören und die Reduktion des Konsums besonders schwierig (Wolter, 2010). Verschiedene internationale Studien kommen zu dem Ergebnis, dass es im mittleren Lebensalter durch den Tabakkonsum zu einem beschleunigten kognitiven Abbau kommt. So ist es nachvollziehbar, dass das Rauchen im Alter zu einem erhöhten Demenzrisiko führt. Wer raucht, hat ein um den Faktor 1,72 höheres Alzheimerrisiko, was fast einer Verdoppelung der Gefahr gleichkommt (Cataldo et al., 2010). Cataldo widerlegt damit den Mythos, dass Rauchen vor Alzheimer schütze.

Ein weiteres Problem des Rauchens im Alter scheint die Abnahme kognitiver Leistungen zu sein. Alewijn Ott vom medizinischen Zentrum Erasmus in Rotterdam und andere Wissenschaftler befragten 9209 Männer und Frauen im Alter von mindestens 65 Jahren nach ihren Rauchgewohnheiten. Anschließend maßen sie knapp zweieinhalb Jahre lang mit Fragebögen und einfachen Intelligenztests immer wieder die geistige Leistungsfähigkeit ihrer Probanden. Das Ergebnis wies darauf hin, dass unter den Rauchern die Leistungsfähigkeit pro Jahr fünfmal schneller sank als bei den Nichtrauchern. In der 2004 veröffentlichten Arbeit wird ebenfalls darauf hingewiesen, dass die Rate des geistigen Verfalls mit der Zahl der Zigaretten steigt. Auch ehemalige Raucher hatten einen schlechteren Wert als Nichtraucher. Erklärt werden diese Beobachtungen unter anderem mit kleinen, lokal begrenzten Durchblutungsstörungen im Gehirn (Spiegel Online, 2004).

5.2.1 Erektionsstörungen

Rauchen gilt, wie bereits erwähnt, als Risikofaktor Nummer eins für Krebs- und Herz-Kreislauf-Erkrankungen. Verschiedene Studien belegen zudem, dass auch Erektionsstörungen bei Zigarettenkonsumenten deutlich häufiger auftreten als bei Nichtrauchern.

Die Veränderungen der Gefäßwände beginnen schon im Kindsalter oder in der Jugend, machen sich aber erst nach 40 bis 60 Jahren bemerkbar. Das erklärt, warum es so wichtig ist, Arteriosklerose rechtzeitig vorzubeugen: Im Alter kann höchstens Schadensbegrenzung betrieben werden. Ein Patient mit Herzproblemen (koronarer Herzkrankheit) kann durch Verzicht auf Tabak sein Sterberisiko um 50 % senken. Ein Rauchstopp wird sich aber auch positiv auf das Sexualleben auswirken (nach Informationen von BBC Health und BSMO; Rollini, 2011). US-amerikanische Wissenschaftler haben in ihrer Studie 4764 Männer mit einem Durchschnittsalter von 47 Jahren untersucht. Männer, die täglich mehr als zehn Zigaretten geraucht hatten, wiesen im Vergleich zu Nichtrauchern ein 16 % höheres Risiko für Erektionsprobleme (erektile Dysfunktion) auf. Bei den Studienteilnehmern, die 11 bis 20 Zigaretten pro Tag konsumiert hatten, war das Risiko um 36 % erhöht. Die starken Raucher, die täglich mehr als 20 Zigaretten rauchten, hatten ein 60 % höheres Risiko für eine erektile Dysfunktion.

Die Inhaltsstoffe des Tabaks fördern die Ablagerungen in den Gefäßen. Die roten Blutkörperchen werden statt mit Sauerstoff überwiegend mit dem eingeatmeten Kohlenmonoxid beladen. Die Sauerstoffversorgung des Gewebes nimmt ab, wodurch schädliches LDL-Cholesterin leichter in die Gefäßwand eindringen und sich dort ablagern kann. Der Gegenspieler bei diesem Prozess ist das HDL-Cholesterin, das durch das Rauchen jedoch gleichzeitig vermindert wird. Die Folge: Gerinnungsstoffe wie Fibrinogen und Blutplättchen nehmen zu, die Fließeigenschaften des Blutes verändern sich, die Gefäße sind verengt. Mediziner sprechen von einer Arteriosklerose.

Arteriosklerotische Veränderungen können überall im Körper auftreten, zum Beispiel in den Herzkranzgefäßen, was im Ernstfall zum Herzinfarkt führt. Meist sind aber erst kleinere Gefäße betroffen, wie die Arterien, die den Penis versorgen. Kommt es hier zu Ablagerungen, fließt nicht mehr ausreichend Blut in die Schwellkörper – die Erektion ist gestört (Varant Kupelian/Link, 2009).

5.3 Einschätzen der Nikotinabhängigkeit

Die Abhängigkeitskriterien, die für Alkohol genutzt werden, unterscheiden sich kaum von denen der Nikotinabhängigkeit; auch Toleranzentwicklung, Entzugssymptome und der Kontrollverlust können beobachtet werden. Die ICD-10 beschreibt die Nikotinabhängigkeit unter F 17 und F 17.2 wie folgt:

F 17 Psychische und Verhaltensstörungen durch Tabak ICD-10 (WHO, 2011)

> **F 17.2 Abhängigkeitssyndrom.** Eine Gruppe von Verhaltens-, kognitiven und körperlichen Phänomenen, die sich nach wiederholtem Substanzgebrauch entwickeln. Typischerweise besteht ein starker Wunsch, die Substanz einzunehmen, Schwierigkeiten, den Konsum zu kontrollieren, und anhaltender Substanzgebrauch trotz schädlicher Folgen. Dem Substanzgebrauch wird Vorrang vor anderen Aktivitäten und Verpflichtungen gegeben. Es entwickelt sich eine Toleranzerhöhung und manchmal ein körperliches Entzugssyndrom. Das Abhängigkeitssyndrom kann sich auf einen einzelnen Stoff beziehen (z. B. Tabak, Alkohol oder Diazepam), auf eine Substanzgruppe (z. B. opiatähnliche Substanzen) oder auch auf ein weites Spektrum pharmakologisch unterschiedlicher Substanzen (ICD-10; Dillinger et al., 2011).

Im ICD-10 werden die Kriterien für eine Tabakabhängigkeit ebenfalls benannt. Treffen drei der folgenden Punkte zu, so spricht man von Tabakabhängigkeit:
1. zwanghaftes Rauchverlangen
2. verminderte Kontrollfähigkeit bezüglich Beginn, Beendigung und Menge des Tabakkonsums
3. Entzugserscheinungen bei Wegfall bzw. Einschränkung des Konsums

4. Toleranzentwicklung (Erhöhung der Zahl der täglich gerauchten Zigaretten)
5. Vernachlässigung anderer Tätigkeiten zugunsten des Rauchens
6. fortgesetztes Rauchen trotz des Wissens um seine gesundheitsschädigenden Wirkungen.

Aufgrund der verschiedenen Faktoren, die für die Nikotinabhängigkeit verursachend sein können, und der vielfältigen negativen Auswirkungen kommen verschiedene Pflegediagnosen in Frage, die auszugsweise in Tabelle 5-1 vorgestellt sind.

Um die Stärke der Nikotinabhängigkeit einschätzen zu können, wird international häufig der Fagerström-Test, wie in Tabelle 5-2 dargestellt, genutzt (Wolter, 2010). Dieser Test kann nicht nur zur Diagnostik verwendet werden, sondern gibt auch Hinweise auf eine zu erwartende Entzugssymptomatik. Der Test besitzt eine gute Qualität und Reliabilität, der Zeitaufwand beträgt ca. zwei Minuten.
    Insgesamt werden ca. 70 % der Raucher als nikotinabhängig im Sinne des ICD-10 (WHO, 2011) bezeichnet (DHS, 2006).

In der Pflege bzw. Bewertung der Situation psychisch erkrankter älterer Menschen spielen neben diesen Einschätzungsmöglichkeiten durch den Fagerström-Test oder den Einschätzungskriterien des ICD-10 (WHO, 2011) auch direkte Beobachtungen eine Rolle. Kognitiv eingeschränkte Bewohner in der stationären Altenhilfe befinden sich beispielsweise in einer besonderen Situation, da sie manchmal noch rauchen wollen, sich jedoch nicht mehr adäquat mitteilen können. Ebenfalls ist es durchaus vorstellbar, dass Entzugserscheinungen bei kognitiv eingeschränkten Bewohnern nicht erkannt werden und das beobachtete Verhalten einer diagnostizierten Demenz oder den verabreichten Psychopharmaka zugeordnet wird. So scheint es sinnvoll, gerade für diesen Personenkreis pflegeanamnestische und biografische Informationen zu erheben, wie:
- Bis wann hat der Betroffene geraucht?
- Wurden Zigaretten angeboten?
- Wie hat der Patient darauf reagiert?
- Welche Zigarettenmarke wurde geraucht?
- Wie häufig wurde geraucht?
- Wann am Tag wurde geraucht?
- Kann der Betroffene mit der Zigarette umgehen (z. B. verbrennt er sich immer die Finger, weil er die Zigarette erst spät ausdrückt)?
- Inhaliert er tief?
- Bekommt er häufig Hustenanfälle?
- Benutzt er einen Aschenbecher oder eben nicht?
- Kann er sich an Absprachen halten oder eben nicht?

Tabelle 5-1: Mögliche Pflegediagnosen bei Nikotinabhängigkeit (Doenges et al., 2012)

Diagnose	Definition und Erläuterung
Verminderte Herzleistung	Das vom Herzen ausgeworfene Blut genügt den metabolischen Anforderungen des Körpers nicht. Auswirkungen und Symptome sind: Erschöpfung, Ödeme, Kurzatmigkeit, Husten usw.
Durchblutungsstörung (zu spezifizieren: zerebrale, kardiopulmonale, renale, gastrointestinale, periphere)	Eine Abnahme der Nährstoff- und Sauerstoffversorgung auf zellulärer Ebene, bedingt durch eine ungenügende kapillare Blutversorgung. Mögliche Folgen und Symptome sind: Austauschstörungen, mechanische Verminderung des venösen und arteriellen Blutflusses, Hypoventilation, Blutdruckveränderungen in den Extremitäten, verminderte oder nicht tastbare Pulse, verzögerte Wundheilung.
Beeinträchtigter Gasaustausch	übermäßiger oder zu geringer Sauerstoff- und/oder Kohlendioxidaustausch in den Alveolarkapillaren
Gefahr einer Körperschädigung	Ein Zustand, bei dem ein Mensch dem Risiko einer Körperschädigung ausgesetzt ist als Folge von Umweltbedingungen/-einflüssen, die mit den Anpassungsfähigkeiten und Abwehrkräften des Betroffenen in einer Wechselbeziehung stehen. Als Risikofaktoren werden beispielsweise chemische Schadstoffe wie Medikamente, Drogen, Alkohol, Koffein Nikotin und andere angegeben.
Unwirksames Coping (unwirksames Problembewältigungsverhalten)	Eine Störung der Anpassungs- und der Problemlösungsfähigkeiten eines Menschen in Bezug auf die Einschätzung von Situationen, die Auswahl geeigneter Reaktionen und die Unfähigkeit, vorhandene Ressourcen zu nutzen. Mögliche Ursachen sind: unangemessenes Maß an Vertrauen, die Situation zu bewältigen – Unsicherheit – unangemessene soziale Unterstützung, hervorgerufen durch spezifische Merkmale der Beziehung und deren Gestaltung – unangemessene Wahrnehmung der persönlichen Kontroll- und Einflussmöglichkeiten – unangemessene verfügbare Ressourcen – unangemessene Entlastungsmethoden gegenüber Belastungen – Störung der Wahrnehmung in Bezug auf die Art der Bedrohung. Merkmale und Kennzeichen: Schlafstörungen, Erschöpfung, Missbrauch von chemischen Substanzen, Anspannung und Appetitlosigkeit, unangemessenes Problemlösungsverhalten, destruktives Verhalten gegen sich selbst und andere wie übermäßiges Essen, Rauchen, Alkoholgenuss von Alkohol, Missbrauch; Gebrauch von verordneten/rezeptfreien Medikamenten und andere.
Noncompliance	Verhaltensweise eines Patienten und/ oder eines pflegenden Angehörigen, die nicht mit dem zuvor zwischen Person und Pflegenden/Arzt abgestimmten Gesundheitsförderungsprogramm oder Behandlungsplan übereinstimmt.

5.3 Einschätzen der Nikotinabhängigkeit

Tabelle 5-2: Fagerström-Test (Bewertung: 0–2 Punkte leichte, 3–7 mittelgradige, 8–10 schwere Nikotinabhängigkeit) (http//www.uni-wuerzburg.de//fileadmin/32500600/fagerstroemtest.pdf [letztes Zugriffsdatum: 2. 4. 2012])

Punkte	3	2	1	0
Wann nach dem Aufstehen rauchen Sie Ihre erste Zigarette?	innerhalb von 5 Min.	innerhalb von 6 bis 30 Min.	innerhalb von 31 bis 60 Min.	nach 60 Min. oder später
Finden Sie es schwierig, an Orten, an denen das Rauchen verboten ist, das Rauchen sein zu lassen?			ja	nein
Auf welche Zigarette würden Sie nicht verzichten wollen?			die erste am Morgen	andere
Wie viele Zigaretten rauchen Sie im Allgemeinen pro Tag?	mehr als 30	21 bis 30	11 bis 20	bis 10
Rauchen Sie in den ersten Stunden nach dem Aufstehen im Allgemeinen mehr als am Rest des Tages?			ja	nein
Kommt es vor, dass Sie rauchen, wenn Sie so krank sind, dass Sie tagesüber im Bett bleiben müssen?			ja	nein

Diese und andere Beobachtungen hängen stark von zusätzlichen Erkrankungen ab, aber vor allem auch von kognitiven Möglichkeiten. Solche Informationen sollten sowohl in einem ambulanten, aber auch in einem stationären Setting ermittelt werden, denn daraus können sich beispielsweise Risikopotenziale ergeben. Diese Potenziale beziehen sich nicht nur auf die Person direkt, sondern auch auf das Umfeld, wie beispielsweise bei einer Brandgefahr.

Durchaus vorstellbar ist die Situation, dass Symptome eines Entzugs beispielsweise bei einem demenziell erkrankten Patienten verkannt werden. Ein solches nicht erklärbares Verhalten könnte aufgedeckt werden, indem der Patient die Möglichkeit erhält, an einer Zigarette zu ziehen und sein Verhalten dann erneut eingeschätzt wird. Gehen herausfordernde Verhaltensweisen oder Entzugssymptome unter Nikotineinfluss zurück, kann dies der Hinweis auf eine Nikotinabhängigkeit sein. Diese in der Pflege nicht regelhaft verankerten Vorgehensweisen sollten eng mit den Angehörigen und/oder Betreuern abgesprochen werden.

Besonders schwierig scheint im Zusammenhang mit ethischen Fragen, ob bei Patienten, bei denen aus der Biografie der Tabakkonsum bekannt ist, ein Rauchstopp durchgeführt werden darf, wenn diese in ihrer Kognition stark eingeschränkt sind. Müsste nicht eher, wie in anderen Lebensbereichen auch, ermittelt werden, ob der Betroffene positiv und mit Wiedererkennung auf die angebotene Zigarette oder Zigarre reagiert? Widerspricht der institutionalisierte Rauchstopp nicht der Autonomie dieser Patientengruppe, die vielleicht nur durch ihre kognitive Situation am Rauchen gehindert werden, weil sie Zigaretten und Streichhölzer in ihrer Funktion nicht mehr erkennen, aber ein Rauchverlangen haben?

Meine Erfahrungen in der praktischen Pflegearbeit in der stationären und ambulanten Pflege sprechen dafür, dass rauchende Mitarbeiter eher dazu neigen, bei bekanntem Tabakkonsum den betroffenen Patienten die Möglichkeit zum Rauchen unter Beaufsichtigung zu ermöglichen. Bei der Mehrzahl von nicht rauchenden Mitarbeitern würde ich davon ausgehen, dass sie nur dann den Rauchwunsch der Patienten unterstützen, wenn diese das einfordern und dieses Prinzip konzeptionell unterstützt wird. Im Bereich des Tabakkonsums gibt es noch einige offene Fragen, die ähnlich gelagert sind, wie die des Alkoholkonsums bei Alkoholabhängigkeit von Heimbewohnern. Diese Fragen gilt es vor allem im Sinne und aus der Sicht der Betroffenen zu diskutieren und für sie akzeptable Handlungsangebote zu entwickeln, die sich auf einen Konsens stützen. Dieser Konsens muss von den Pflegenden eingehalten werden, auch wenn man im ein oder anderen Fall persönlich eine andere Meinung vertritt. Wenn der Nikotinkonsum zu der Biografie eines demenziell Erkrankten gehört, müsste dieser nicht bei einer biografiegestützten Arbeit aufgegriffen werden? Wer sagt denn, dass das Anschauen von alten Bildern und das Anhören alter Schallplatten, wie dies in der Biografiearbeit oft beschrieben wird, wichtiger ist als der Hinweis darauf, dass der Betroffene regelmäßig Alkohol getrunken und Zigaretten oder Zigarren geraucht hat? Diese Diskussion ist bezüglich der Autonomie und Authentizität von kognitiv eingeschränkten Menschen in Institutionen, aber auch in der häuslichen Umgebung noch zu führen. Möglicherweise ist eine ethische Fallbesprechung eine Möglichkeit, diese Fragestellung zu beleuchten (siehe Kap. 8.). Diese Diskussion sollte vor dem Hintergrund geführt werden, ob der Patient in einem Krankenhaus behandelt wird mit dem Ziel, den Nikotinkonsum einzudämmen, oder ambulant zu Hause oder in einem Seniorenheim lebt. Die Bedingungen scheinen anders zu sein, wenngleich das Ziel des Rauchstopps verfolgt werden sollte, jedoch nicht um jeden Preis.

5.4 Reduzieren des Nikotinkonsums und Rauchstopp

Mit dem Rauchen aufzuhören ist schwer – dies können vielleicht sogar einige Leser bestätigen; der ein oder andere hat wahrscheinlich bereits mehrere Versuche hinter sich. Nach meinen Beobachtungen ist dies ein häufiges Gesprächsthema zum Beispiel bei Dienstübergaben, in denen von den verschiedenen Rauchstoppversuchen berichtet wird und warum es so schwierig ist aufzuhören bzw. warum man erneut begonnen hat zu rauchen. Natürlich ist es eine Binsenweisheit, dass die eigenen Probleme bei einem Rauchstopp genauso bei älteren Menschen auftreten werden.

Häufig wird beschrieben, dass es nach dem Aufhören zu folgenden Problemen kommt:

- Schlafstörungen
- Nervosität
- Hunger
- Angst
- Konzentrationsstörungen.

Wenn diese oder ähnliche Beschwerden massiv auftreten, steht die Frage des Weiterrauchens natürlich sofort im Raum. Wird weniger geraucht oder auf leichtere Zigaretten umgestiegen, reduziert sich das Krebsrisiko. Das Risiko für das Herz-Kreislaufsystem verändert sich jedoch durch die Reduktion des aufgenommenen Nikotins kaum, denn der geringere Anteil an Nikotin wird durch tiefere Inhalation ausgeglichen.

Es lohnt sich immer, mit dem Rauchen aufzuhören – natürlich auch für ältere Menschen. In einer Untersuchung im Saarland konnte beobachtet werden, dass von den 50- bis 74-Jährigen 60 % aufhören und 30 % immerhin den Konsum reduzieren wollen (Wolter, 2010). Gleichzeitig wurde deutlich, dass die Gruppe der 70- bis 74-Jährigen weniger motiviert war als die Jüngeren. Dahinter könnte das Motto stecken, dass es sich im Alter nicht mehr lohnt aufzuhören. Tatsächlich ist es so, dass die durch jahrzehntelanges Rauchen verursachten Organschäden oft unumkehrbar sind und es Jahre dauern kann, bis das Krebsrisiko zurückgeht. Allerdings erleben ältere Nichtraucher die Vorteile des Nichtrauchens genauso wie jüngere Menschen (DHS, 2006). Je eher man aufhört zu rauchen, desto mehr Lebenszeit gewinnt der Betroffene. Selbst wenn erst mit 65 Jahren das Rauchen aufgegeben wird, werden ca. 1,5 bis 3,5 Lebensjahre gewonnen. Raucherentwöhnungsprogramme lohnen sich auf für ältere Menschen – wahrscheinlich können sie sogar eher einen Rauchstopp erreichen. Kommen körperliche Beschwerden hinzu und können diese mit dem Rauchen in Verbindung gebracht werden, nimmt die Motivation des Aufhörens zu.

5.4.1 Rauchstopp in der Altenhilfe

Prinzipielle Überlegungen zum Rauchstopp in der Altenhilfe:
- Aufklären der älteren Raucher.
- Aufhören im Alter lohnt sich praktisch immer!
- Ein Leben ohne Nikotin hat eine höhere Qualität!
- Angebote von lokalen Entwöhnungsprogrammen nutzen und den Betroffenen anbieten.
- Mitarbeiter sollten sich genau über die Risiken des Rauchens und den Nutzen von Rauchstopps informieren.
- Keinen Pessimismus verbreiten, das schmälert die Erfolgschancen für einen Rauchstopp.

Es sollte auf keinen Fall Fatalismus vertreten werden, frei nach dem Motto: «In Ihrem Alter lohnt sich das Aufhören doch nicht mehr.» Manchmal hört man auch geistreiche Argumente wie: «Jopi Heesters oder Helmut Schmidt sind auch mit Rauchen uralt geworden!» Diese Form der negativen Motivation verbietet sich.

In der kleinen Befragung von Pflegekräften und Leitungskräften in der Altenpflege (siehe Einleitung) kommt man zu dem Ergebnis, dass der überwiegende Teil der Bewohner auch in den Zimmern rauchen darf. Leider ist das Risiko eines Zimmerbrandes nicht zu unterschätzen; die Aufforderung zu einem Rauchstopp kann unter Umständen mit diesem Argument unterstützt werden. Zwei Drittel der Mitarbeiter in der Befragung geben demenziell erkrankten Bewohnern Zigaretten, wenn bekannt ist, dass diese früher geraucht haben. Inwieweit eine regelrechte Aufforderung zum Rauchen bei kognitiv eingeschränkten Bewohnern sinnvoll oder ethisch vertretbar ist, sollte in Zukunft diskutiert werden. Eine einheitliche Antwort ist im Augenblick nicht erkennbar.

Was sehr deutlich aus der Befragung abgeleitet werden kann, ist, dass es zurzeit kaum regelhafte Beratungsgespräche oder Entwöhnungsprogramme bei den Befragten gibt. In dem Bereich der Beratung gibt es einen hohen Handlungsbedarf; vor allem vor dem Hintergrund, dass mit der Einführung der Expertenstandards in Deutschland bei einem bestehenden Risiko (wie Sturz, Harninkontinenz u.a.) die Pflegekraft den Patienten, Angehörige oder den gesetzlichen Betreuer bezüglich des Risikos beraten muss. Dies wird in den Standards als wesentliche pflegerische Leistung gefordert. Die Expertenstandards sind im Sozialen Gesetzbuch XI im § 113 verbindlich verankert. Für die Bereiche Nikotin, aber auch für Psychopharmaka und Alkohol gibt es zurzeit keine solche Regelung, die eine zuverlässige, fachliche und kompetente Beratung fordern würde. Offenbar wären aber gerade in diesem Bereich für die Betroffenen eine Erhöhung der Lebensqualität und eine Verbesserung der Gesundheit durch einen Rauchstopp zu erreichen. Ein Rauchstopp muss selbstverständlich durch den Betroffenen gewollt und selbst herbeigeführt werden. Angehörige der Gesundheitsberufe haben hier aber eine begleitende und beratende Funktion und nehmen aufgrund ihrer hohen zeitlichen Präsenz eine Schlüsselrolle ein. Ein Rauchstopp kann durchaus von Pflegenden durch eine gute Beratung mit initiiert sein.

5.4.2 Beratung für einen Rauchstopp

Die Komplexität der Beratung durch Pflegende wird durch die Begriffe Wissen, Erfahrung und Intuition deutlich, von denen die Güte der Beratung abhängt (Koch-Straube, 2001). Bei genauerer Betrachtung stellt man fest, dass sich die Pflege in einem permanenten Beratungsprozess befindet, der sich in Tätigkeiten der Körperpflege und der Alltagsbegleitung vollzieht. Ebenfalls spielen Pflegende eine Rolle in der Begleitung von rauchenden Patienten und können diese im Alltag auf mögliche Reduktionsmöglichkeiten aufmerksam machen. Das Konzept der integrativen Beratung bezieht Aspekte wie Diagnosen, Analysen und die Erfassung der Situation eines Menschen, wie Unsicherheit, Alter und Angst, mit ein und scheint daher für die Anforderungen in der Pflege gute Möglichkeiten zu bieten (Koch-Straube, 2001). In diesem Sinne wird Beratung als Lernprozess für Pflegende und die Betroffenen wahrgenommen. Das bedeutet, sich immer an Situationen anzupassen mit dem Ziel, Veränderungen zu erreichen, die das Leben bewältigbar machen – in diesem Fall den Nikotinkonsum beeinflussen. Koch-Straube (2001) meint, es sei schwierig und komplex, dass die Pflegeperson und der Beratene sich darin unterstützen, das «Problem» (die Abhängigkeit und die Situation) nicht isoliert zu betrachten, sondern im Kontext mit anderen Faktoren. Die Anforderung besteht darin, den Nikotinkonsum in den Kontext bisheriger Erfahrungen und Perspektiven zu stellen, unter Einbeziehung der sozialen Umwelt und der augenblicklichen Situation mit ihren speziellen Anforderungen. Durch diese Perspektive bekommt Beratung eine komplexere Bedeutung, die in der Pflege vor allem von Abhängigen erkannt und umgesetzt werden sollte.

> **Beispiel**
>
> Der betroffene Patient bekommt immer unterschiedliche Botschaften: Einerseits werden ihm die Vorteile des Rauchstopps vermittelt und er wird ermutigt, den Tabakkonsum zu reduzieren, andererseits wird er vielleicht durch seine Verwandten immer wieder animiert zu rauchen. Diesen Aspekt muss der Berater integrieren, um den Lebensumständen des Beratenden gerecht zu werden und sich selbst und den Beratenden nicht zu überfordern.

Dies bedeutet ebenfalls, dass Pflegende eine beratende Diagnose stellen könnten, die darauf abzielt, die Bedeutung des Rauchstopps für den Betroffenen einzuschätzen. Beratung impliziert, eine Entscheidung oder eine Einstellungsänderung zu begleiten, aber nach Möglichkeit nicht als Ziel vorzuformulieren. Der Rauchstopp ist die Entscheidung des Betroffenen, die dieser ohne Druck von außen trifft. Bietet man ein Ziel von vornherein an, kann die Chance auf einen eigenen Weg des Beratenen verpasst sein. Neben den fachlichen und persönlichen Anforderungen zur Beratung benötigen Pflegekräfte das Vertrauen in die Patienten, dass diese die Kraft haben, ihr eigenes Verhalten zu beeinflussen. Pessimismus ist hier fehl am Platz und wird nicht zu einer positiven Entwicklung bei den Betroffenen führen.

Ein weiterer Aspekt der Beratung, die zu einem nachhaltigen Rauchstopp führen soll, ist, dass die Unterstützung und Begleitung der Betroffenen weitergeführt werden muss. Die Nachbetreuung ist als Rückfallprophylaxe nicht zu unterschätzen. Da Pflegekräfte gerade in der Begleitung älterer Menschen oft viel Zeit mit den Betroffenen verbringen, haben sie in Alltagssituationen immer wieder die Möglichkeit, den Rauchstopp zu reflektieren und zu unterstützen. Diese «Nachsorge» wird eine wichtige Rolle gegen das Craving (siehe S. 80) spielen und das Vertrauen in der pflegerischen Beziehung stärken. Wie diese «Nachsorge» organisiert wird, hängt im Wesentlichen vom Beratungsprozess und der Pflegebeziehung ab. So können regelrechte Termine ausgemacht werden, an denen über die rauchfreie Zeit gesprochen wird. Eine tägliche Begleitung und Nachfrage im Rahmen einer Bezugspersonenpflege ist auch vorstellbar, wenn diese regelhaft evaluiert wird. Einschätzungen, ob der Betroffene sich im Rauchstopp stabilisiert oder ob er rückfallgefährdet ist, können Inhalte der Evaluation sein.

> Es lohnt sich immer, mit dem Rauchen aufzuhören: Wollen Pflegende positiven Einfluss nehmen, sollten sie auch positiv wirken!

Die Frage, ob ein abrupter Rauchstopp besser ist als eine langsame Reduktion, ist viel diskutiert worden. In den meisten Foren, die Hilfen für einen Rauchstopp anbieten, wird das sofortige Aufhören propagiert.

Ein Rauchstopp lohnt sich, selbst wenn Sie bereits seit vielen Jahren rauchen! Die amerikanische Krebsgesellschaft hat die kurz- und langfristigen Vorteile eines Rauchstopps untersucht und folgende Übersicht (siehe Tab. 5-3) zusammengestellt.

Durch einen Rauchstopp fällt das Atmen leichter, die Leistungsfähigkeit steigt, das Essen schmeckt intensiver, die Durchblutung wird besser, der Raucherhusten hört auf und Haare und Kleidung riechen nicht mehr nach Rauch. Außerdem wird deutlich weniger Geld ausgegeben.

Diese Inhalte aus der Übersicht können beispielsweise Inhalte eines Beratungsgespräches sein oder als Broschüre den Betroffenen zur Verfügung gestellt werden.

Allen Pflegenden stellt sich die Frage, ob Bewohner oder Patienten, für die sie zuständig sind, beispielsweise im Rahmen einer Bezugspflege auf das Rauchen angesprochen wurden. Schwer fällt dies wahrscheinlich vor allem Pflegenden, die selber rauchen. Solche Gespräche sind jedoch notwendig – es ist die primäre Aufgabe von Pflegenden, aber auch dem multidisziplinären Team, Gesundheitsförderung zu betreiben. Wie bei den anderen Abhängigkeiten ist die motivierende Gesprächsführung (siehe Kap. 3.7.1) bei der Unterstützung der Betroffenen eine gute weitere Möglichkeit einer gesundheitsfördernden Strategie. Beim Rauchstopp wie bei der Abstinenz von Alkohol ist der Rückfall nicht als Versagen zu bewerten, sondern eher als Schritt auf einem schwierigen Weg. Der Wiederbeginn mit dem Rauchen sollte offen angesprochen werden, und es ist sinnvoll, eher nach den Gründen zu suchen, die dazu geführt haben, wieder zu rauchen, als Vorwürfe zu formulieren.

Tabelle 5-3: Was verändert sich durch den Rauchstopp im zeitlichen Verlauf? (DHS 2006; Bundeszentrale für gesundheitliche Aufklärung; Deutsches Krebsforschungszentrum)

Nach 20 Minuten
Puls und Blutdruck sinken auf normale Werte.

Nach 8 Stunden
Der Kohlenmonoxid-Spiegel im Blut sinkt, der Sauerstoffpegel steigt auf normale Höhe.

Nach 24 Stunden
Das Herzinfarktrisiko geht bereits leicht zurück.

Nach 48 Stunden
Die Nervenenden beginnen mit der Regeneration, Geruchs- und Geschmackssinn verbessern sich.

Nach 2 Wochen bis 3 Monaten
Der Kreislauf stabilisiert sich. Die Lungenfunktion verbessert sich.

Nach 1 bis 9 Monaten
Die Hustenanfälle, Verstopfung der Nasennebenhöhlen und Kurzatmigkeit gehen zurück. Die Lunge wird allmählich gereinigt, indem Schleim abgebaut wird.

Nach einem Jahr
Das Risiko, dass der Herzmuskel zu wenig Sauerstoff erhält, ist nur noch halb so groß wie bei einem Raucher.

Nach 5 Jahren
Das Risiko, an Lungenkrebs zu sterben, ist um 50 % gesunken. Ebenso ist das Risiko für Krebserkrankungen von Mundhöhle, Luft- und Speiseröhre um die Hälfte zurückgegangen.

Nach 10 Jahren
Das Lungenkrebsrisiko ist weiter gesunken bis auf ein normales Niveau. Zellen mit Gewebeveränderungen, die als Vorstufe eines Krebses aufzufassen sind, werden ausgeschieden und ersetzt. Auch das Risiko für weitere Krebsarten sinkt.

Nach 15 Jahren
Das Risiko eines Herzinfarkts ist nicht höher als das eines Nichtrauchers.

Beratung nach den fünf A

Die WHO empfiehlt als Strategie für einen Rauchstopp das «Fünf-A-Konzept» *(Ask, Advise, Assess, Assist, Arrange)* (DHS, 2006).
Die fünf Schritte beinhalten:
1. Die Abfrage des Rauchstatus *(Ask)*
   Hierbei wird nach den Rauchgewohnheiten gefragt und danach, ob der Betroffene bereits einmal versucht hat, mit dem Rauchen aufzuhören. Die Gesprächsergebnisse werden nach Möglichkeit dokumentiert.

2. Dem Betroffenen wird geraten, auf das Rauchen zu verzichten *(Advise)*
   Der Betroffene bekommt personenbezogene Informationen, die deutlich machen, welche persönlichen Vorteile das Nichtrauchen hat.
3. Die Motivation des Betroffenen, mit dem Rauchen aufzuhören, wird direkt angesprochen *(Assess)*
   In dieser Phase wird die Bereitschaft der betroffenen Person erkundet, mit dem Rauchen aufzuhören. Es wird überlegt und beobachtet, ob der Betroffene bereit ist, einen Termin für einen Rauchstopp zu vereinbaren.
4. Assistieren und Unterstützen beim Rauchstopp *(Assist)*
   Die Unterstützung der betroffenen Personen besteht unter anderem darin, einen regelrechten Ausstiegsplan festzulegen. Die Hilfe kann in der Bereitstellung von Materialien bestehen, aber auch in der moralischen Unterstützung des Betroffenen.
5. Die Nachbetreuung organisieren *(Arrange)*
   In jedem Fall sollte es Nachfolgetermine geben, die eine Rückfallprophylaxe darstellen und den Rauchstopp langfristig sichern.

> Weitere Informationen können im Deutschen Krebsforschungszentrum eingesehen und genutzt werden.

Unterschätzen Sie Ihre Wirkung auf Menschen nicht. Das Deutsche Krebsforschungszentrum geht davon aus, dass alleine Hinweise und Beratung von Mitarbeitern aus Gesundheitsberufen, wie der Kranken- und Altenpflege, nachvollziehbaren Effekt sowohl auf die Aufhörmotivation als auch auf die erreichten Abstinenzraten von Rauchern haben. Wir Pflegende verbringen ja vor allem in der stationären Pflege verhältnismäßig viel Zeit mit dem Patienten, nicht nur in Bezug auf die rein körperliche Pflege. In dieser Zeit wirken wir auf den Patienten sowohl positiv als auch negativ. Ärzte oder andere Therapeuten verbringen deutlich weniger Zeit mit dem Patienten und sind in vielen Fällen auch nicht so nah bzw. intim mit den Betroffenen. Die Nähe wie auch die miteinander verbrachte Zeit bergen Probleme, aber vor allem auch Chancen. In diesem Zusammenhang besteht die Möglichkeit, im positiven Sinne auf die Betroffenen zu wirken.

Im Gespräch mit den Betroffenen muss auch über die unangenehmen Seiten des Entzugs gesprochen werden. Der Entzug von Nikotin scheint weniger intensiv zu sein als der von Alkohol und Benzodiazepinen. Nach dem Entzug können jedoch Appetitveränderungen auftreten. Da diese oft mit einer Gewichtszunahme einhergehen, wird dieser Umstand häufig als Grund genannt, nicht aufzuhören. Neben dem «Klassiker» Zunehmen können ebenfalls auch Schlafstörungen, Depressionen und das Craving auftreten.

Es gibt weitere Methoden zur Unterstützung von Rauchstopps, die im Rahmen von Beratungsgesprächen angeboten werden können. Es geht meistens darum, eine Selbsteinschätzung des Rauchers darzustellen und die Funktion, die das Rauchen hat, anzuerkennen. Darüber hinaus wird im Sinne der motivierenden Gesprächsführung motivierend auf den Betroffenen eingewirkt.

5.4.3 Zwangsrauchstopp oder das Einteilen von Zigaretten

Manchmal ist es notwendig, den Zigarettenkonsum von Patienten oder Bewohnern zu regulieren. Dies geht nur mit entsprechenden Absprachen mit einem gesetzlichen Betreuer, dem Betroffenen und/oder dessen Angehörigen.

Wenn Zigaretten eingeteilt werden, kann eine Gemengelage mit «problematischem Verhalten und Manipulation» entstehen. Die daraus resultierenden Verhaltensweisen der Betroffenen führen bei Patienten mit Persönlichkeitsstörungen praktisch immer zu Problemen (Amberger/Roll, 2010). Aber auch bei älteren Nikotinabhängigen kann es zu Problemen kommen. Beispielsweise kommt es gerade in der stationären Altenhilfe immer wieder vor, dass Patienten mehr rauchen, als sie sich finanziell leisten können. Sie fragen nicht selten Pflegende, ob sie mehr Zigaretten haben können. Im besten Fall gibt es eine interprofessionelle Regelung, wie in diesen Einzelfällen im Team verfahren wird. Jedoch kommt es immer wieder vor, dass sich Pflegekollegen aufgrund des insistierenden Patienten gegen die Vereinbarungen entscheiden und zusätzliche Zigaretten ausgeben. Wenn nun ein anderer Mitarbeiter von dem betroffenen Patienten auf eine Sonderration angesprochen wird, sich aber an die Absprachen hält, kommt es nicht selten zum kuriosen Phänomen «gute Pflegende»/«böse Pflegende»: Die Kollegen, die sich an Vereinbarungen halten, werden von dem Patienten als hart und ungerecht bezeichnet – die, die sich nicht an die Absprache gehalten haben, werden hingegen als gute und verständnisvolle Pflegende angesehen.

Die in diesem Beispiel beschriebene Situation kann als Manipulation wahrgenommen werden. Diese Manipulation sollte jedoch nicht als eine absichtliche Aktion verstanden werden, die persönlich und gezielt durch den Patienten lanciert wird. Viel eher ist diese Situation zu verstehen durch das Craving und den unersättlichen Wunsch, die eigenen Bedürfnisse zu befriedigen (vgl. Amberger/Roll, 2010). Für Pflegeteams, die mit diesen Patienten umgehen, ist es unbedingt notwendig, Regeln aufzustellen und diese immer wieder auf Inhalte und Umsetzung zu überprüfen. Eine mögliche Spaltung des Teams sollte erkannt und diskutiert werden. Das Unterschätzen einer solchen Entwicklung kann im Einzelfall fatale Folgen haben.

5.5 Medikamentöse Behandlung der Tabakabhängigkeit

In den vergangenen Jahren wurde viel über die Risikominderung der Rauchfolgen durch Nikotinkaugummis und -pflaster gesprochen. Sie können als Ausstiegshilfen verwendet werden, die Langzeitwirkung dieser Mittel ist jedoch noch nicht bekannt. Bei der Einnahme von Nikotinpräparaten sollte in jedem Fall der Arzt befragt werden.

5.5.1 Nikotinersatztherapie

Die Nikotinersatztherapie scheint sinnvoll zu sein, da mit ihrer Hilfe offenbar die Erfolgsquote bei einem Rauchstopp deutlich höher ist (Wolter, 2010). Es existieren verschiedene Formen:

- Pflaster werden in verschiedenen Stärken genutzt; es gibt Stärken bis 21 mg. Die Freisetzung findet je nach Stärke über einen Zeitraum von 5 bis 24 Stunden statt, je nach Präparat.
Unerwünschte Wirkungen: Lokale Reaktionen, Kontaktekzeme, Hautrötungen (Jucken, Brennen und andere), Übelkeit, Erbrechen, Schlaflosigkeit, Schwindel, Kopfschmerzen, Erbrechen und Krämpfe, kardiovaskuläre Reaktionen, Brustschmerzen, Bluthochdruck, Tachykardie.
- Kaugummis in verschiedenen Stärken
Unerwünschte Wirkungen: Entzündungen an der Schleimhaut, Gingivablutungen, Hautreaktionen, Kopfschmerzen, Schwindel, Schlafstörungen, Herzklopfen (Arzneimittelkommission, 2001).
- Nasenspray
Das Nasenspray wirkt sehr rasch und behebt sofort die Entzugserscheinungen. Behandlungsdauer: zwischen 8 Wochen und maximal 3 Monaten. Das Nasenspray ist in Apotheken auf ärztliche Verordnung erhältlich. Das Dosierspray (10 ml) enthält 100 mg Nikotin.
Nebenwirkungen: Die Nebenwirkungen erscheinen meistens während den ersten Wochen nach Behandlungsbeginn und sind auf lokale Körperteile beschränkt: Irritationen der Nasenschleimhaut, Schnupfen und Niesen. Man beobachtet gelegentlich auch Schwindel, Erbrechen Übelkeit und Herzklopfen (siehe http://www.stop-tabac.ch/de/substituts_nicotiques.html [letztes Zugriffsdatum: 28. 10. 2011]).

Die Menge der notwendigen Nikotinaufnahme durch eine oder mehrere der dargestellten Applikationsformen ist vor allem von der Menge der konsumierten Zigaretten abhängig. Der Fagerström-Test wird hierbei ebenfalls zurate gezogen. Ein stufenweises Vorgehen für eine Raucherentwöhnung könnte folgendermaßen gestaltet werden:

- Eine nikotinabhängige Person mit einer Punktzahl von 1 bis 2 im Fagerström-Test und einem Zigarettenkonsum von 5 bis 10 Zigaretten pro Tag würde mit einem Aufklärungsgespräch begleitet. Bedarfsweise könnte bei einem starken Zigarettenwunsch 1 Nikotinkaugummi genommen werden.
- Bei einer Punktzahl von bis 3 im Fagerström-Test und einem Zigarettenkonsum von unter 15 Zigaretten könnte der betroffene Raucher 12 Nikotinkaugummis oder 1 Pflaster nehmen. Bei einem Rauchstopp sollte die Behandlung noch 2 bis 3 Wochen fortgeführt werden, bevor die Dosis reduziert wird.
- Bei einer Punktzahl von 5 oder mehr im Fagerström-Test und einem Zigarettenkonsum von 15 bis 25 Zigaretten je Tag könnten 1 Nikotinpflaster und 6 bis 12 Nikotinkaugummis je nach Rauchverlangen genommen werden. Alternativ dazu könnte je ein Hub des Nikotinnasensprays bei jedem Rauchverlangen eingenommen werden. Hört der Betroffene auf zu rauchen, sollten Kaugummis oder Nasenspray für mögliche «Craving»-Effekte bereitgehalten werden.
- Bei einer Punktzahl von 7 oder mehr im Fagerström-Test und einem Zigarettenkonsum von 25 bis 45 Zigaretten je Tag könnten 1 Nikotinpflaster und 10 bis 12 Nikotinkaugummis plus Nikotinnasenspray eingenommen werden, bis die «Craving»-Effekte nachlassen. Die Behandlung mit der Nikotinersatztherapie sollte 2 bis 4 Wochen nach dem Rauchstopp weitergegeben werden um den Behandlungserfolg zu sichern. Für eventuelle Craving-Effekte sollte beispielsweise das Nasenspray noch für ein halbes Jahr zur Verfügung stehen.

Es gibt weitere Applikationsformen, wie beispielsweise Sublingualtabletten/Microtabs.
- Der Wirkstoff Bupropion (Zyban®) wird ebenfalls zur Raucherentwöhnung verwendet. Das Medikament ist ein naher Verwandter der Amphetamine. Das Bupropion ist ein Antidepressivum, das jedoch offenbar positiv auf einen Rauchstopp wirkt – auch bei Patienten ohne Depression in der Anamnese. Das Bupropion wird 7 oder 14 Tage vor dem Rauchstopp eingenommen, damit es seine Wirkung entfalten kann (Tretter, 2008). Die Gruppe der Serotoninwiederaufnahmehemmer (Antidepressiva) sind wahrscheinlich unwirksam für einen Rauchstopp (Wolter, 2010).
Unerwünschte Wirkungen: Das Bupropion kann zu Schlaflosigkeit, Kopfschmerzen, Mundtrockenheit, Benommenheit, Gelenk- und Muskelschmerzen, Zittern, Angst und Verwirrtheit führen. Es können auch epileptische Anfälle während der Behandlung auftreten. Darüber hinaus gibt es die verschiedensten Wechselwirkungen.
- Ebenfalls wird das Nortrilen®, ein älteres trizyklisches Antidepressivum, eingesetzt und in den letzten Jahren auch das Champix® (Tretter, 2008; Wolter, 2010). In beiden Fällen ist auf die verschiedenen Nebenwirkungen zu achten. Ebenfalls sollte auf die Frage, ob diese Medikamente sich in der Zukunft bei einem Rauchstopp bei älteren Patienten bewähren, geachtet werden. Die medikamentöse

Unterstützung eines Rauchstopps scheint aber ratsam zu sein, denn es spricht einiges dafür, dass mit der Nutzung von Ersatzpräparaten die Erfolgsquoten bei einem Rauchstopp auch bei älteren Menschen deutlich höher sind (Wolter, 2010).

In jedem Fall scheint es sinnvoll zu sein, vor dem gesetzten Rauchstopp mit der Aufnahme von Nikotin zu beginnen, damit es nicht zu einem «Nikotinloch» kommt. Die Höhe der Dosierung sollte mit dem Arzt abgesprochen werden. Ebenfalls sollten die Ersatztherapien mit Nikotinpräparaten langsam ausgeschlichen und nicht abrupt beendet werden. Vor allem das Bupropion, aber auch die anderen Präparate sollten wegen ihrer unerwünschten Wirkungen nur unter Aufsicht und dem Wissen des behandelnden Hausarztes eingenommen werden.

5.5.2 Weitere Unterstützungsmaßnahmen

Über die bereits vorgestellten Verfahren hinaus existieren weitere Möglichkeiten, einen Rauchstopp zu forcieren, zu unterstützen oder zu sichern.

Gewichthalten

Wenn die Zunahme an Körpergewicht eine Befürchtung des Patienten ist, die ihn von einem Rauchstopp abhält, dann bietet sich eine diätetische Begleitung an. Es gibt verschiedene Hinweise darauf, dass die Gewichtszunahme nicht so dramatisch ist, wie oft angenommen, denn im Durchschnitt nähern sich ehemalige Raucher mit ihrem Körpergewicht dem des Bevölkerungsdurchschnitts an. Mit den Patienten, die mit dem Rauchen aufhören wollen, kann beispielsweise über kalorienarme Snacks gesprochen werden, die dann gegessen werden können, wenn der Betroffene Lust auf eine Zigarette hat. Das Prinzip heißt, Speisen und Snacks mit einer geringen Nährstoffdichte zu nutzen, damit es nicht zu einer Gewichtzunahme kommt.

Entspannungsverfahren

Entspannungsverfahren wie autogenes Training oder die progressive Muskelrelaxation nach Jacobsen können wertvolle Unterstützungsmaßnahmen für die Raucher sein. Die Schulungen dieser Verfahren werden von vielen Krankenkassen unterstützt. Warum sollten nicht die Betroffenen in der stationären Altenhilfe in solchen Verfahren durch Pflegekräfte geschult werden? Bei anderen Pflegeproblemen wie Schlafstörungen werden diese Verfahren von Pflegenden und anderen Vertretern der Gesundheitsberufe erfolgreich angewendet. Das Einüben dieser

Verfahren kann auch im Zusammenhang mit den anderen in diesem Buch vorgestellten Abhängigkeits- oder Missbrauchsformen hilfreich eingesetzt werden. Die Nutzung von Entspannungsverfahren erhöht die Kompetenz und Selbstpflegefähigkeit bei Abhängigkeitserkrankungen, und eben diese Fähigkeit ist notwendig, um den Heilungsprozess aktiv zu unterstützen.

Ersatz für die Abstinenz

Ein Verfahren, in dem ebenfalls die Erhöhung der Kompetenz und Selbstpflegefähigkeit im Vordergrund steht, ist die *Belohnung für die Abstinenz*. Häufig wird von ehemaligen Rauchern berichtet, dass das Aufhören grundsätzlich gar nicht so schlimm gewesen sei, aber es bestimmte Rauchrituale gab, bei der die Zigarette besonders fehlte und manchmal noch über Jahre fehlt. Solche Rituale sind die Zigarette nach dem Frühstück, nach bestimmten Arbeiten, nach dem Dienst usw. Wenn diese Situationen bekannt sind, kann gemeinsam überlegt werden, wie in diesen Fällen ein adäquater Ersatz für das Nichtrauchen hergestellt werden kann. Pflegende können hier die verschiedensten Konzepte und Verfahren anwenden, die einen positiven Stimulus nutzen:
- Aspekte der Basalen Stimulation wie die atemstimulierende Einreibung
- Aromatherapie, kombiniert mit einem Vollbad
- Wickel und Auflagen
- Massagen.

Diese Verfahren sollten einzeln und in ihren Kombinationen auf ihre Wirksamkeit bezogen auf einen Rauchstopp untersucht werden, damit in der Zukunft diese Pflegetechniken gezielter eingesetzt werden können.

Hypnose

Hypnose zeigt bei einigen Patienten gute Wirkung, sollte jedoch immer durch andere Methoden gesichert oder begleitet werden. Langfristige Abstinenz ist nicht belegt (Tretter, 2008; Barnes et al., 2006) – es gibt nicht genügend Ergebnisse aus qualitativ hochwertigen Studien über die Wirksamkeit von Hypnosetherapie bei Rauchern, die aufhören wollen.

Akupunktur

Akupunktur hilft verschiedenen Patienten. Wie bei der Hypnose sollten jedoch auch hier andere Verfahren genutzt werden, um einen möglichst lange andauernden Erfolg zu sichern.

Es gibt aber auch Hinweise, dass bei vielen Rauchern, die mit dem Rauchen aufhören wollen, Akupunktur nicht wirksam ist (White et al., 2011).

5.6 Nichtraucherschutz

Nichtraucherschutz muss in Institutionen der Altenhilfe genauso umgesetzt werden wie in allen anderen Teilen unserer Gesellschaft. Aufgrund des gesundheitspflegerischen Anspruchs unserer Profession ist der Auftrag besonders ernst zu nehmen, vor allem weil wir wissen, wie gefährlich das Passivrauchen ist. Diese Forderung geht natürlich in beide Richtungen – so müssen auch pflegende Mitarbeiter vor rauchenden Patienten geschützt werden. Etwas knifflig wird die Situation bei der Pflege kognitiv eingeschränkter Raucher, da hier der Schutz im Alltag für Pflegende nicht einfach ist. Die Gesetzgebung zum Nichtraucherschutz ist in Deutschland schwierig, da es unzählige Ausnahmeregelungen gibt. Grundsätzlich lässt sich jedoch sagen, dass in Krankenhäusern in der Regel das Rauchen generell verboten ist. In Seniorenheimen ist das Rauchen in den Zimmern (Einzelzimmern) oft erlaubt, jedoch nicht gerne gesehen. Ist das Rauchen in den Zimmern verboten, so müsste dies im Heimvertrag geregelt sein. Die Gemeinschaftsräume in Seniorenheimen sind in aller Regel nicht mehr für das Rauchen vorgesehen. In einigen Einrichtungen gibt es spezielle Raucherräume.

> Über folgenden Link kann das Gesetz zum Schutz von Nichtrauchern aufgerufen werden: http://www.bmg.bund.de/ministerium/aufgaben-und-organisation/ gesetze-und-verordnungen.html [letztes Zugriffsdatum: 28.10.2011]. Das Gesetz kan auch über den Bundesanzeigerverlag heruntergeladen werden.

5.7 Brandgefahr durch Rauchen im Altenheim und andere Alltagsfragen in der stationären Altenhilfe

24 Menschen sterben bei Brand in russischem Altenheim der durch Rauchen verursacht wurde (Badische Zeitung, 27. März 2011).

Bei 50 weiteren Bränden in Deutschland mit der Brandursache Rauchen starben 28 Personen und weitere 204 wurden verletzt.

In 35 Altenheimen und 15 Krankenhäusern in Deutschland mussten insgesamt 1202 Personen evakuiert werden. Auslöser des Brandes war jeweils eine einzelne Zigarette! (Freiwillige Feuerwehr Schoelnach)

Ein 86-jähriger Mann ist am Donnerstagmorgen beim Brand in einem Altenheim in Garbsen bei Hannover gestorben. Andere Heimbewohner wurden nicht verletzt, wie die Polizei mitteilte. Die Brandermittler gehen davon aus, dass der Demenzkranke, der Raucher war, das Feuer selbst verschuldet hat (Ad hoc News, 10. März 2011).

Zigarettenasche als mögliche Ursache
Aus verkohlten Brandresten des Vinzenzheimes in Egg müssen nun die Brandermittler den Brandhergang ermitteln. Vermutlich löste Zigarettenglut in einem Müllbehälter den Großbrand aus (Redaktion, 10. März 2008).

«Brandermittlungen beendet – Ruine des Altenheims wird abgerissen – 92-Jährige weiter in Lebensgefahr». Egg – Zigarettenstummel in einem Abfallbehälter dürften den Brand im Vinzenzheim ausgelöst haben, der elf Menschenleben forderte. «Die Wahrscheinlichkeit, dass es so ist, hat sich verdichtet.» Im Altenheim habe Rauchverbot bestanden, erlaubt war das Rauchen aber auf den Balkonen. (derStandard.at, 10. März 2008)

Diese Berichte und Artikel aus der Tagespresse könnten ohne Probleme über mehrere Seiten dieses Buches fortgesetzt werden, wollte man nur die größten Brandkatastrophen mit Todesfolge benennen. Insgesamt wird dardurch das Risiko eines Brandes durch Zigarettenglut sehr deutlich. Wie viele Bewohner von Altenheimen, Hospizen und Krankenhäusern tatsächlich dadurch zu Tode kommen, ist nicht eindeutig. In meiner über 30-jährigen Berufspraxis habe ich Brände mit dieser Ursache mehrmals erlebt. Brände, vor allem wenn Menschen zu Schaden gekommen sind, führen immer wieder zu Diskussionen über die Erlaubnis, in Altenheimen, speziell aber in den Zimmern, zu rauchen.

Vor allem körperlich und kognitiv geschwächte aktive Raucher sind besonders gefährdet, unbeabsichtigt beim Rauchen die Kontrolle über die Zigarettenglut zu verlieren und so ein Feuer entfachen. Bei diesem Personenkreis sollten Angehörige und Pflegende besondere Vorsicht walten lassen, sodass die Betroffenen bei höchstmöglicher Sicherheit selbstbestimmt leben können. Die Situation sollte jedoch auch Anlass zu einer Diskussion über einen Rauchstopp mit den Betroffenen sein. Hierbei ist nicht gemeint, mit dem drohenden Zeigefinger auf die Risiken und die Opfer hinzuweisen, sondern mit den Betroffenen herauszuarbeiten, wie positiv ein Rauchstopp für alle Beteiligten sein kann.

Hinweis

In jedem Fall sollten alle Zimmer, die nicht direkt eingesehen werden, mit einem Rauchmelder versehen sein; auch all diejenigen Räume, in denen «heimlich» geraucht werden kann, aber vielleicht nicht sollte.

6 Opiatabhängigkeit

6.1 Einleitung

Opiatabhängigkeit im Alter steht nicht im Fokus dieses Buches, da die Selbstversorgung von älteren Opiatabhängigen bisher nur in Einzelfällen nicht mehr gewährleistet ist (Degkwitz/Zurhold, 2008); dennoch soll das Thema hier kurz aufgegriffen werden. Der Grund hierfür ist die steigende epidemiologische Entwicklung in diesem Bereich.

Eine ständige Pflegebedürftigkeit älterer Opiatabhängiger im Sinne der Pflegeversicherung in Deutschland ist bisher nur selten zu beobachten. Verschiedene Studien weisen aber darauf hin, dass die Anzahl dieser Patienten zunehmen wird. In der Untersuchung von Degkwitz und Zurhold (2008) in Hamburg weisen die Autoren darauf hin, dass eine genaue Angabe von Zahlen kaum möglich ist, da es bisher nur wenige über 60-jährige Betroffene gibt. Auch weitere Autoren merken an, dass die üblicherweise angenommene Altersgrenze, ähnlich wie dies in diesem Buch bereits im Kapitel Alkoholabhängigkeit beschrieben wurde, zu hoch ist. Wahrscheinlich ist eine deutlich niedrigere Altersgrenze sinnvoller, da eine langjährige Opiatabhängigkeit den Körper massiv voraltern lässt, sodass bereits 45-Jährige den Gesundheitsstatus eines 60- bis 70-Jährigen erreichen können.

Langjährige Drogenabhängigkeit unter Einbezug von Opiaten zieht eine Vielzahl von gesundheitlichen und psychosozialen Problemen mit ins Alter hinein. Oft leben ältere opiatabhängige Menschen isoliert. Die Gründe hierfür sind vielfältig – einerseits liegt es daran, dass soziale Kontakte nicht aufrechterhalten werden können, andererseits sind Gleichgesinnte oftmals bereits verstorben, sitzen im Gefängnis ein oder vieles mehr.

Die Gruppe der über 45-jährigen Opiatabhängigen wächst deutlich an: Während der Anteil der über 45-Jährigen in Deutschland im Jahr 2004 noch 5,8 % betragen hat, so ist er 2008 bereits auf 10,4 % angewachsen. Unter den Opiatabhängigen hat sich das Durchschnittsalter zum Teil deutlich erhöht. Ähnliche Beobachtungen können in der Schweiz gemacht werden.

6.2 Häufige Erkrankungen älterer Opiatabhängiger

Aufgrund guter Behandlungsmöglichkeiten in den Bereichen der Hepatitis- und HIV-Therapie erhöht sich die Lebenserwartung drogenkonsumierender Patienten deutlich. Dennoch kommen viele verschiedene Beschwerden hinzu, die dem Alter zugerechnet werden. Durch die langjährige Einnahme von Opioiden gibt es viele Begleiterkrankungen, zudem zeigen die Folgen eines reduzierten Lebens wie Obdachlosigkeit, Strafvollzug und oft eine denkbar schlechte gesundheitliche Versorgung ihre negative Wirkung.

Durch eine Fehl- und Mangelernährung und eine insgesamt oftmals ungesunde Lebensführung (obdachlose Abhängige leben auch im Winter auf der Straße) setzen Alterungsprozesse bei Drogenabhängigen früher ein als bei nicht drogenabhängigen Altersgenossen. Besondere altersbedingte Erkrankungen wie Diabetes mellitus, Osteoporose oder Altersdemenz scheinen besonders früh einzusetzen. Der langjährige Drogenkonsum und die damit häufig verbundene Beschaffungskriminalität führen oft dazu, dass die Abhängigen 20 Jahre früher Erkrankungen entwickeln und pflegebedürftig werden, als dies bei anderen Menschen üblich ist.

Neben den benannten kommen auch folgende Erkrankungen häufig vor:
- Infektionskrankheiten
- Lungen- und Atemwegserkrankungen
- Herz-Kreislaufstörungen
- Bluthochdruck
- Stoffwechselkrankheiten
- Leberinsuffizienz,
- epileptische Anfälle
- Erkrankungen des Nervensystems
- irreversible Schädigungen der Hirngefäße, der Herzkranzgefäße sowie der Gefäßversorgung der Magenschleimhaut und der Bauchspeicheldrüse.

(Degkwitz/Zurhold, 2008)

Bei diesen Erkrankungen sind viele alltägliche Probleme noch nicht erwähnt – wie Mangelernährung oder der schlechte Haut- und Pflegezustand der Betroffenen. Nicht selten sind alte, schlecht heilende Wunden vorhanden, die Mundhöhle und die Zähne weisen in aller Regel einen reduzierten Pflegezustand auf. Die Venen sind häufig an fast allen zugängigen Stellen in einem sehr schlechten Zustand, was sich in Entzündungen und Verhärtungen äußern kann.

Hinzu kommen Störungen der Aufmerksamkeit, des Konzentrationsvermögens, des Gedächtnisses und der Orientierung (Wolter, 2010).

6.3 Betreuung und Pflege älterer opiatabhängiger Menschen

Als «Best Practice» in der Behandlung von Senioren mit Alkohol- und Drogenproblemen gilt in Kanada die Prämisse, altersspezifische Angebote zu schaffen, die mit einem in Sucht und Gerontologie ausgebildeten Personal besetzt sind: «Seniors benefit from age-specific interventions, and service providers should be trained in both gerontology and substance use issues. Harm reduction is recognized as an effective approach for improving outcomes. Greater collaboration and communication among professionals are needed to create a comprehensive continuum of care for seniors» (Health Canada, 2002).

Aus Sicht der Altenpflege ist zu betonen, dass für den Umgang mit diesen Patienten spezifische Kenntnisse zu den somatischen Erkrankungen und den speziellen Lebensbedingungen von älteren Drogenabhängigen notwendig sind. Im Hinblick auf die somatischen Erkrankungen führen Infektionskrankheiten und schlechte Venenverhältnisse zu Schwierigkeiten bei der Vergabe von Medikamenten durch Pflegeeinrichtungen (DBDD, 2009). Da sich in Deutschland, aber auch in weiteren europäischen Ländern (etwa England), ein Großteil der Drogenabhängigen im Alter von 40 bis 60 Jahren in einer Substitutionsbehandlung befindet, müssten Pflegende, die mit der Pflege dieser Patienten beauftragt sind, diese Behandlung unterstützen können. Eine angemessene Drogenbehandlung deckt nur einen Teil des möglicherweise bestehenden Hilfebedarfes ab. Bei den älteren Drogenabhängigen wird eine professionelle Betreuung und Pflege zur Bewältigung des Alltags früher oder später nötig sein. Erfahrungen zeigen, dass oftmals nur Teile des bestehenden Pflegebedarfs finanziert werden (DBDD, 2009). In diesem Zusammenhang ist es oft nicht einfach, eine angemessene Pflegestufe (Pflegeversicherungsgesetz in Deutschland) zu erreichen. Die Pflegestufe ist entscheidend für die Höhe der finanziellen Zuwendungen; diese ist zurzeit jedoch noch stark an körperlichen Gebrechen orientiert.

In der Stadt Hamburg werden 2015 voraussichtlich ca. 500 bis 800 von harten Drogen Abhängige leben, die über 55 Jahre alt sind und institutionelle Hilfe benötigen (Degkwitz/Zurhold 2008).

Wo sollen diese Patienten gepflegt werden? Diese Frage ist offenbar nur unzureichend geklärt. Ebenfalls problematisch ist eine Betreuung und Pflege der Betroffenen durch die etablierte stationäre Altenpflege, obwohl der Pflegebedarf früher oder später zutreffen wird.

Schäffler (2010) beschreibt die Problematik der Betroffenen aus deren Sicht; so hat fast ein Drittel der Teilnehmer einer Studie sinngemäß erklärt, dass die Pflegenden in der Altenhilfe ein fehlendes Verständnis für die Belange von Drogenabhängigen haben. Die Sorge vor einem fehlenden Verständnis ist wahrscheinlich nicht unbegründet und resultiert vor allem aus bisherigen Erfahrungen im Umgang mit Personal verschiedenster Einrichtungen. Die meisten Autoren sind sich darüber einig, dass die Spannbreite der Kompetenzen, die zur Betreuung und

Pflege der Betroffenen benötigt wird, sehr vielfältig sein muss. Wahrscheinlich muss sich die Altenhilfe in Zukunft auf diese Patienten einstellen und neue Kooperationen und Spezialisierungen bilden, um den benötigten Anforderungen zu entsprechen.

Notwendig sind zudem neue Kooperationen, beispielsweise in der ambulanten Betreuung dieser Patienten vor Ort, die mit spezialisierten Mitarbeitern durchgeführt werden können. Der überwiegende Teil der Befragten der Untersuchung in Hamburg (Degkwitz/Zurhold, 2008) kann sich eine Betreuung in der stationären Altenhilfe nicht vorstellen, schon aber eine ambulante Versorgung, wenn diese auf die Anforderungen bei Opiatabhängigen ausgerichtet ist. Zu den notwendigen Hilfen zählen etwa eine Haushaltshilfe, die tägliche Medikamentenvergabe durch einen ambulanten Pflegedienst, die tägliche ambulante Wundversorgung sowie eine sozialpädagogische oder psychische Betreuung im Rahmen von Hausbesuchen. Ein geringer Teil der Befragten benötigt auch Hilfe beim Anziehen und der Körperhygiene (Degkwitz/Zurhold, 2008).

Auch wenn die opioidabhängigen Betroffenen, wie eben erwähnt, lieber andere Betreuungsformen nutzen würden, wird ihre Betreuung in Seniorenheimen in Zukunft wahrscheinlicher werden. In diesen Fällen sollte auf Probleme geachtet werden, die üblicherweise in einem Seniorenheim kaum vorkommen:

- Ein möglicher Beikonsum von Alkohol und Drogen könnte rechtliche Probleme aufwerfen.
- Unangepasstes Verhalten der Drogenabhängigen und die Drogenbeschaffung können erhebliche Auswirkungen auf den Alltag im Seniorenwohnheim haben.
- Bei Gruppenaktivitäten gehen die Interessen der verschiedenen Bewohnergruppen wahrscheinlich weit auseinander.

Eine weitere Schwierigkeit besteht in der häufigen Straffälligkeit der Betroffenen, die bei Mitarbeitern und Betreibern von Senioreneinrichtungen, aber auch in ambulanten Pflegestationen Bedenken auslösen. Die Mehrheit der Drogenabhängigen ist mindestens einmal im Laufe ihres Lebens in Untersuchungshaft oder im Strafvollzug gewesen. Im Durchschnitt waren die befragten älteren Männer einer Untersuchung fünfeinhalb Jahre ihres Lebens im Gefängnis (Degkwitz/Zurhold, 2008).

Pflegende, die opioidabhängige Patienten betreuen, sollten in den folgenden Bereichen über gute Kenntnisse verfügen:

- Umgang mit den Infektionserkrankungen HIV/AIDS/Hepatitis C
- Substitutionsbehandlung mit beispielsweise Methadon oder Buprenorphin, mit Krankenbeobachtung, Vergabe und Administration
- Hintergrundwissen über das Milieu, aus dem die Betroffenen kommen
- Absprachen innerhalb des Teams
- Koordination des Teams
- Umgang mit eskalierenden Situationen.

Darüber hinaus sollte die Fähigkeit zur motivierenden Gesprächsführung vorhanden sein. In der Regel haben die Betroffenen mehrere Versuche des Entzugs und der Abstinenz hinter sich und benötigen vor allem Verständnis, Klarheit, aber auch Vertrauen. Was sie nicht benötigen sind gut gemeinte Ratschläge. Vielleicht das wichtigste Ziel in der Betreuung dieser Patienten ist ihr Überleben mit möglichst wenigen zusätzlichen körperlichen und psychischen Problemen.

Die meisten Autoren (vgl. Bossong, 2007; Degkwitz/Zurhold, 2008) sind sich darüber einig, dass es insbesondere verschiedene Kooperationen zwischen der Drogenhilfe und der Altenhilfe geben muss. Die Altenhilfe wird sich künftig für diese Patienten öffnen und vor allem fachlich auf die neuen Anforderungen einstellen müssen.

In Deutschland gibt es bereits einzelne Träger, die ältere opioidabhängige Patienten aufnehmen – allerdings gibt es noch einen deutlichen Entwicklungsbedarf im Bereich der Qualifikation von Mitarbeitern und der Konzeptentwicklung.

7 Übergreifende Strategien

Die bisher dargestellten pflegerischen und medizinischen Strategien variieren gemäß der jeweiligen Abhängigkeitsform. Die Zusammenarbeit zwischen den Berufsgruppen sowie eine effektive Prävention beziehen sich hingegen auf alle Suchtstoffe. Daher wird in den folgenden Kapiteln nachdrücklich auf die Notwendigkeit dieser Themen hingewiesen.

7.1 Interprofessionelle Zusammenarbeit

Eine gute Zusammenarbeit der verschiedenen Berufsgruppen und Institutionen ist in allen geriatrischen oder gerontopsychiatrischen Bereichen notwendig, um eine stabile Behandlung sicherzustellen. Aber auch im Bereich der Suchtbehandlung ist diese Zusammenarbeit erforderlich. Eine solche interinstitutionelle Zusammenarbeit gewährleistet beispielsweise das «Expertenforum Altersalkoholismus Kanton Zürich» (SuchtMagazin, 2009). Ziel des Forums ist es, die Vernetzung, die interdisziplinäre Zusammenarbeit und die gemeinsame Sensibilisierung zu verbessern. Beteiligt sind Kliniken, geriatrische und gerontopsychiatrische Einrichtungen sowie Suchtberatungsstellen. Diese und ähnliche Initiativen werden die Situation der Betroffenen längerfristig verbessern, da Absprachen und Behandlungsziele mit den Betroffenen institutionsübergreifend verbindlich geregelt werden können.

7.2 Prävention

Prävention kann unterteilt werden in Primärprävention und Sekundärprävention. In der Primärprävention geht es vor allem um sachliche und fundierte Information für potenzielle Betroffene, aber auch um Multiplikatoren wie Lehrer, Erzieher und Ärzte. Kranken- oder Altenpflegeschulen wären ebenfalls gute Orte, an denen Informationen vermittelt und eine Sensibilisierung zu diesem Themenkreis vorgenommen werden könnten. Primärprävention bezieht sich aber auch auf die öffentliche Werbung, beispielsweise für legale Drogen wie Alkohol und Zigaretten.

Neben der Prävention durch Öffentlichkeitsarbeit kommt der Sekundärprävention eine große Bedeutung zu; bei ihr geht es vor allem um die Frühbehandlung und Früherkennung von Abhängigkeit. Hierfür müssen die entsprechenden Fachleute wie Ärzte und Pflegende über die notwendigen Kenntnisse verfügen, um Probleme zu erkennen, die die Betroffenen oft versuchen zu verdecken. Es geht jedoch auch darum, mit Medikamenten, die eine Abhängigkeit auslösen können, kritischer umzugehen.

7.3 Abhängigkeit und Pflegende

Die Schädlichkeit von Rauchen wird zwar in der Öffentlichkeit intensiv diskutiert und es gibt die unterschiedlichsten politischen Initiativen zur Reduktion des Nikotinkonsums. Dennoch rauchen auch viele Pflegende. Das Dilemma besteht darin, einerseits Patienten auf die Folgen des Nikotinmissbrauchs oder anderer schädlicher Substanzen hinzuweisen und eine Haltung herzustellen, an der sich der Betroffene orientieren kann, andererseits den eigenen Konsum selbst oft nicht kontrollieren oder beenden zu können. In jedem Fall sollte mit dem eigenen Gebrauch offen gegenüber den Patienten umgegangen werden. Es sollte nicht der Eindruck entstehen, dass «gute Ratschläge» erteilt werden, ohne sich selbst daran zu halten.

> Beispiel: Vor einigen Jahren arbeitete ich in einem Krankenhaus mit einem Schwerpunkt in der Pulmologie. Der Oberarzt rauchte ca. 30 bis 40 Zigaretten am Tag. Nach einer Bronchoskopie wies er seine rauchenden Patienten oft darauf hin, weniger zu rauchen. Mehrere Patienten sagten den Pflegenden, dass dieser Rat nur schwer zu verstehen sei, da der Arzt doch selber viel rauche.

Das Problem ist erheblich, denn gemäß Kosche rauchen 40 % der Altenpflegerinnen und 30 % der Krankenschwestern und Hebammen (Kosche, 2010). In einer anderen Untersuchung zur Fragestellung, ob Altenpflege krank macht, haben 80 % der befragten Pflegekräfte geraucht. Dies ist zwar höher als der Schnitt von *Survey*-Studien, vielleicht aber nicht die Ausnahme (Jenull/Brunner, 2009). Die Funktionalität des Rauchens wird individuell sehr unterschiedlich wahrgenommen. Das Rauchen dient vielen in der Pflege als Entspannung, als Möglichkeit, von einer Pflegesituation Abstand zu nehmen, oder liefert einen Grund, eine Pause machen zu können. Vor allem strukturiert das Rauchen den Tagesablauf der Pflegekräfte. Rauchen erhält so eine Ankerfunktion.

Eine notwendige Diskussion sollte sich ebenfalls dort mit den Folgen des Passivrauchens beschäftigen, wo Pflegekräfte in der räumlichen Nähe zu Patienten bzw. Bewohnern rauchen. Die Folgen des Passivrauchens sind bekannt und sollten gerade in einem Beruf, der gesundheitsfördernd wirken möchte, sehr ernst genommen werden.

Einerseits wird nach wie vor viel in der Altenpflege geraucht, andererseits steigen das Gesundheitsbewusstsein in der Bevölkerung und der Wunsch nach einer Kundenorientierung. Es entsteht eine Diskrepanz zwischen Wunsch und Wirklichkeit. Eine nach Rauch riechende Pflegekraft ist oft nicht nach dem Wunsch von Pflegebedürftigen (Kosche, 2010). Ebenfalls passt das Rauchen nicht zu der Klage vieler Pflegekräfte, stark belastet und gesundheitsgefährdet zu sein. Das wäre doch eine eigentümliche Wahrnehmung von Pflegekräften, sich über die Belastung durch den Beruf zu beklagen und gleichzeitig durch Nikotinkonsum «entlasten» zu wollen, sich damit aber selbst zu schädigen.

Es ist vor diesem Hintergrund sinnvoll, Initiativen zu unterstützen, die das Gesundheitsbewusstsein bei Mitarbeitern in der Pflege fördern, vor allem die, die die Eigeninitiative der Betroffenen stärken. Denn genau das ist der Beratungsansatz gegenüber Bewohnern oder Patienten, bei denen durch Beratung, Trainings und Unterstützung die Selbstpflegefähigkeit gestärkt und ausgebaut werden soll. Dies muss auch für Pflegende gelten. Der Weg zur Verhaltensänderung ist zwar schwierig, kann jedoch auch als eine Art Selbsterkenntnis genutzt werden, um Bewohner und Patienten zu verstehen, die in einer ähnlichen Situation sind.

Mögliche Aktionen in den entsprechenden Einrichtungen könnten beispielsweise titeln:
- «Das rauchfreie Seniorenheim»
- «Pflegende beraten Pflegende zum Rauchstopp»
- «Gesundheitseinrichtungen gemeinsam gegen Rauchen».

In die Vorbereitung und Umsetzung sollten alle Beteiligten einbezogen sein, auch Betriebsräte oder andere Mitarbeitervertreter. Mit diesem Thema beschäftigt sich auch das ENSH, das auf internationalem Niveau den Gesundheitsschutz, die Tabakentwöhnung und Raucherberatung in Gesundheitseinrichtungen weiterentwickeln möchte (Kosche, 2010). Träger und Einrichtungen der stationären Altenhilfe sollten ganz konkret die zu betreuenden Bewohner befragen, wie sie zur Rauchbelastung stehen; dies wäre ebenfalls ein guter Schritt zur Bewohnerorientierung.

Krankenhäuser haben wichtige Verpflichtungen im Kampf um die Auswirkungen und die Verringerung des Tabakkonsums. Laut ENSH «umfassen diese Pflichten nicht nur eine rauchfreie Umwelt zum Schutz von Nichtrauchern, sondern auch die Bereitstellung von aktiver Unterstützung für Raucher in ihrem Aufhörprozess. Dies betrifft die Patienten sowie alle beteiligten Professionen» (European Network for Smoke-free Hospitals/Global Network for Tobacco Free Health Care Service, 2010).

Ein ehemals rauchender Heimleiter in Gronau (Van Loh, 2011) hat sich selbst zum Nichtrauchercoach ausbilden lassen und bietet regelmäßig Nichtraucherseminare für Mitarbeiter im Altenheim an. Eine Strategie dieser Seminare ist es, verschiedene Raucherthesen zu entkräften, wie beispielsweise «Wenn ich eine rauche, dann beruhigt mich das» oder «Ich genieße das Rauchen.» In der Folge gibt er den Teilnehmern zehn Tipps mit, die helfen sollen, das Rauchen zu beenden. Einige dieser Tipps lauten:

- Denken Sie täglich nach dem Aufwachen darüber nach, warum Sie am heutigen Tag keine Zigarette rauchen wollen.
- Wenn sie Entzugssymptome verspüren, dann realisieren sie dies als «suchtbedingt».
- Freuen Sie sich über jeden Tag, an dem sie nicht rauchen.
- Gönnen Sie sich etwas Positives von dem ersparten Geld.

Bei der Betrachtung der Nikotinabhängigkeit von Pflegenden ist es selbstverständlich, dass für diesen Personenkreis praktisch alle Probleme und Auswirkungen des Nikotins in gleicher Weise zutreffen wie für jede andere Person auch. Genauso treffen fast alle Möglichkeiten der Behandlung bzw. alle Hinweise auf einen Rauchstopp zu.

Exkurs:
Ethische Aspekte in der Behandlung suchtkranker älterer Menschen

Dirk Bethke

Einleitung

Dieser Exkurs möchte beim Leser den Blick dafür schärfen, dass pflegerisches Handeln ethisch relevantes Handeln ist und gutes pflegerisches Handeln eine moralisch kompetente Einstellung voraussetzt. Vor allem im Zusammenhang mit der Pflege suchtkranker Patienten stellen sich im Pflegealltag immer wieder ethisch relevante Fragen. Wir Pflegekräfte treffen täglich Entscheidungen, mit denen wir die Rechte der uns anvertrauten pflegebedürftigen Menschen berühren. Grundlage dieser Entscheidungen sind neben bestehenden Regeln und Teamabsprachen oft unsere ganz persönlichen Grundhaltungen, Meinungen und Wertvorstellungen. In einigen Institutionen werden Regeln und Teamabsprachen auf ihre ethische Relevanz hin geprüft, bevor sie installiert werden, in anderen Einrichtungen nicht. Die persönlichen Entscheidungsgrundlagen differieren von Pflegekraft zu Pflegekraft. Dieser Umstand zeigt, wie Zufall und manchmal Willkür den Pflegealltag bestimmen. So ist es nicht verwunderlich, dass laut einer von Dymarczyk erstellten Studie 60 % der befragten Altenpflegekräfte sich nicht vorstellen können, eines Tages in einem Heim zu leben. «Die Befragten haben vor allem Angst davor, in ihrer Persönlichkeit eingeschränkt und abhängig zu werden. Und sie befürchten, im Heim der Willkür des Pflegepersonals ausgesetzt zu sein.» (Dymarczyk, 2003)

Aus der Perspektive der zu Pflegenden stellt es sich wie von Benner und Wrubel beschrieben dar: «Die Befragten gaben an, sich entmenschlicht, abgewertet, wütend und ängstlich gefühlt zu haben, wenn pflegerische Handlungen in einem Klima von Hektik und Distanz durchgeführt wurden.» (Benner/Wrubel, 1997:26). Dieses genannte Klima von Hektik und Distanz legt die Vermutung nahe, dass im Pflegealltag getroffene Entscheidungen nicht hinreichend auf ihre ethische Relevanz reflektiert werden. Pflegebedürftige suchtkranke Menschen werden von manchen Pflegekräften als willensschwach und sich hängen lassend bewertet. Verbinden sich diese

Gefühle mit denjenigen des Abscheus und der Verachtung, leidet die Akzeptanz für die ihnen Anvertrauten. Diese negative Grundhaltung und das Klima von Hektik und Distanz erschweren die pflegerische Situation erheblich.

So schreibt Zehender, dass «verschiedene jüngere Studien zeigen, dass aus Sicht der Pflegebedürftigen eine gute Pflege vor allem mit der Einstellung des Pflegepersonals in Zusammenhang steht» (Zehender, 2007:15).

Es reicht also nicht, sich zu wünschen, dass jede Pflegekraft den ihr Anvertrauten so begegnet, wie sie selbst sich wünscht, dass man ihr begegne. Vielmehr ist zu wünschen, dass Pflegekräfte sich an für alle geltenden moralischen Grundprinzipien und moralischen Regeln orientieren und so etwas wie moralische Kompetenz (weiter-)entwickeln. Dies zu verdeutlichen, werden zunächst einige Begriffe untersucht.

Begriffserklärungen

Die im Folgenden erläuterten Begriffe werden in den verschiedenen Wissenschaften und Arbeiten in der Regel sehr viel umfassender beschrieben; häufig werden ihnen verschiedene Inhalte zugeschrieben. Die Definition hier dient der Reduktion dieser Komplexität auf ein für das Thema dieser Arbeit handhabbares Maß.

Moral

Das Wort Moral leitet sich vom lateinischen «moralis» ab und bedeutet «die Sitten betreffend». Gemeint ist damit ein aus kultureller und religiöser Erfahrung entstandenes Regelsystem bestimmter Normen und Wertvorstellungen. Moral ist einerseits eine individuelle Angelegenheit und meint die Vorstellungen und Verhaltensweisen zu sich selbst, zu anderen und zur Umwelt. Andererseits ist sie eine gesellschaftliche Angelegenheit in Form von Ge- und Verboten, die durch gemeinsame Anerkennung als verbindlich gesetzt ist.

Jede Person hat ihre eigenen Moralvorstellungen, die sich von denen anderer Personen unterscheiden und so haben auch Gesellschaften, Kulturen und Nationen ihre eigenen Moralvorstellungen. Sowohl die individuellen als auch die gesellschaftlichen Moralvorstellungen verändern sich im Verlauf der Geschichte (dtv-Lexikon, 1995).

Ethik

Das Wort Ethik leitet sich ab vom griechischem Wort «ethos»: Sitte, Brauch.

In der Literatur werden die Begriffe Moral und Ethik sowohl synonym als auch mit unterschiedlicher Bedeutung verwandt. Verbreitet ist die Definition von Ethik als Wissenschaft vom Sittlichen, also als Theorie der Moral. Gemäß dieser Definition wird der Begriff Ethik im Folgenden verwandt.

Moralität

Aufgrund des ständigen Wandels individueller und gesellschaftlicher Moral drängt sich die Frage auf, welche Maßstäbe gelten sollen, wenn entschieden wird, welche Werte und Normen noch zeitgemäß sind und beibehalten werden sollen und welche bereits unzeitgemäß geworden sind bzw. um welche neuen Normen und Werte die Moral ergänzt werden sollten. «Urteile über Moralen brauchen eine Bezugsgröße. Jede Moral braucht ein Prinzip, auf das sie sich gründet: eine Basis, eine Grundlage. Dieser letzte Grund, der selbst nicht auf einen weiteren Grund zurückgeführt werden kann, also un-bedingt ist, dieses letztgültige Prinzip jedes Moralsystems nennt die Ethik Moralität oder Moralprinzip.» (Lay, 2004: 17). Solche letztgültigen Prinzipien wären etwa die Freiheit, die Ehrfurcht vor dem Leben oder Gott. Ergänzend dazu schreibt Lay, sich dabei auf Annemarie Piper beziehend, dass Grundlage aller moralischen Normen nach Auffassung der westlichen philosophischen Ethik «der vernünftige Wille des Menschen [ist], der sich in autonomer Selbstbestimmung im Verbund mit anderen Menschen frei dazu bestimmt, er selbst zu sein». «Moralität ist die Grundhaltung des un-bedingten Strebens nach Verwirklichung von Freiheit.» (Lay 2004: 19)

Das letztgültige Prinzip oder die Moralität meiner ganz persönlichen Moral wäre demnach also das un-bedingte Streben nach Verwirklichung meiner und der Freiheit aller, die mir im pflegerischen Alltag anvertraut sind.

Zu dieser Wechselseitigkeit zwischen Moralität und Moral schreibt Lay, sich weiter auf Pieper beziehend: «Moralen sind gleichsam Hände und Füße der Moralität; ihre Aufgabe ist es, die Freiheit ins tatsächliche Leben zu bringen.» Und weiter: «Moralische Normen sind praktische Regeln der Selbstbeschränkung von (meiner) Freiheit um der Freiheit aller willen.» «Regeln dienen keinem Selbstzweck. Sie ordnen etwas Ungeregeltes.» Sie regeln nicht um der Ordnung oder der Regelung, sondern um der Freiheit willen. Die Regeln sollen die Freiheit nicht aufheben, sondern garantieren (Lay, 2004: 19).

«Eine Moral muss sich demnach vom Prinzip der Moralität ableiten lassen, will sie sich legitimieren. Was aus Moralität geschieht, gilt im Grundsatz als moralisch gerechtfertigt; wer aus der Grundhaltung der Moralität handelt, handelt moralisch kompetent». (Lay, 2004: 19)

Moralische Kompetenz

Moralische Kompetenz ist die Fähigkeit, das eigene Handeln auf seine ethische Relevanz hin zu reflektieren und auszurichten. Lay definiert moralische Kompetenz folgendermaßen: «Moralisch kompetent ist, wer fähig und bereit ist, sein selbstbestimmtes Handeln als an ethischen Theorien oder Prinzipien ausgerichtet zu verantworten.» Weiter schreibt er: «Wer sich lediglich auf Regeln berufen kann, ist nach dieser Definition nicht moralisch kompetent.» (Lay, 2004: 21). Die moralische Kompetenz ist nicht direkt wahrnehmbar. Sie bleibt nicht auf das Reflektieren beschränkt, sondern wird erst im Handeln, wenn sie gleichsam zur Aufführung gelangt, sichtbar.

Wie auch die Moralen, ist moralische Kompetenz nicht statisch, unveränderbar, sondern unterliegt Entwicklung und Veränderung. Selbst wenn ich einmal moralisch kompetent gewesen bin, so bleibe ich es nicht, wenn ich mein eigenständiges moralisch verantwortliches Handeln nicht immer wieder reflektiere.

Die Pflege-Charta

Will die Pflegekraft im Pflegealltag moralische Entscheidungen treffen, so ist sie gut beraten, um die Rechte der zu Pflegenden genau Bescheid zu wissen, oder anders ausgedrückt, die Normen und Werte zu kennen, aus welchen diese Rechte abgeleitet sind. Hier hilft die Pflege-Charta weiter.

Die Pflege-Charta, genauer die Charta der Rechte hilfe- und pflegebedürftiger Menschen, ist das Ergebnis des Runden Tisches Pflege, der in den Jahren 2003 bis 2005 vom Bundesministerium für Familie, Senioren, Frauen und Jugend und dem damaligen Bundesministerium für Gesundheit und Soziale Sicherung einberufen wurde, um die Lebenssituation hilfe- und pflegebedürftiger Menschen in Deutschland zu verbessern. Beteiligt waren etwa 200 Experten aus allen Verantwortungsbereichen der Altenpflege.

Die Charta gliedert sich in eine Präambel sowie acht Artikel, die jeweils ausführlich erläutert werden und ermöglichen, aus dem abstrakten Recht nach Selbstbestimmung und Hilfe zur Selbsthilfe ganz konkrete Handlungsmaximen für die Pflege abzuleiten.

> Die Charta der Rechte hilfe- und pflegebedürftiger Menschen, deren Lektüre auf dem Weg zur moralischen Kompetenz hier empfohlen wird, ist im Internet unter der Webadresse: htttp://www.pflege-charta.de zu finden.

Präambel

In der Präambel der Charta wird zunächst dargestellt, dass auch hilfe- und pflegebedürftige Menschen die gleichen Rechte haben wie alle anderen. Da diese sich aber häufig nicht selbst vertreten können, kommt dem Staat und der Gesellschaft eine besondere Verantwortung für den Schutz dieser Menschen zu. Als Ziel der Charta wird formuliert, die Rolle und die Rechtsstellung hilfe- und pflegebedürftiger Menschen zu stärken, indem grundlegende Rechte zusammengefasst werden. Darüber hinaus werden Qualitätsmerkmale und Ziele genannt, die im Sinne guter Pflege anzustreben sind. Des Weiteren möchte die Charta Leitlinie für Menschen und Institutionen sein, die Verantwortung in der Pflege, Betreuung und Behandlung übernehmen. Die Präambel sagt aber auch, dass die staatliche und gesellschaftliche Verantwortung gegenüber hilfe- und pflegebedürftigen Menschen den Einzelnen nicht von seiner Verantwortung für eine gesunde und selbstverantwortliche Lebensführung entbindet.

Die acht Artikel der Charta

Im Folgenden werden Auszüge aus den Artikeln der Charta und zu einigen die Erläuterungen, sofern sie für die Pflege älterer pflegebedürftiger suchtkranker Menschen von besonderem Interesse sind, aufgeführt.

Artikel 1: Selbstbestimmung und Hilfe zur Selbsthilfe

Im ersten Artikel der Charta lesen wir folgende Erläuterung:
«Willens- und Entscheidungsfreiheit, Fürsprache und Fürsorge. Sie haben das Recht auf Beachtung Ihrer Willens- und Entscheidungsfreiheit sowie auf Fürsprache und Fürsorge. Die an der Betreuung, Pflege und Behandlung beteiligten Personen müssen Ihren Willen beachten und ihr Handeln danach ausrichten.» Weiter heißt es: «Abwägungen zwischen Selbstbestimmungsrechten und Fürsorgepflichten. Nicht selten kommt es zu Konflikten zwischen dem Anspruch, das Recht auf Selbstbestimmung des hilfe- und pflegebedürftigen Menschen zu beachten und bestimmten Fürsorgepflichten der Pflegenden und Behandelnden (beispielhaft sind Situationen wie Nahrungsverweigerung oder Sturzgefährdung). Sollte eine solche Situation auftreten, können Sie erwarten, dass mit allen Beteiligten abwägende Gespräche geführt werden.»

Möchte ein Bewohner eines Altenheimes etwa rauchen und besteht die Absprache, dass dies nur in Personalbegleitung möglich ist, so kann der Wille des Bewohners nicht einfach mit dem Hinweis, es sei keine Zeit, gemeinsam mit ihm zu rauchen, missachtet werden. Der Bewohner kann aufgrund der strukturellen Voraussetzungen vielleicht nicht darauf bestehen, so viele Zigaretten wie er will und wann immer er möchte zu rauchen, er kann aber erwarten, dass im Gespräch eine für alle Beteiligten befriedigende Lösung gefunden wird. Diese dann zu respektieren, entspräche seinem freien Willen. Eine willkürliche Rationierung der Zigaretten ist dagegen nicht rechtens und zeugt gerade nicht von moralischer Kompetenz. Wir wissen jedoch, dass viele Bewohner in Heimen sich den willkürlichen Entscheidungen der Pflegekräfte beugen müssen. Und wir wissen auch, dass nicht rauchende Kollegen dazu neigen, das Rauchen für ganz und gar überflüssig zu halten. Anzustreben sind in solchen Situationen Lösungen, die von allen mitgetragen werden.

Artikel 2: Körperliche und Seelische Unversehrtheit, Freiheit und Sicherheit

Der zweite Artikel der Charta wird unter anderem wie folgt konkretisiert:
«Jeder hilfe- und pflegebedürftige Mensch hat das Recht, vor Gefahren für Leib und Seele geschützt zu werden.
Schutz vor körperlicher und seelischer Gewalt. Sie haben das Recht, vor körperlicher Gewalt wie beispielsweise Festhalten und Festbinden, Schlagen, Verletzen und Zufügen von Schmerzen, vor unerwünschten medizinischen Eingriffen sowie vor sexuellen Übergriffen geschützt zu werden. Niemand darf sich Ihnen gegenüber missachtend, beleidigend, bedrohend oder erniedrigend verhalten. Dazu gehört auch, dass man Sie stets mit Ihrem Namen anzureden hat.»
Wie schon in der Einleitung vermutet, sehen ältere pflegebedürftige suchtkranke Menschen sich hier besonderer Missachtung ihrer Rechte ausgesetzt. Borowiak gibt in seinen Buch «Alk» im Kapitel «Pflegerei» das folgende eindrucksvolle Beispiel: "Eine Schwester gestand mir im privatem Rahmen, sie würde alle Alkoholiker hassen, hassen, hassen, denn sie seien alle falsch und verlogen und selber schuld», und weiter «Wenn sie so viel gesoffen haben, dann muss das Gift jetzt raus. Warum haben Sie denn gesoffen? Hat sie doch niemand gezwungen.» (Borowiak, 2006: 90)

Artikel 3: Privatheit

«Jeder hilfe- und pflegebedürftige Mensch hat das Recht auf Wahrung und Schutz seiner Privat- und Intimsphäre.
Beachtung des Privatbereichs. Ihrem persönlichen Lebensbereich muss mit Achtsamkeit und Respekt begegnet werden. Das gilt auch, wenn Sie in Ihrem häuslichen Bereich einen ambulanten Pflegedienst in Anspruch nehmen oder in einer stationären Einrichtung leben. Dazu gehört, dass Personen, die Ihren Wohn- oder Sanitärraum betreten wollen, in der Regel klingeln oder anklopfen und – wenn Sie sich äußern können – auch Ihren Rückruf abwarten.»

Artikel 4: Pflege, Betreuung und Behandlung

«Jeder hilfe- und pflegebedürftige Mensch hat das Recht auf eine an seinem persönlichen Bedarf ausgerichtete, gesundheitsfördernde und qualifizierte Pflege, Betreuung und Behandlung.»

Artikel 5: Information, Beratung und Aufklärung

«Jeder hilfe- und pflegebedürftige Mensch hat das Recht auf umfassende Informationen über Möglichkeiten und Angebote der Beratung, der Hilfe und Pflege sowie der Behandlung.
  Umfassende Beratung – Voraussetzung für abgewogene Entscheidungen.»

Artikel 6: Kommunikation, Wertschätzung und Teilhabe an der Gesellschaft

Artikel 7: Religion, Kultur und Weltanschauung

«Jeder hilfe- und pflegebedürftige Mensch hat das Recht, seiner Kultur und Weltanschauung entsprechend zu leben und seine Religion auszuüben.»

Artikel 8: Palliative Begleitung, Sterben und Tod

«Jeder hilfe- und pflegebedürftige Mensch hat das Recht, in Würde zu sterben.»

Moralische Konflikte oder Dilemmata

Von Lay erfahren wir, dass Moralität als Grundhaltung des unbedingten Strebens nach Verwirklichung von Freiheit einer Moral bedarf, welche Normen bereitstellt, die darauf abzielen, Freiheit zu ermöglichen. Diese Normen lägen in unterschiedlichen Abstraktionsgraden vor. Er schlägt folgende Abstraktionsschritte vor: Aus der Moralität, also dem höchsten moralischen Gut, leiten sich ethische Grundprinzipien ab und werden gleichzeitig durch sie begründet. Diese Grundprinzipien nennt er auch zentrale moralische Güter. Als Beispiele für solche zentralen moralischen Güter führt er unter anderen die Förderung der Autonomie, den Respekt vor der Person und die Achtung der Würde auf.
  In einem zweiten Abstraktionsschritt werden aus den zentralen moralischen Gütern moralische Regeln oder untergeordnete moralische Güter abgeleitet und begründet. Als Beispiele nennt er hier unter anderen: Einbeziehung von Klienten

und Angehörigen in Planung und Durchführung von Pflege, Beachten von Berufskodizes, Hygienevorschriften (Lay, 2004: 25).

Diese Abstraktionsschritte finden wir in der oben beschriebenen Pflege-Charta wieder, in der die Artikel die zentralen moralischen Güter repräsentieren und, daraus abgeleitet, in den Erläuterungen, in denen sich die untergeordneten moralischen Güter finden.

Konkurrieren zwei oder mehr Güter in einer Entscheidungssituation miteinander, dann sprechen wir von einem moralischen Konflikt oder einem moralischen Dilemma, wobei Lay vom moralischen Dilemma als einer Extremform eines moralischen Konfliktes spricht (Lay, 2004: 27).

Ein Beispiel für einen moralischen Konflikt wäre etwa: Ein in einem Hospiz betreuter sterbender, von Drogen abhängiger Mensch möchte vor seinem Tod noch einmal einen Joint rauchen. Er hat die Droge zur Verfügung, ist aber nicht mehr in der Lage, die Haschischzigarette zu drehen, und bittet die anwesende Pflegekraft, dies für ihn zu erledigen.

Von einem moralischen Dilemma könnte man hingegen sprechen, wenn dieser Mensch die Pflegekraft um aktive Sterbehilfe bitten würde.

Nun liegt aber nicht jeder Entscheidung, die im Pflegealltag zu treffen ist, ein moralischer Konflikt, geschweige denn ein moralisches Dilemma zugrunde. Die Auseinandersetzung mit dem Thema soll folglich auch nicht dazu führen, dass Pflegekräfte sich als in unlösbaren Situationen befindlich und handlungsunfähig erleben. Vielmehr ist eine entspannte und unverkrampfte Haltung eine moralisch kompetente Haltung, die erlaubt, Entscheidungssituationen auf ihre ethische Relevanz hin zu beurteilen und entsprechend damit umzugehen. Nicht jede Entscheidung erfordert die Einberufung einer Ethikkommission; oft reicht das Gespräch zwischen Bewohner und Pflegekraft, eine für beide Seiten befriedigende Lösung zu finden. Reicht dies nicht, können Team und Angehörige hinzugezogen werden, beispielsweise im Rahmen einer Fallbesprechung oder einer Pflegevisite. Bei schwierigeren Entscheidungen kann auf strukturierte Methoden zur Entscheidungsfindung zurückgegriffen werden.

Methoden zur Entscheidungsfindung

«Wer moralisches Handeln reflektiert, denkt ethisch», sagt Lay (2004: 160). Folglich sei der Prozess der Entscheidungsfindung ein ethischer Prozess; deswegen spricht er nicht von moralischer, sondern von ethischer Entscheidungsfindung. Das gegebenenfalls aus der Entscheidung resultierende Handeln wäre moralisches Handeln. Dennoch sollten ethische Entscheidungen nicht von Einzelnen getroffen werden, insbesondere nicht dann, wenn die emotionale Betroffenheit stark ausgeprägt ist. Lay empfiehlt die ethische Entscheidungsfindung im Gespräch mit anderen Menschen sowie strukturierte multiperspektivische Verfahren.

«Sofern es die Situation zulässt, sind in schwierigen Situationen gemeinsame Beratungen im Pflegeteam den Entscheidungen einzelner Pflegekräfte vorzuziehen. Im Interesse der zu pflegenden Menschen sollte es darüber hinaus ein Anliegen der Pflegenden sein, Prozesse der ethischen Entscheidungsfindung zunehmend berufsgruppenübergreifend zu organisieren.» (Lay, 2004: 161 ff.)

Abzuwägen bleibt die Einbeziehung von Bewohnern oder Patienten und Angehörigen in die Diskussion.

Es gibt eine Fülle von strukturierten Verfahren zur ethischen Entscheidungsfindung. Welches Verfahren angemessen ist, resultiert aus der Komplexität der jeweiligen Situation. «Je komplexer die Situation ist, je mehr Personen mitbetroffen sind und/oder je schwerwiegender die möglichen Folgen des Problems erscheinen, desto eher sollte eine gemeinsame Beratung aller Betroffenen erfolgen und desto höher sollte der Strukturierungsgrad der eingesetzten Hilfsmittel zur ethischen Beurteilung sein.» (Lay, 2004: 165)

Sieben Schritte ethischer Entscheidungsfindung

Im Folgenden wird das Modell «Sieben Schritte ethischer Entscheidungsfindung» nach Baumann-Hölzle (1999) als eine Möglichkeit der Strukturierung vorgestellt. Die einzelnen Schritte werden durch ein knappes Beispiel aus dem Pflegealltag veranschaulicht.

1. Schritt: Erfahrung des Sachverhaltes als ethisches Problem

A) Die an der Besprechung beteiligten Personen stellen nacheinander ihre Problemwahrnehmung unter Berücksichtigung ihrer fachlichen Erfahrung, ihrer Lebenserfahrung und ihrer Erfahrung mit dem betroffenen Bewohner oder Patienten dar.

Fallbeispiel:
Eine an COPD erkrankte, dauernd sauerstoffpflichtige Bewohnerin raucht maßlos und gerät dadurch immer wieder in Situationen akuter Luftnot und Panik.

Der behandelnde Arzt verordnet, den Aspekt der Lebensqualität der Bewohnerin vernachlässigend, eine absolute Nikotinkarenz.

Eine Pflegekraft vertritt den Standpunkt, dass die Bewohnerin ruhig weiter rauchen solle, es sei ihre freie Entscheidung, die Konsequenzen würden von ihr wohl wissend in Kauf genommen.

Die Bezugspflegekraft, selbst Raucherin, versteht einerseits das Verlangen der Bewohnerin, zu rauchen, andererseits kann sie das Leid der Bewohnerin in akuten Situationen der Luftnot und der Panik nicht gut aushalten.

B) Die Beteiligten diskutieren, welche die größte Schwierigkeit der Situation ist, und fassen diese als ethische Fragestellung in einen Satz.

«Der freie Wille der Bewohnerin und der Wunsch zu rauchen widerstreben den Vorstellungen des Teams, ihre Gesundheit zu schützen und zu verbessern.»

2. Schritt: Kontextanalyse

A) Was wissen wir noch nicht, was wir für die Klärung des ethischen Problems wissen müssten? Für die Beantwortung dieser Frage können zeitliche, institutionelle, biografische oder personelle Teilfragen hilfreich sein.

Fallbeispiel:
Zurzeit darf die Bewohnerin ausschließlich im Raucherraum rauchen. Das Sauerstoffgerät muss wegen der bestehenden Brandgefahr außerhalb des Raumes verbleiben.
　Es ist nicht klar, unter welchen Bedingungen die Bewohnerin welche Mengen an Zigaretten konsumieren kann, ohne an akuter Luftnot leiden zu müssen. Hat die Tatsache, dass sie den Raucherraum frequentieren muss, einen Einfluss auf die Luftnot der Patientin, da dort eigentlich immer auch andere Personen rauchen und die Luft entsprechend dünn ist?
Gibt es einen Zusammenhang zwischen Panik und Sauerstoffverfügbarkeit?
Wie war das Rauchverhalten in der Vergangenheit?
Besteht die Notwendigkeit personeller Begleitung der Bewohnerin während des Rauchens?

B) Wird auch nach dieser Kontextanalyse die obige Formulierung des ethischen Problems als eine gute Fassung der Hauptschwierigkeit empfunden? Gegebenenfalls Neuformulierung des ethischen Problems.

3. Schritt: Wertanalyse

War Schritt 2 die Vertiefung der deskriptiven Ebene, so ist Schritt 3 die Vertiefung der normativen Ebene. Für die Vertiefung können folgende Fragen hilfreich sein:
- Welches ethische Dilemma steht zur Debatte?
- Welche Werthaltungen der Betroffenen stehen auf dem Spiel?

Fallbeispiel:
Freier Wille der Bewohnerin versus ärztliche und pflegerische Verantwortung. Der freie Wille der Bewohnerin ist zu respektieren, aber auch die Herstellung eines möglich optimalen Gesundheitszustandes ist anzustreben.

Für Fragen im pflegerischen oder medizinischen Kontext können die vier bioethischen Prinzipien herangezogen werden, um das ethische Dilemma zu typisieren (z. B. Autonomie versus Gutes tun):
- Autonomieprinzip
- Prinzip «Nicht schaden»
- Prinzip «Gutes tun»
- Gerechtigkeitsprinzip.

4. Schritt: Entwurf von mindestens drei Verhaltensmöglichkeiten

Außer in Notfallsituationen gibt es fast immer drei oder mehr Verhaltensoptionen. Damit wird die Entscheidungsbildung aus der Situation des «Entweder-Oder» herausgeführt und Machtkämpfe vermieden.

Fallbeispiel:
Als erste Verhaltensoption wird erwogen, der Bewohnerin wie bisher das Rauchen uneingeschränkt zu gestatten, da das Respektieren ihres Willens geboten ist.

Als weitere Verhaltensoption wird eine absolute Nikotinkarenz erwogen, da die Gesundheit der Bewohnerin zu erhalten, ihr Leben zu verlängern ist. In Kauf genommen wird hier ein möglicher Nikotinentzug und die Missachtung der freien Entscheidung der kognitiv nicht beeinträchtigten Bewohnerin.

Die dritte Verhaltensoption soll ein Kompromiss sein, bei dem herauszufinden ist, welche Menge an Zigaretten unter welchen Umständen geraucht werden kann, ohne dass Luftnot und Panikzustände bei der Bewohnerin auftreten. Auf diese Menge soll dann der Konsum der Zigaretten im Einvernehmen mit der Bewohnerin reduziert werden.

5. Schritt: Analyse der Verhaltensmöglichkeiten

A) Zuerst werden die rechtlich nicht zulässigen Verhaltensmöglichkeiten ausgeschlossen. Das ist hier nicht der Fall.

B) Die Handlungsvarianten werden nach Argumentationsmustern geordnet, um eigene Tendenzen nach Einseitigkeit erkennen zu können.

Die drei Handlungsvarianten werden durch die Standpunkte der Mitarbeiter deutlich:
- Ansatz: «Heiligkeit des Lebens»
- Priorität: Lebenserhaltung ohne Leidensabwägungen
- Wenn überwiegend: Wird zuviel gemacht?

Im Fallbeispiel repräsentiert durch die Haltung des Arztes, der die Nikotinkarenz ohne Berücksichtigung der subjektiven Lebensqualität der Bewohnerin durchsetzen möchte:
- Ansatz: «Autonomieanspruch»
- Priorität: Selbstbestimmung ohne Fürsorgeverantwortung des Behandlungsteams
- Ist der Patient in der anstehenden Frage autonomiefähig?

Im Fallbeispiel repräsentiert durch den Mitarbeiter, der den Standpunkt vertritt, dass der Wille der Bewohnerin unbedingt und unabhängig von den Konsequenzen zu respektieren sei:
- Ansatz: «Fremdbeurteilte Lebensqualität»
- Priorität: Fremdbestimmte Lebensqualitätsbeurteilung ohne vertiefte Beschäftigung mit dem Einzelfall
- Erhält der Patient das, was der Situation angemessen ist?

6. Schritt: Konsensfindungsprozess und Verhaltensentscheid

A) Verallgemeinerung
Welche Verhaltensmöglichkeiten können wir verallgemeinern?

B) Hierarchisierung der Handlungsoptionen
Mit welcher Handlungsoption beschneiden wir den Autonomieanspruch des Patienten am meisten? Mit welcher am wenigsten?

Fallbeispiel:
Nikotinkarenz beschnitte den Autonomieanspruch der Bewohnerin am meisten, die Respektierung ihres Willens, so viel zu rauchen wie möglich, am wenigsten.

C) Güterabwägung
Aus Sicht der Beteiligten sei der Autonomieanspruch der Bewohnerin höher zu bewerten als das Gut, Gesundheit zu erhalten oder gar zu verbessern. Der Unterschied sei jedoch nur graduell.

D) Verhaltensentscheid
Gemeinsam mit der Bewohnerin soll ermittelt werden, um wie viele Zigaretten der Konsum reduziert werden kann, damit Luftnot und Panik nicht mehr oder nicht mehr im bisherigen Maße vorkommen.

7. Schritt: Kommunikation und Überprüfung des Verhaltensentscheides

A) Kommunikation
Wer kommuniziert den Entscheid? Wird der Entscheid verschriftlicht?

Fallbeispiel:
Es wird beschlossen, dass die Bezugspflegekraft den Verhaltensentscheid mit der Bewohnerin kommuniziert, dessen Umsetzung begleitet und die einzelnen Schritte dokumentiert.

B) Überprüfung
Wird der Entscheid zu einem späteren Zeitpunkt evaluiert?

Fallbeispiel:
Nach drei Wochen soll eine Evaluation durchgeführt werden um zu sehen, ob der Verhaltensentscheid tragfähig ist oder ob neu verhandelt werden muss.

Das hier vorgestellte Beispiel kann mit anderen Akteuren und Aspekten selbstverständlich auch zu anderen Ergebnissen führen (Baumann-Hölzle, 1999).
Mittels des vorgestellten Schemas können die vielfältigen Fragen zu den Themen Alkohol-, Nikotin-, Medikamenten- und Opioidabhängigkeit gestellt und bewertet werden. Dazu einige Beispiele:
- Dürfen älteren alkoholkranken Bewohnern oder Patienten alkoholische Getränke vorenthalten werden, obwohl sie danach verlangen?
- Sind Pflegekräfte oder Institutionen verpflichtet, alkoholische Getränke für alkoholkranke Bewohner zu beschaffen, die dies aus gesundheitlichen Gründen selbst nicht mehr können?
- Dürfen Zigaretten rationiert werden, obwohl der Bewohner über ausreichende finanzielle Mittel verfügt, um auch deutlich mehr rauchen zu können?
- Sollte nicht die Entwöhnung und der Nichteinsatz von Benzodiazepinen perspektivisch immer Ziel pflegerischen Handelns sein?

Die ethische Reflektion solcher und anderer Fragen aus der Praxis zum Themenkomplex Sucht im Alter wird in jedem Fall zu einem professionelleren Umgang mit den Betroffenen führen. Andere Strukturen für ethische Fallbesprechungen oder die strukturierte Durchführung eines Entscheidungsprozesses stehen zur Verfügung.

Weiterführende Informationen

Weitere Informationsquellen sind:
- Europäische Beobachtungsstelle für Drogen und Drogensucht (EBDD)
- Deutsche Beobachtungsstelle für Drogen und Drogensucht (DBDD)
- Bundeszentrale für gesundheitliche Aufklärung (BZgA)
- Deutsche Hauptstelle für Suchtfragen (DHS)

Verschiedene Selbsthilfegruppen in Deutschland
- Anonyme Alkoholiker Interessengemeinschaft e. V. (www.anonyme-alkoholiker.de)
- Blaues Kreuz in der Evangelischen Kirche Deutschland (www.blaues-kreuz.org)
- Kreuzbund e. V. (www.kreuzbund.de)
- Gesamtverband für Suchtkrankenhilfe im Diakonischen Werk der Evangelischen Kirche in Deutschland e. V. (www.sucht.org)
- FDR Fachverband Drogen und Rauschmittel e. V. (www.fdr-online.info)

Verschiedene Selbsthilfegruppen in Österreich
- Fonds Gesundes Österreich SIGIS Service und Informationsstelle für Gesundheitsinitiativen und Selbsthilfegruppen (www.fgoe.org)
- AA Anonyme Alkoholiker Zentrale Kontaktstelle (www.anonyme-alkoholiker.at)
- Blaues Kreuz in Österreich (www.blaueskreuz.at)
- SISP Informationsstelle für Suchtprävention der Stadt Wien (isp@M15.magwien.gv.at)

Verschiedene Selbsthilfegruppen in der Schweiz
- Blaues Kreuz Basel-Stadt (www.blaueskreuzbasel.ch)
- Alkohol- und Suchtberatung (www.zug.ch/fsp)
- AT Arbeitsgemeinschaft Tabakprävention Schweiz (www.at-schweiz.ch)
- SAKRAM Schweizerische Arbeitgemeinschaft der Kliniken und Rehabilitationszentren für Alkohol- und Medikamentabhängige (www.sakram.ch)
- BAG Bundesamt für Gesundheit Facheinheit Sucht und AIDS (www.bag.admin.ch)

Informationen zum Nikotinmissbrauch
- Handlungsleitlinie Tabakabhängigkeit (2001). In: Empfehlungen zur Therapie der Tabakabhängigkeit. Arzneimittelkommission der deutschen Ärzteschaft. Arzneiverordnung in der Praxis, Sonderheft, 1. Aufl. Mai.
- Beratungstelefon der Bundeszentrale für gesundheitliche Aufklärung zum Nichtrauchen (http://www.bzga.de): Telefonnummer 01805/313131.
- Rauchertelefon des Deutschen Krebsforschungszentrums: 06221/424200

- Tabakatlas des Deutschen Krebsforschungszentrums dkfz: http://www.dkfz.de/de/presse/pressemitteilungen/2009/dkfz_pm_09_31.php (letzter Aufruf 15.12.2011)
- http://www.lungenaerzte-im-netz.de
- Es gibt einige interessante Seiten und Ergebnisse in den Chochrane Reviews: http://www2.cochrane.org/reviews/de/topics/94_reviews.html [letztes Zugriffsdatum: 31.10.2011].
- Schweizerische Eidgenossenschaft, Bundesamt für Gesundheit: http://www.bag.admin.ch/themen/drogen/00041/00612/03652/03660/index.html?lang=de [letztes Zugriffsdatum: 31.10.2011].
- Schweizer Herzstiftung http://www.swissheart.ch/index.php?id=1347 (Letzter Aufruf 15.12.2011)

- Ein interaktives Programm für «Aussteiger» mit guten Informationen findet sich auf www.rauchfrei-info.de
- Eine gute Seite für verschiedene, auch rechtliche Fragen rund um das Rauchen ist des Aktionsbündnis Nichtrauchen: http://www.rauchfrei-am-arbeitsplatz.de/

Weitere Adresse zum Thema

- Bundesverband für stationäre Suchtkrankenhilfe e. V. «buss», Kurt-Schumacher-Straße 2, 34117 Kassel, 0561/779351
- Deutscher Caritasverband e. V., Referat Besondere Lebenslagen, Freiburg, 0761/2000
- Fachverband Sucht e. V., Walramstr. 3, 53175 Bonn, 0228/261555
- Guttempler in Deutschland, Adenauerallee 45, 20097 Hamburg, 040/245880

Glossar

Abhängigkeit
- **Low-dose Abhängigkeit.** Diese Abhängigkeitsform ist gekennzeichnet durch die regelmäßige Einnahme einer geringen, im Verordnungsbereich liegenden Dosis. Auch wenn es zu keiner Dosissteigerung kommt, kann es bei abrupten Absetzversuchen zu Entzugssymptomen kommen. Die typische Dosissteigerung, die oft zu beobachten ist, fehlt bei dieser Abhängigkeitsform.
- **physische Abhängigkeit** ist charakterisiert durch Toleranzentwicklung sowie das Auftreten von Entzugserscheinungen bei Absetzen der abhängigkeitserzeugenden Substanz.
- **psychische Abhängigkeit** wird als übermächtiges und unwiderstehliches Verlangen, eine bestimmte Substanz/Droge wieder einzunehmen, beschrieben. Diesem Phänomen liegt das Lusterzeugungs- und Unlust-Vermeidungsprinzip zugrunde

Antipsychotika werden die psychotropen Medikamente genannt, die antipsychotische, oft sedierende und psychomotorische Wirkungen entfalten. Sie haben ein spezifisches Nebenwirkungsprofil, das oft durch parkinsonähnliche Phänomene gekennzeichnet ist. Diese Medikamente werden auch als Neuroleptika bezeichnet.

Benzodiazepine sind Medikamente mit sedierenden, muskelrelaxierenden, angstlösenden und schlafanstoßenden Eigenschaften. Die Gefahr einer Abhängigkeit ist allerdings bei nicht sachgemäßer Einnahme groß. Sie können auch antikonvulsive Wirkung entfalten und wirken über das GABA (Gamma Amino Buttersäuresystem im Gehirn).

Craving ist das fast unbezwingbare Verlangen eines Abhängigen nach seinem Suchtmittel. Dieses Phänomen ist ein wesentliches problematisches Moment in der Entzugstherapie.

Early-Onset-Trinker beschreibt die Menschen, die bereits früh im Leben begonnen haben, regelmäßig große Mengen Alkohol zu trinken. Die organischen und sozialen Probleme sind so häufiger und oft vielfältig.

Evokation: das Wachrufen von Gedanken und Assoziationen

Hang-over Effekt beschreibt unangenehme Wirkungen von Medikamenten, die beispielsweise am Abend eingenommen werden, in den nächsten Tag hinein.

Inzidenz Rate der neu Erkrankten in einem definierten Zeitraum, der sich meist auf ein Jahr bezieht.

Katecholamine sind Stoffe, die an den sympathischen Rezeptoren des Herz-Kreislaufsystems eine anregende Wirkung entfalten. Sie können körpereigen sein wie Adrenalin oder künstlich hergestellt werden.

Konfabulieren beschreibt das Füllen von Gedächtnislücken durch den Betroffenen mit erfundenen Geschichten. Das Ziel ist meist, peinliche Situationen zu vermeiden.

Laps/Relaps sind Begriffe, die im Zusammenhang von Rückfällen verwendet werden. Manche Autoren unterscheiden zwischen «Laps» (Ausrutscher) und «Relaps» (Rückfall), wenn nach einer abstinenten Zeit wird wieder getrunken wird. Der Auslöser ist oft das *Craving*. Im Falle des Laps kommt es nur zu einer kurzen Episode und der Betroffene hört selbstständig wieder auf. Mit Relaps ist ein schwerer Rückfall gemeint.

Late-Onset-Trinker beschreibt die Menschen, die später im Leben, beispielsweise erst nach dem 60. Lebensjahr, begonnen haben zu trinken. Die Betroffenen fallen oft weniger auf und sind in ihrem familiären Umfeld sozial meistens integrierter als Early-Onset-Trinker. Eine einheitliche zeitliche Zuordnung für die beiden Gruppen besteht nicht.

Metabolisierung beschreibt die Aufnahme, den Transport und die Umwandlung von Stoffen im Organismus und die Abgabe von Stoffwechselprodukten

NANDA-Diagnosen: Pflegediagnosen sind die klinische Beurteilung der Reaktion auf aktuelle oder potenzielle Gesundheitsprobleme. Pflegediagnosen bilden die Grundlage für eine definierte Behandlung, für die Pflegepersonen verantwortlich sind. Die North American Nursing Diagnosis Association (NANDA) wurde 1982 gegründet, die NANDA Diagnosen werden erweitert, spezifiziert und überarbeitet.

Neuroleptika siehe Antipsychotika

Pharmakodynamik beschreibt die Wirkung von Medikamenten auf den Körper. Sie stellt eine Beziehung zwischen Wechselwirkungen, Dosis, Wirkungsbeziehung und dem Wirkmechanismus her.

Pharmakokinetik beschreibt die Gesamtheit der Prozesse, denen der Arzneistoff im Körper unterliegt, zum Beispiel die Aufnahme des Arzneistoffes und die Verteilung im Körper und der biochemische Um- und Abbau.

Polyneuropathie kommt bei langjährigem Alkoholkonsum vor und wird durch einen Vitamin-B12-Mangel verursacht. Betroffen sind oft die Nervenendigungen der Extremitäten. Die Polyneuropathien sind geprägt durch Sensibilitätsstörungen, die Missempfindungen hervorrufen können.

Prävalenz benennt die zu einem gegebenen Zeitpunkt oder einem definitiven Zeitraum bestehende Häufigkeitsrate einer Krankheit.

Screening: Als Screening werden Tests bezeichnet, die man zur Suche meist nach einer bestimmten Erkrankung oder Symptomen bei einer größeren Personengruppe verwendet. Das Screening wird auch als Suchtest beschrieben.

Sensitivität beschreibt die Fähigkeit einer Skala oder eines Assessments, Risikopatienten zu erkennen: «Wer wird wirklich als *krank* erkannt?» Dieser Wert wird in der Regel in Prozent angegeben.

Spezifität beschreibt die Fähigkeit der Skala oder des Assessments, Patienten ohne Risiko zu erkennen: «Wer wird wirklich als *gesund* erkannt?» Dieser Wert wird in der Regel in Prozent angegeben.

Wernicke-Enzephalopathie wird ein seltenes und akut einsetzendes Syndrom bei Alkoholabhängigkeit genannt. Es beruht auf einem Thiaminmangel (Mangel an Vitamin B1) und zeigt folgende Leitsymptome auf: Bewusstseinstrübung, Ataxie, Pupillenstörungen, Augenmuskellähmung und Nystagmen. Das Syndrom ist oft die Vorstufe für das Korsakow-Syndrom.

Zerebrale Hypoxie beschreibt die Unterversorgung des Gehirngewebes mit Sauerstoff.

Zerebraler Insult, auch Schlaganfall oder Apoplex genannt, beschreibt eine plötzlich auftretende Erkrankung des Gehirns die gekennzeichnet ist durch eine Sauerstoff Unterversorgung.

Literaturempfehlungen

Schwoon D. (2005): Basiswissen «Umgang mit alkoholabhängigen Patienten». Bonn: Psychiatrie Verlag.
Dieses Werk bietet mit seinem Büchlein einen guten Einstieg in das Thema. Er stellt einige hergebrachte Meinungen in Frage und bietet Alternativen an. Das Buch enthält berufsgruppenübergreifende verständliche Informationen.

Tretter F. (2008:) Suchtmedizin kompakt: Suchtkrankheiten in Klinik und Praxis. Stuttgart: Schattauer.
Der Autor bietet eine gute Übersicht über legale und illegale Drogen; verschiedene Assessments, aber auch Therapieansätze werden verständlich vorgestellt.

Wolter D. K. (2010): Sucht im Alter – Altern und Sucht. Grundlagen, Klinik, Verlauf und Therapie. *Dieses aktuelle Buch zum Thema bietet ausgezeichnete Informationen zu Alkohol-, Medikamenten- und Nikotinabhängigkeit sowie zum Gebrauch illegaler Drogen im Alter.*

Literaturverzeichnis

A-Connect, siehe http://www.a-connect.de/wir.php [letztes Zugriffsdatum: 19.10.2010]

Aktion psychisch Kranker (2001): 25 Jahre Psychiatrie Enquete, siehe http://www.apk-ev.de/publikationen/apk_band_27_2.pdf [letztes Zugriffsdatum: 19.10.2011].

Alcohol Use Disorders Identification Test – AUDIT; siehe www.patienten-information.de/eigene-informationen/alkoholismus/auditpdf.pdf [letztes Zugriffsdatum: 19.10.2011].

Amberger St., Roll S. C. (2010): Psychiatriepflege und Psychotherapie. Stuttgart: Georg Thieme Verlag.

Anonyme Alkoholiker (2011): 12-Schritte-Programm, siehe http://www.anonyme-alkoholiker.de/content/01horiz/01schri.php oder http://www.a-connect.de/schritt.php [letztes Zugriffsdatum: 18.10.2011].

Arets J., Obex F., Ortmans L., Wagner F. (1999): Professionelle Pflege. Bern: Verlag Hans Huber.

Arzneimittelkommission der deutschen Ärzteschaft (2001): Arzneiverordnung in der Praxis. Herausgegeben von den Mitgliedern der Ausgabe 4 Dezember (http://www.akdae.de/Arzneimitteltherapie/AVP/Archiv/20014.pdf) [letztes Zugriffsdatum: 12.12.2011].

Aurich C., Riedel-Heller S. G., Busse A., Angermeyer M. C. (2001): Alkoholkonsum in der Altenbevölkerung: Ergebnisse einer Feldstudie. Zeitschrift für Gerontopsychologie & -psychiatrie, Bern: Verlag Hans Huber, 143–150.

Barbor T. F., Higgins-Biddle J. C., Saunders J. B., Monteiro M. G. (2001): Alcohol Use Disorders Identification Test. WHO, siehe http://whqlibdoc.who.int/hq/2001/who_msd_msb_01.6a.pdf [letztes Zugriffsdatum: 19.10.2011].

Barnes J., Dong C. Y., Mc Robbie H., Walker N., Mehta M., Stead L. F. (2006): Es gibt nicht genügend Ergebnisse aus qualitativ hochwertigen Studien über die Wirksamkeit von Hypnosetherapie bei Rauchern, die aufhören wollen. Cochrane Review, siehe http://www2.cochrane.org/reviews/de/ab001008.html [letztes Zugriffsdatum: 19.10.2011].

Bäuerle P., Knecht Th., Hillebrand E. (1997): Sucht im Alter – Therapeutische Ansätze, Sucht Magazin. Die Kette (23), 4, 6 – 9.

Baumann-Hölzle R. (1999): Autonomie und Freiheit in der Medizinethik. Freiburg: Immanuel Kant und Karl Barth K. Alber Verlag.

Bayerische Akademie für Sucht- und Gesundheitsfragen (2010): Leitfaden für Ärzte Behinderung. Ullstein Mosby.

Bayerische Akademie für Sucht- und Gesundheitsfragen (2010): Leitfaden für Ärzte zur substitutionsgestützten Behandlung Opiatabhängiger, 2. vollst. überarb. Aufl. München: BAS.

Benner P., Wrubel J. (1997): Pflege, Stress und Bewältigung. Bern: Verlag Hans Huber.

Beratung & Therapie Online (BT Online), siehe http:\\www.btonline.de.

Bernhard P. (2009): siehe http://www.dr-bernhard-peter.de/Apotheke/Hypnotica/benzodiaz.htm [letztes Zugriffsdatum: 19.10.2011].

Beutel M., Baumann M. (2000): Rehabilitation suchtkranker älterer Patienten, Suchttherapie, 1. Jahrgang. Stuttgart: Georg Thieme Verlag.

Blaues Kreuz Ansbach e. V.: Alkohol Missbrauch in Zahlen (http://www.blaues-kreuz-ansbach. de/standard.php?a=2&b=3&c=7&d=7&PHPSESSID=7fbdd1b5001d38d0671c7ef3764f c6d0) [letzter Aufruf 26.11.2011].

Bockenheimer-Lucius G., May A. T.: Ethikberatung – Ethik-Komitee in Einrichtungen der stationären Altenhilfe (EKA). Eckpunkte für ein Curriculum. Siehe http://www.ethikzentrum. de/downloads/ethikberatung-altenhilfe.pdf [letztes Zugriffsdatum: 28. 10. 2011].

Boeck M., Schoner T. (2009): Konzept Besondere Betreuung von alkoholkranken alten Menschen im Caritas Altenzentrum St. Josefshaus. Düsseldorf: Caritas.

Bojack B., Brecht E., Derr Ch. (2010): Alter, Sucht und Case Management, Case Management als sinnvolles Unterstützungskonzept bei Suchtproblematik im Alter. Wismarer Schriften zu Management und Recht. Bremen: Europäischer HochSchulVerlag.

Bossong, H. (2007): Was tun mit alt gewordenen Drogenabhängigen. Eine Herausforderung für vernetzte Hilfen. Sozialmagazin 32(6): 12-19.

Borowiak S. (2006): Alk, Fast ein medizinisches Sachbuch. Frankfurt: Eichborn.

Brearly C., Birchley P. (1995): Beratung und Gesprächsführung bei Krankheit und Behinderung. München: Urban und Fischer.

Brennan P. L. (2005): Functioning and Health Service Use Among Elderly Nursing Home Residents With Alcohol Use Disorders, Findings From The National Nursing Home Survey. Geriatr. Psychiatry (13), 6, 475–483.

Buclin Th., Biollaz J. (2000): Medikamentenmissbrauch in der Schweiz, Der Medikamentenmissbrauch älterer Menschen. Lausanne: SFA-ISPA Press.

Buijssen H. P. J., Hirsch R. D. (1997): Probleme im Alter. Weinheim: Beltz Psychologie Verlags Union.

Bundes-Gesundheitssurvey (2006): Soziale Unterschiede im Rauchverhalten und in der Passivrauchbelastung in Deutschland. Gesundheitsberichterstattung des Bundes. Berlin: Robert Koch Institut.

Bundes Gesundheitsberichterstattung (2007): siehe www.gbe-bund.de [Letztes Zugriffsdatum: 19.10.2011].

Cataldo J., Prochaska J., Gantz S. (2010): Cigarette smoking is a risk factor for Alzheimer's disease: An analysis controlling for tobacco industry affiliation, Published in final edited form as: J Alzheimers Dis. 19(2): 465–480, siehe: 10.3233/JAD-2010-1240 [letztes Zugriffsdatum: 23.12.2011].

Connell H. O., Chin A.-V., Hamilton F., Cunningham C., Walsh J. B., Coakley D., Lawlor B. A. (2004): A systematic review of the utility of self-report alcohol screening instrumets in the elderly. International Journal of Geriatric Psychiatry (19), 1074–1086.

Degkwitz P., Zurhold H. (2008): Die Bedarfe älterer Konsumierender illegaler Drogen. Zukünftige Anforderungen an Versorgungskonzepte in der Sucht- und Altenhilfe in Hamburg, eine empirische Untersuchung. Hamburgische Landesstelle für Suchtfragen, Zentrum für interdisziplinäre Suchtforschung, siehe www.sucht-hamburg.de [letztes Zugriffsdatum: 19.10.2011].

Demmel R. (2001): Motivational Interviewing: Ein Literaturüberblick. Sucht (47), 171–188.

Deutsche Beobachtungsstelle für Drogen und Drogensucht DBDD (2009): Bericht 2009 des nationalen REITOX-Knotenpunkts an die EBDD (European Monitoring Centre for Drugs and Drug Addiction), DHS, IFT, BZgA.

Deutsche Hauptstelle für Suchtfragen DHS (2006): Substanzbezogene Störungen im Alter. Information und Praxishilfen, siehe http://www.bzga.de/botmed_33240001.html [letztes Zugriffsdatum: 19.10.2011].

Deutsche Infarktforschungshilfe e. V. (1999): Tausendsassa Mittelmeerkost. Rotwein – ein Schutz vor Herzinfarkt? Siehe http://wwwlabor.uni-muenster.de/difh/broschuere/tausendsassa8.htm [letztes Zugriffsdatum: 19.10.2011].

Deutsches Netzwerk für Qualitätsentwicklung in der Pflege (DNQP) (Hrsg.) (2006): Expertenstandard Sturzprophylaxe in der Pflege. Entwicklung – Konsentierung – Implementierung. Siehe http://www.dnqp.de/ExpertenstandardSturzprophylaxe.pdf [letztes Zugriffsdatum: 19.10.2011].

Diakonie (2008): Sucht im Alter. Sozial- und gesundheitspolitische Forderungen der Diakonie. Siehe http://www.diakonie.de/Texte_09_2008_Sucht_Alter_Positionspapier.pdf [letztes Zugriffsdatum: 19.10.2011].

Dillinger H., Mombour W., Schmidt M. H., Schulter-Markwort E. (2000): Internationale Klassifikation psychischer Störungen. ICD-10, Kapitel V (F): Diagnostische Kriterien für Forschung und Praxis. 2. korr. und erg. Aufl. Bern: Verlag Hans Huber.

Dillinger H., Freyberger H. J. (2011): Taschenführer zur ICD-10-Kassifikation psychischer Störungen, Weltgesundheitsorganisation, Hans Huber Verlag Bern

Doenges M. E., Moorhouse M. F., Geissler-Murr A. C. (2012): Pflegediagnosen und Maßnahmen, 4. Aufl. Bern: Verlag Hans Huber.

Drogenbeauftragte der Bundesregierung (2002): Frauen und Sucht. Dokumentation des BundesFrauenKongresses «Ungeschminkt» am 5. und 6. September 2002 in Berlin. Siehe http://frausuchtzukunft.de/cms/uploads/File/pdf/doku%20bfks.pdf [letztes Zugriffsdatum: 19.10.2011].

dtv-Lexikon (1995) München : Deutscher Taschenbuch-Verlag, 1995. – Bd. 12, 196.

Dymarczyk Ch. (2003): Siehe http://www3.uni-bonn.de/die-universitaet/informationsquellen/presseinformationen/2003/Altenheim-Umfrage.pdf [letztes Zugriffsdatum: 29.12.2011].

Ebert K., Sturm S. (2009): «Alte Hasen – neue Hilfen». Was muss die Drogenhilfe für alternde Konsumenten tun? In: Schneider W., Gerlach R. (Hrsg.): Drogenhilfe und Drogenpolitik – Kritische Gegenwartsdiagnosen. Berlin: VWB – Verlag für Wissenschaft und Bildung.

Ellison N. S. (2004): Alcoholism and the Elderly. The Journal of Practical Nursing, 9–10.

Elsesser K., Sartory G. (2001): Medikamentenabhängigkeit. Göttingen: Hogrefe.

Elsesser K., Sartory G. (2005): Ratgeber Medikamentenabhängigkeit. Informationen für Betroffene und Angehörige. Göttingen: Hogrefe.

Elternwissen.com (2011): Vorsicht, Alkohol im Essen. Siehe http://www.elternwissen.com/ernaehrung/rezepte-fuer-kinder/art/tipp/vorsicht-alkohol-im-essen.html [letztes Zugriffsdatum: 19.11.2011].

Fact Sheet Abhängigkeit und Substanzkonsum (2010): Institut Sucht Prävention, http://www.praevention.at/seiten/index.php/nav.5/view.26/level.2/ [letzter Aufruf 16.11.2010].

Faust V., Hole G. (1992): Der gestörte Schlaf und seine Behandlung. 2. erw. und überarb. Aufl. Ulm: Universitätsverlag.

Faust, V., Baumhauer, H. (1998): Medikamentenabhängigkeit. In: Faust, V.: Psychiatrie, 229–267, Stuttgart.

Fink A., Beck J. C., Wittrock M. C. (2000): Informing older adults about non-hazardous, hazardous, and harmful alcohol use. Patient Education and Counseling 45, 133–141.

Fischer Th., Spahn C., Kovach Ch. (2007): Die «Serial Trial Intervention» (STI). Pflegezeitschrift (7), 370–373.

Fleischmann H. (1997a): Alkoholismus bei älteren Menschen in einem psychiatrischen Krankenhaus. Sucht Zeitschrift für Wissenschaft und Praxis (43), 4, 232–246.

Fleischmann H. (1997b): Missbrauch- und Abhängigkeitserkrankungen bei älteren Menschen: Forschungsergebnisse einer psychiatrischen Suchtabteilung. In: Sozialministerium Baden-Württemberg (Hrsg.): Alter & Sucht: Standortbestimmung und Perspektiven der Altenhilfe und Suchthilfe. Frankfurt, 24–35.

Freie Enzyklopädie Wikipedia, siehe http://de.wikipedia.org/wiki/Hauptseite [letztes Zugriffsdatum: 20.10.2011].

Freiwillige Feuerwehr, Schöllnach. Siehe http://www.feuerwehr-schoellnach.de/ [letztes Zugriffsdatum: 31.10.2011].

Gassmann R., Merfert-Diete Ch., Mader P. (2006): Substanzbezogenen Störungen im Alter, Informationen und Praxishilfen, DHS Info, BZgA Köln

Gesundheitsbericht Düsseldorf (2001): CMA chronisch mehrfach beeinträchtigte Abhängigkeitskranke. Gesundheitsamt Düsseldorf. Siehe www.duesseldorf.de/gesundheit/bericht/cma.pdf [letztes Zugriffsdatum: 20.10.2011] und http://www.duesseldorf.de/gesundheit/bericht/substanzmissbrauch_im_alter.pdf [letztes Zugriffsdatum: 23.12.2011].

Geyer D. (2009): Therapeutische Beziehungen zu älteren Suchtkranken. SuchtMagazin (3), 10–12, siehe http://www.suchtmagazin.ch/text3-09.pdf [letztes Zugriffsdatum: 21.10.2011].

Global Network for Tobaco Free Health Care Services (ENSH): siehe http://www.ensh.eu/ensh/racine/default.asp?id=980 [letztes Zugriffsdatum: 19.10.2011].

Guttempler-Gemeinschaft «Swarmstede» Schwarmstedt, siehe http://www.guttempler-schwarmstedt.de [letztes Zugriffsdatum: 21.10.2011].

Handelsblatt (16.01.2007): Einnahmen aus den Tabaksteuereinnahmen sinken. Siehe http://www.handelsblatt.com/politik/deutschland/einnahmen-aus-der-tabaksteuer-sinken/2756470.html [letztes Zugriffsdatum: 21.10.2011].

Haug S., Meyer Ch., Groß B., Urbricht S., Bauer St., John U. (2010): Internetbasierte Förderung der Tabakabstinenz in der Rehabilitation. Sucht (56), 117–124.

Haupt W. F., Jochheim K.-A., Remschmidt H. 2002. Neurologie und psychiatrie für Pflegeberufe, Georg Thieme Verlag Stuttgart

Havemann-Reinecke U., Weyerer S., Fleischmann H. (1998): Alkohol und Medikamente. Missbrauch und Abhängigkeit im Alter. Freiburg: Lambertus.

Hazelton L. D., Sterns G. L., Chisholm T. (2003): Decision-making capacity and alcohol abuse: clinical and ethical considerations in personal care choices, Elsevier, General Hospital Psychiatry (25), 130–135.

Health Canada (2002): Best Practices – Treatment and Rehabilitation for Seniors with Substance Use Problems. Siehe http://www.hc-sc.gc.ca/hc-ps/pubs/adp-apd/treat_senior-trait_ainee/index-eng.php [letztes Zugriffsdatum: 21.10.2011].

Hefti K. Ch. (2003): Wohlbefinden für Frauen ab 55, SuchtMagazin 4, 1–9, siehe http://www.bernergesundheit.ch/download/Donna-Nonna-ma-Donna.pdf [letztes Zugriffsdatum: 21.10.2011].

Hiss B. M. (2003): Alkohol im Altersheim. Sucht im Alter. SuchtMagazin (29), 20–24.

Holterhoff-Schulte I., Pegel-Rimpl U. (1997): Alkohol und Medikamentenmissbrauch im Alter. Niedersächsische Landesstelle gegen die Suchtgefahren Hannover, 6–33.

Holzbach R. (2007): Benzodiazepin-Entzug: Wie man es richtig macht. Medical Tribune (40), 11, 16. März.

Holzbach R. (2010): LBCp – Lippstädter Benzo-Check für Patienten, siehe http://www.lwl.org/klinik_warstein_bilder/pdf/BenzoCheck.pdf [letztes Zugriffsdatum: 21.10.2011].

Höpflinger F. (2009): Der Wandel des Alters. Dossier: Sucht im Alter. SuchtMagazin (3), 4–8.

Höwler E. (2000): Gerontopsychiatrische Pflege. Hagen: Brigitte Kunz.

Infanger P. (2009): Suchtprobleme im Altersheim, SuchtMagazin (3), 33–36.

INTERREG – Projekt zur Hilfe bei Sucht im Alter (2010): «Zurück ins Leben». Siehe http://www.salk.at/80_5974.html [letztes Zugriffsdatum: 21.10.2011].

Ivemeyer D., Zerfaß R. (2002): Demenztests in der Praxis, Ein Wegweiser, Urban & Fischer Verlag, München Jena.

Jacoby R., Oppenheimer C. (2005): Psychiatry in the Elderly, 3. ed. Oxford Press.

Jenull B., Brunner E. (2009): Macht Altenpflege krank? Zeitschrift für Gerontopsychologie & -psychiatrie 22 (1), 5–10.

Keller S., Velicer W. F., Prochaska J. O. (1999): Das Transtheoretische Modell – Eine Übersicht. In: Keller S. (Hrsg.): Motivation zur Verhaltensänderung – Das Transtheoretische Modell in Forschung und Praxis (17–44). Freiburg im Breisgau: Lambertus.

Kellnhauser E., Schewior-Popp S., Sitzmann F., Geißner U., Gümmer M., Ullrich L. (2004): Thiemes Pflege. 10 überarb. Aufl. Stuttgart: Georg Thieme Verlag.

Kessler J., Calabrese P., Kalbe E., Berger F. (2000): DemTect: Ein neues Screening-Verfahren zur Unterstützung der Demenzdiagnostik. Psycho (26), 6, 343–347.

Klein W. C., Jess C. (2002): One last Pleasure? Alcohol Use among Elderly People in Nursing Homes. National Association of Social Workers. Health & Social Work (27), 3, 193–203.

Koch-Straube U. (2001): Beratung in der Pflege. Bern: Verlag Hans Huber.

Köln-Nimmweter Instrumentarium für ethische Fallbesprechung (2009). Siehe http://www.erzbistum-koeln.de/export/sites/erzbistum/seelsorge/krankenhaus/ethik-medizin-pflege/_galerien/download/Ethische_Fallbesprechung/2009-10-09-EFB_Altenheim_Instrumentarium.pdf [letztes Zugriffsdatum: 31. 10. 2011].

Kolte B. (2005): Rauchen zwischen Sucht und Genuss. Forschungsgesellschaft, VS Verlag für Sozialwissenschaften.

Kors B., Seunke W. (2001): Gerontopsychiatrische Pflege. München: Urban & Fischer.

Kosche A. (2010): Suchtspirale durchbrechen. Rauchfrei in der Pflege. Pflegezeitschrift (63), 11.

Krebs-Roubicek E. (2003): Jeder sechste Patient in der Alterspsychiatrie leidet unter Alkoholabhängigkeit. SuchtMagazin (29), 4, 9–15.

Kreuzbund Kaarst (2011): Alkohol in Lebensmitteln, siehe: www.kreuzbund-kaarst.de/documents/alkohol_in_lebensmitteln.pdf [letztes Zugriffsdatum: 23.12.2011].

Kriminalstatistik Polizei in Berlin (2010), siehe: http://www.berlin.de/imperia/md/content/polizei/kriminalitaet/pks/polizeiliche_kriminalstatistik_berlin_2010.pdf?start&ts=1305693402&file=polizeiliche_kriminalstatistik_berlin_2010.pdf) [letztes Zugriffsdatum: 26.11.2011].

Kruse G., Körkel J., Schmalz U. (2000): Alkoholabhängigkeit erkennen und behandeln. Bonn: Psychiatrie Verlag.

Laux G., Dietmaier O., König W. (2002): Psychopharmaka. 7. Aufl. München: Urban & Fischer.

Laux G., Dietmaier O. (2009): Psychopharmaka. 8. Aufl. Springer Medizin Verlag Heidelberg

Lay R. (2004): Ethik in der Pflege. Hannover: Schlütersche.

Lindenmeyer J. (2010): Lieber schlau als blau. 8. Aufl. Weinheim: Beltz Verlag.

Lindenberger U., Smith J., Mayer K. U., Baltes P. B. (2010): Die Berliner Altersstudie,3., erweiterte Auflage, Akademie Verlag Berlin

Lutz H. (1996): Alkoholabhängigkeit im Alter. Drogen-Report (17), 2, 22–26.

Mader P. (2006): Substanzbezogene Störungen im Alter: Informationen und Praxishilfen. Hamm: Deutsche Hauptstelle für Suchtfragen.

Mader P., Gassmann R. (2006): Suchterkrankungen im Alter: Erkennen und Ansprechen! Pro Alter 1. Köln: Kuratorium Deutsche Altershilfe, 6–15.

Maurischat C. (2001): Erfassung der «Stages of Change» im Transtheoretischen Modell Prochaskas – eine Bestandsaufnahme. Forschungsberichte des psychologischen Insituts der Albert-Ludwigs-Universität Freiburg i. Br., Nr. 154. Siehe http://www.psychologie.uni-freiburg.de/forschung/fobe-files/154.pdf [letztes Zugriffsdatum: 21.10.2011].

Miller W. R., Rollnick S. (2002): Motivational Interviewing. Preparing people for change. 2nd ed. New York: The Guilford Press.

Miller W. R., Rollnick S. (2004): Motivierende Gesprächsführung. Freiburg im Breisgau: Lambertus.

Möller H.-J., Laux G., Deister A. (2001): Psychiatrie und Psychotherapie. 2. Aufl. Stuttgart: Georg Thieme Verlag, 306–347.

Molter-Bock E. (2004): Psychopharmakologische Behandlungspraxis in Münchener Altenheimen. Dissertation. Siehe http://edoc.ub.uni-muenchen.de/3058/1/Molter-Bock_Elisabeth.pdf [letztes Zugriffsdatum: 25.10.2011].

Morgan K., Closs J. (2000): Schlaf Schlafstörungen Schlafförderung. Ein forschungsgestütztes Praxishandbuch für Pflegende. Bern: Verlag Hans Huber, 5–10.

Mukamal K. J., Kuller Lewis H., Fitzpatrick A. L., Longstreth W. T., Mittleman M. A., Siscovick D. S. (2003): Prospective Study of Alcohol Consumption and Risk of Dementia in Older Adults. American Medical Association, March 19, Vol. 289, 11, 1405–1413.

Mundle G. (1996): Die Alkoholabhängigkeit im Alter. Sucht, Grundlagen, Diagnostik, Therapie. Stuttgart: Gustav Fischer Verlag.

Mundle G., Wormstall H., Mann K. (1997): Die Alkoholabhängigkeit im Alter. Sucht: Zeitschrift für Wissenschaft und Praxis (43), 3, 201–205.

Nestmann, F. (1997): Beratung. Bausteine für eine interdisziplinäre Wissenschaft und Praxis. Forum 37. Tübingen: Verlag Deutsche Gesellschaft für Verhaltenstherapie.

Nette A. (1998): Medikamentengebrauch und Medikamentenabhängigkeit im Alter – in ganz alltägliches Phänomen. In: Niedersächsische Landesstelle gegen die Suchtgefahren (Hrsg.): Alkohol- und Medikamentenmissbrauch im Alter: Gibt es Handlungsbedarf in Institutionen für alte Menschen? Dokumentation des Studientages vom 16. Oktober 1997. Hannover.

Nichtraucherschutz (2010): Rauchen schadet im Alter den Augen. Siehe: http://www.videoportal.sf.tv/video?id=9cf68882-3a7b-449c-ab01-d2e9daff834c oder http://www.nichtraucherschutz.de/NRI/29/nrinfo29-Rauchen.html [letztes Zugriffsdatum: 23.12.2011].

Onen S.-H., Onen F., Mangeon J.-P., Abidi H., Corpron P., Schmidt J. (2005): Alcohol abuse and dependence in elderly emergency department patients. Archives of Gerontology and Geriatrics (41), 191–200.

Oslin D. W. (2004): Late Life Alcoholism Issues Relevant to the Geriatric Psychiatrist. Geriatr Psychiatry (12), 6, November/December, 571–583.

Oslin D. W., Grantham S., Coakley E., Maxwell J., Miles K., Ware J., Blow F. C., Krahn D. D., Bartels S. J., Zubritsky C. (2006): PRISM-E: Comparison of Integrated Care and Enhanced Specialty Referral in Managing At-Risk Alcohol Use. Psychiatric Services (57), 7, 954–958.

Pallenbach E. (2009): Die stille Sucht, Missbrauch und Abhängigkeit von Arzneimitteln, Wissenschaftliche Verlagsgesellschaft Stuttgart

Perrar K. M., Sirsch E., Kutschke A. (2007): Gerontpsychiatrie für Pflegeberufe. Stuttgart: Georg Thieme Verlag.

Perrar K. M., Sirsch E., Kutschke A. (2011): Gerontpsychiatrie für Pflegeberufe. 2., aktualisierte und erweiterte Auflage, Stuttgart: Georg Thieme Verlag.

Polizeiliche Kriminalstatistik 2010. Bundesamt des Inneren, siehe: http://www.bmi.bund.de/SharedDocs/Downloads/DE/Broschueren/2011/PKS2010.pdf?__blob=publicationFile [letztes Zugriffsdatum: 2. April 2012].

Poser W., Böning J., Holzbach R., Schmidt G. (2006): Medikamentenabhängigkeit, Leitlinien der Deutschen Gesellschaft für Suchtforschung und Suchttherapie, siehe: http://www.borderlinezone.org/definition/med-leitlinien-medis-abhaeng.pdf [letztes Zugriffsdatum: 15.12.2011].

Quinten C., Grönke-Jeuck U. (2002): Die stationäre Behandlung von Alkohol- und Medikamentenabhängigkeit. Die Zukunft der Suchtbehandlung. Geesthacht: Neuland Verlag.

Raasch R. (1994): Sowas! Das Soziale Wohnen Alkoholkranker Senioren unterstützt ältere Alkoholiker im Kampf gegen die Sucht. Altenpflege. Hannover: Vincentz Verlag, 674–678.

Raasch R. (1998): Alter und Sucht, «SOWAS» – soziales Wohnen alkoholkranker Senioren im Berliner Seniorenheim Stallschreiberstraße – 10 Jahre Hilfe für alkoholkranke alte Menschen. pan – Psychiatrie und Altenhilfe news, 5–6.

Reinhard L. (2004): Ethik in der Pflege. Hannover: Schlütersche Verlagsgesellschaft.

Rinckens S. (2003): «Eine Ausrede findet sich immer!» Die subjektive Rückfallbegründung alkoholabhängiger Patienten. Bonn: Psychiatrie-Verlag.

Robert Koch Institut (RKI) (2006): Bundes-Gesundheitssurvey: Soziale Unterschiede im Rauchverhalten und in der Passivrauchbelastung in Deutschland, siehe: http://edoc.rki.de/documents/rki_fv/reJBwqKp45PiI/PDF/27ocvYbxUG4w_10.pdf [letztes Zugriffsdatum: 12.12.2011].

Rollini Ch. (2011): Tabak und Sexualität. Genève (HUG). Siehe: (http://www.stop-tabac.ch/ge_2010/index.php?option=com_content&view=article&id=961:effets-du-tabac-sur-la-sante&catid=140:faq&Itemid=200470 [letztes Zugriffsdatum: 12.12.2011].

Rollnick S., Mason P., Butler Ch. (1999): Health behavior change. A guide for practitioners. Edinburgh: Churchill Livingstone.

Ruhwinkel B. (2009): Medikamente im Alter. Dossier Sucht im Alter. SuchtMagazin (3), 18–20.

Rumpf H.-J. (2006): Diagnostik von Alkoholbezogenen Störungen im Alter. Zeitschrift für Gerontopsychologie & -psychiatrie (19), 4, 201–206.

Rumpf H.-J., Hapke U., John U. (2001): Lübecker Alkoholabhängigkeits- und Missbrauchs-Screening-Test (Last) Manual. Göttingen: Hofgrefe Verlag.

Rumpf H.-J., Weyerer S. (2006): Suchterkrankungen im Alter. In: Jahrbuch Sucht. Hamm: Deutsche Hauptstelle für Suchtfragen.

Sarfraz A. (2003): Alcohol Misuse Among Elderly Psychiatric Patients: A Pilot Study. Peel Mental Health Clinic, Mandurah, Western Australia, Substance Use & Misuse (38), 1883–1889.

Sauter D., Abderhalden C., Needham I., Wolff S. (2011): Lehrbuch Psychiatrische Pflege. 3. Aufl. Bern: Verlag Hans Huber.

Schädle-Deininger H. (2010): Fachpflege Psychiatrie. Frankfurt a. M.: Mabuse Verlag.

Schäffler A., Menche N., Bazlen U., Kommerell T. (1998): Pflege Heute. Stuttgart: Gustav Fischer Verlag.

Schäffer F. (2010): In die Jahre gekommen – ältere KonsumentInnen illegalisierter Drogen und ihre aktuelle Situation. Forschungsnotiz ISSN 1861-0110 INDRO e. V., siehe: http://www.indro-online.de/Schaeffler2010.pdf [letztes Zugriffsdatum: 15.12.2011].

Schäufele M. (2009): Epidemiologie riskanten Alkoholkonsums im höheren Lebensalter: eine Übersicht. Suchttherapie. Stuttgart: Georg Thieme Verlag.

Scheller R., Klein M., Zimm St. (1995): Verläufe von Suchtkarrieren: Langzeitkatamnesen aus kritischer Perspektive, in: Sucht und Rückfall: Brennpunkte deutscher Rückfallforschung, Körkel, Joachim (Hrsg.), Stuttgart: Enke 1995

Schmitz F., König D. (2007): Alkohol und Tablette im Pflegheim – was tun? Die Schwester der Pfleger. Bibliomed Melsungen (46), 586–590.

Schnell M. W. (2008): Ethik als Schutzbereich. Bern: Verlag Hans Huber.

Scholz H., Zingerle H., Quantschnig B. (1995): Missbrauch und Abhängigkeit von Alkohol und Medikamenten im höheren Lebensalter. Wiener Zeitschrift für Suchtforschung (18), 65–75.

Schreier M., Bartholomeyczik S. (2004): Mangelernährung bei alten und pflegebedürftigen Menschen, Wittener Schriften, Pflege Schlütersche Verlagsgesellschaft Hannover

Schulze A., Lampert Th. (2006): Bundes-Gesundheitssurvey: Soziale Unterschiede im Rauchverhalten und in der Passivrauchbelastung in Deutschland. Gesundheitsberichterstattung des Bundes.

Schwoon D. R. (2004): Basiswissen: Umgang mit alkoholabhängigen Patienten. Bonn: Psychiatrie Verlag.

Seitz H. K., Oswald B. R., Pöschl G. (2000): Alkohol und Alter. Handbuch Alkohol Alkoholismus Alkoholbedingte Organschäden. Heidelberg: Johann Ambrosius Barth Verlag.

Simpson H. (1997): Pflege nach Peplau. Freiburg i. Br.: Lambertus Verlag.

Soyka M. (1998): Dementielle Syndrome bei Alkoholabhängigkeit. Geriatrie Praxis (3), 21–25.

Spiegel Online (2004): Rauchen macht Dumm. Spiegel Online Wissenschaft 23.03., siehe: http://www.spiegel.de/wissenschaft/mensch/0,1518,291887,00.html [letztes Zugriffsdatum: 15.12.2011].

Steingass H.-P., Dreckmann I., Evertz P., Knorr D., Kreuels A., Linder H.-T., Tichelbäcker H., Verstege R. (2000): Soziotherapie chronisch Abhängiger. Ein Gesamtkonzept. Eichenzell: Neuland Verlagsgesellschaft.

Stengel B., Souchoud C., Cenee S., Hemon D. (2005): Einfluss von Alter, Blutdruck und Rauchen auf das chronische Nierenversagen. J. Nephrol Team 1-2005 Frankreich.

Tabakindustrie, siehe http://www.suchtmittel.de/info/nikotin/000631.php [letztes Zugriffsdatum: 21.10.2011].

Tabeling P. (2006): «Ich hätte keine andere Chance mehr gehabt». Integration von suchterkrankten Menschen im Altenheim. Kuratorium Deutsche Altershilfe Pro Alter I, 17–21.

Tebruck, B. (2007): Ethik im Alltag der stationären Altenpflege. Vortrag, gehalten am Fachtag «Ethische Entscheidungen in der Pflege und Versorgung alter und krankener Menschen» am 16. 11. 2007, Haus der Wissenschaften Bremen. Siehe http://www.hospiz-horn.de/pdf_vortraege/vortrag_tebruck_16_11.pdf [letztes Zugriffsdatum: 28. 10. 2011].

Teesson M., Degenhardt L., Wayne H. (2008): Suchtmittel und Abhängigkeit. Formen – Wirkung – Interventionen. Bern: Verlag Hans Huber.

Thor H., Menzel U., Kochte (2004): Suchtbericht des Landkreis Kamenz, 12.2004.

Tretter F. (2008): Suchtmedizin kompakt. Suchtkrankheiten in Klinik und Praxis. Stuttgart: Verlag Schattauer, 6–29.

Van Loh R. (2011): Auf Herz und Lunge. Altenpflege März. Hannover: Vincentz Verlag.

Varant Kupelian C., Link J. B. (2009): Association between Smoking, Passive Smoking, and Erectile Dysfunction: Results from the Boston Area Community Health (BACH) Survey. In: European Urology (52), 2, 416–422. Siehe http://linkinghub.elsevier.com/retrieve/pii/S0302283807003739 [letztes Zugriffsdatum: 31.10.2011].

Vieten M., Schramm A. (2001): Pflege konkret Neurologie, Psychiatrie. Pflege und Krankheitslehre. Lehrbuch und Atlas. München: Urban & Fischer.

Ascheraden v. Ch., Gellert R., Habenbuch F. (2009): Sucht im Alter: Die stille Katastrophe. PP 6, Aerzteblatt Ausgabe 2007, siehe www.aerzteblatt.de.

Voss U. (2011): Benzodiazepine, wie groß ist das Abhängigkeitspotential, siehe: http://www.uni-leipzig.de/~pharm/phfn/AngstVoss.pdf [letztes Zugriffsdatum: 23.11.2011].

Vossmann U., Geyer D. (2006): Abhängigkeitserkrankungen im Alter. Therapeutische Erfahrungen mit älteren Patienten. Zeitschrift für Gerontopsychologie und -psychiatrie (19), 4, 221–227.

Vossmann U., Wernado M. (1996): Alkoholabhängigkeit im Alter – Erscheinungsbild und Behandlung. Sucht Aktuell (3), 3, 13–23.

Watts M. (2007): Incidences of excess alcohol consumption in the older person. Nursing older People. January vol. 18, no 12, 27–30.

Weber U.: Benzodiazepine: Wie groß ist das Abhängigkeitspotenzial? Siehe http://www.uni-leipzig.de/~pharm/phfn/AngstVoss.pdf [letztes Zugriffsdatum: 31.10.2011].

Wehrmann U. Motivierende Gesprächsführung – neue Perspektiven für eine kreative, veränderungsfördernde Gesprächskultur. Siehe: http://www.schule-bw.de/lehrkraefte/beratung/suchtvorbeugung/informationsdienst/info18/I1835Wehrmann_E.pdf [letztes Zugriffsdatum: 06.12.2011].

Wetterling T., Kugler Ch. (2006): Ältere Suchtkranke im psychiatrischen Krankenhaus. Zeitschrift für Gerontopsychologie & -psychiatrie (19), 4, 195–200.

Weyerer S. (2003): Missbrauch und Abhängigkeit von Alkohol und Benzodiazepinen im höheren Alter. SuchtMagazin (4), 1–9.

Weyerer S., Schäufele M. (2000): Medikamentenabhängigkeit und Multimedikation. In: Kretschmar Ch., Hirsch R. D. et al.: «Angst – Sucht – Anpassungsstörungen im Alter». Schriftenreihe der DGGPP, 234–248.

Weyerer S., Schäufele M., Hendlmeier I. (2006): Alkoholmissbrauch und -abhängigkeit bei Bewohnern und Bewohnerinnen in Altenpflegeheimen. Repräsentative Ergebnisse aus der Stadt Mannheim. Zeitschrift für Gerontopsychologie & -psychiatrie (19), 4, 229–235.

Weyerer S., Schäufele M., Zimber A. (1999): Alcohol problems among residents in old age homes in the city of Mannheim, Germany, Australian and New Zealand. Journal of Psychiatry (33), 825–830.

White A. R., Rampes H., Liu J. P., Stead L. F., Campbell J. (2006): Bei Rauchern, die mit dem Rauchen aufhören wollen, scheint Akupunktur nicht wirksam zu sein. Cochrane Review, siehe http://www2.cochrane.org/reviews/de/topics/94_reviews.html [letztes Zugriffsdatum: 31.10.2011].

WHO (2011): ICD-10. Siehe: http://www.dimdi.de/static/de/klassi/diagnosen/icd10/htmlamtl 2011/ [letztes Zugriffsdatum: 12.12.2011].

Wied S., Warmbrunn A. (2007): Pschyrembel Wörterbuch Pflege, Pflegetechniken, Pflegehilfsmittel, Pflegewissenschaft, Pflegemanagement, Psychologie und Recht. 2. überar. u. erw. Aufl. Berlin: Walter de Gruyter.

Windrisch B., Brinkmann B., Taschan H. (2007): Alkoholgehalte ausgewählter Lebensmittel, Ernährung Nutrition (31), 1, 24–29, siehe: http://www.ernaehrung-nutrition.at/cms/nutrition/attachments/5/1/1/CH0163/CMS1233673857191/windrisch.pdf [letztes Zugriffsdatum: 23.12.2011].

Wolowski A., Demmel H.-J. (2010): Psychosomatische Medizin und Psychologie für Zahnmediziner, Compact Lehrbuch für Studium und Praxis, Stuttgart Schattauer Verlag

Wolter D. K. (2005): Zur Problematik der Benzodiazepinverordnung im Alter Teil 1, Geriatrie Journal 1.

Wolter D. K. (2005): Zur Problematik der Benzodiazepinverordnung im Alter Teil 2, Geriatrie Journal 2.

Wolter D. K. (2010): Sucht im Alter – Altern und Sucht. Grundlagen, Klinik, Verlauf und Therapie. Stuttgart: Kohlhammer.

Wolter D. K. (2006): «Editorial», «Alkohol-assoziierte kognitive Beeinträchtigungen». Sucht im Alter, Zeitschrift für Gerontopsychologie und -psychiatrie (19), 4, 189–220.

Yesavage J. A., Brink T. L., Rose T. L. (1982): Development and validation of a Geriatric depression screening scale: a preliminary report. J. Psychiatr Res 1982–83; 37–47

Zapotoczky H. G., Fischhof P. K. (1996): Handbuch der Gerontopsychiatrie. Wien: Springer.

Zehender, L. (2007): Das Bedürfnis nach Autonomie und Anerkennung – Eine Herausforderung für die institutionelle Altenbetreuung. Österreichische Pflegezeitschrift (10).

Zhang Y., Heeren T., Ellison Curtis R. (2005): Education Modifies the Effect of Alcohol on Memory Impairment: The Third National Health and Nutrition Examination Survey. Neuroepidemiology (24), 63–69.

Autorenverzeichnis

Andreas Kutschke, geboren 1959, lebt in Mönchengladbach. Er ist Pflegefachmann im Bereich gerontopsychiatrische Pflege, Wissenschaftler (BScN) und Krankenpfleger für geriatrische Rehabilitation. Er leitete mehrere Jahre einen gerontopsychiatrischen Langzeitbereich, später ambulante Dienste in Köln, und erbringt selbstständige Beratungs- und Lehrtätigkeit für verschiedene Institutionen und Träger. Andreas Kutschke arbeitet als Qualitätsmanager für die Städtischen Seniorenheime Krefeld. Er veröffentlichte verschiedene Publikationen zu geriatrischen und gerontopsychiatrischen Themen, u. a. als Mitautor bei «Gerontopsychiatrie für Pflegeberufe». Er verfasste alle Kapitel außer «Ethik».

E-Mail: kutschke.saez@t-online.de

Dirk Bethke, geboren 1960, lebt in Mönchengladbach. Er ist Fachkrankenpfleger für Psychiatrie sowie Wundexperte ICW®, arbeitete in verschiedenen Bereichen der Psychiatrie sowohl in der stationären als auch in der ambulanten Pflege und ist jetzt im Bereich Akutpsychiatrie in der LVR-Klinik in Mönchengladbach tätig. Er verfasste das Kapitel zum Thema Ethik.

E-Mail: dirkbethke60@web.de

Sachwortverzeichnis

A

Abhängigkeit 33–60
– Begriff 46–48
– Entwicklungsstufen 60
– Erklärungsansätze 54–59
Acetylcholin 57, 167
Alkohol 62
– Auswirkungen, allgemeine 64–65
– Folgen, körperliche 65–66
– Körper, alter 66–68
Alkoholabhängigkeit 36, 47, **61–128**
– Auswirkungen auf Betreuung/
  Pflege **68–70**, 75–76
– Beginn, früher/später 68
– Erkennungsverfahren 82–89
– Folgen, indirekte 77–80
– Folgen, gesundheitliche/soziale
  72–77
– Rückfall 80–82
Alkoholabhängigkeit/
  Pflegeinterventionen 108–123
– Angehörige 122
– Begleitungsmethoden 118
– Begleitungsregeln 116
– Beratung, integrative 119–121
– Einschätzen, psychisches 114
– Einschätzen, somatisches 115
– Entzugstherapien 108
– Essen/Trinken 112
– Hilfebedarf 113
– Kommunikation 123–128
– Kontakte, soziale 112
– Körperhygiene 111
– Leitlinien 110
– Medikamente 121
– Milieu/Umfeld, direktes 114
– Pflegebeziehung 109
– Therapiephasen 119

Alkoholabhängigkeit/
  Pflegekonzepte 89–128
– AA-Konzept 91
– Altenheim 96–100
– Begleitung 92–96
– Betreuung, ambulante 104
– Entwöhnung 107
– Fallmanagement 105–106
– Leitlinien/Ziele 89
– Motivation 107
– Prioritäten 90
– Sucht im Alter 100–104
– Wohnbereich, segregativer 100
– Wohnformen 96–104
Alkoholiker, anonyme 91
Alkoholmissbrauch 47
Altenheim 96
– Alkoholkranke 96–100
– Medikamentensucht 131
– Nikotinkonsum 175, 186
Altersbegriff 46–48
Angehörige 71–72, 75–76, 122
Angststörungen 133
Atemwegserkrankungen 167
AUDIT 83, **86–87**

B

BASDEC 114
Bedeutung, pflegerische 34–39
– Fachberatung/Therapie 35
– Konzepte/Strukturen, fehlende
  36
– Probleme, körperliche/soziale 38
Beeinträchtigungen, Alkohol-assoziierte
  kognitive 75
Befragung 18–26
– Leitungskräfte 21
– Pflegekräfte 18

Benzodiazepine 147, **149–161**
- Behandlung 149
- Entzug 147–149
- Symptome 147

Betreuungskonzepte, fehlende 36
Betreuungsstrukturen, fehlende 36
BMI 115–116

C
CAGE 83–84
CAM 114
Caput medusae 74
Case Management 105
Change Talk 125–126
Coping, unwirksames 55, 143, 172
Craving 60, **80**

D
Darmerkrankungen 74
Delir 51–54, 146
Delirium tremens 75
Demenzrisiko 75
Diarrhoe 74
Dilemmata, moralische 205
DIRA 82
Dopamin **54**, 57, 166
Drogen s. Opiatabhängigkeit
DSM-IV-Klassifikation 49–51
Durchblutungsstörung 172

E
Early-Onset-Trinker 68–71
Elektrolytstörungen 74
Entscheidungsfindung, ethische 206–211
Entstehungsmodelle 54–59
Entwöhnung/Alkohol 107
Entzugssymptome 51–54, 108, 146–149
Epidemiologie 39–46
- Deutschland 39
- Österreich/Schweiz 40

Erektionsstörungen 169
Ernährungszustand 115–116
Ethik 199–213

F
Fachberatung 35
Fachkenntnisse, eingeschränkte 36
Fagerström-Test 171, 173, 182
Fallbesprechung/-konferenzen 118

Fatigue 144
Flüssigkeitsdefizit 55

G
GABA 57, 135
Gasaustausch, beeinträchtigter 172
Gastritis 74
Gedächtnisstörungen 75, 77
Gehfähigkeit, beeinträchtigte 144
Gene 57
Geriatrie 28
Gerontopsychiatrie 28
Gesprächsführung, motivierende 123–128
Getränke, alkoholhaltige 63–64
Gewalttätigkeit, Gefahr einer
  fremdgefährdenden 56
Glutamat 57

H
Hautschädigung 56
Hautveränderungen 74
Herzleistung, verminderte 172
Herztinkturen 63

I
ICD-10-Klassifikation 48–51, 144–145, 170
Immobilitätssysndrom, Gefahr eines 144
Inzidenz 42

K
Kardiomyopathie 74
Katecholamine 54
Klassifikationen 48–51, 144–145, 170
Kommunikation 123–128
Kompetenz, moralische 202
Konditionierung, klassische 57
Konfabulation 78–79
Konflikte, moralische 205
Körperbildstörung 55, 143, 144
Körperhygiene, mangelnde 75–76, 111
Körperschädigung, Gefahr einer 172
Korsakow-Syndrom 75, **77–80**
Krebserkrankungen 74
Krebsrisiko 167, 169
Kurzzeitgedächtnisverluste 78

L
LAST 83, 86
Late-Onset-Trinker 36, 60, **68–71**

Lebensmittel, alkoholhaltige 62
Lippstädter Benzo-Check 142

M
Machtlosigkeit 55, 144
Magenerkrankungen 74
MALT 83, 86
Mangelernährung 55, 74
MAST 83–86
Medikamentenabhängigkeit/
 -missbrauch 38, 45, **129–163**
– Altenheime 131
– Auswirkung auf Pflegende 140
– Behandlungsleitlinien/-ziele 149
– Entstehung 137
– Folgen, gesundheitliche/soziale 140
– Folgen, körperliche 138
– Indikationen, häufige 132
– Konsumzunahme, altersbedingte 130
– Maßnahmen, allgemeine 150
– Medikamente, abhängig machende 134
– Medikationsleitspruch 140
– Pflegekräfte 162
– Prophylaxe 161
– Wahrnehmung, pflegerische 131
Medikamentenabhängigkeit/
 Pflegemaßnahmen 141
– Beratung 155
– Maßnahmen, allgemeine
 pflegerische 159
– Maßnahmen, prophylaktische 161
– Einschätzung/Erkennen 141–142
– Entzugssymptome 147
– Kontakte, soziale 160
– Konzepte, pflegerische 157
– Medikamentenabgabe, pflegerische
 156
– Patientenrolle, aktive 161
– Unterstützungsgruppen 160
– Verhaltensänderungsmodelle
 153–155
Medikamententagebuch 161
Merkfähigkeitsstörungen 75, 77
Mini Nutritional Assessment/MNA 116
Missbrauch s. Suchtmissbrauch
Missbrauchsbegriff 46
Modell 54–59
–, biologisches 57
–, neurowissenschaftliches 54

–, psychologisches 57
–, soziokulturelles 58
–, transtheoretisches 153
Moral 200
Moralität 201
Motivational Interviewing/MI
 123–128
Muskelbeschwerden 134

N
NANDA s. Pflegediagnosen
Neurotransmitter **54**, 57, 134–135,
 166–167
Nichtraucherschutz 186
Nikotinabhängigkeit 39, 46, **165–187**
– Abstinenzbelohnung 185
– Akupunktur 185
– Altenheim 175
– Altenheim/Brandgefahr 186
– Behandlung, medikamentöse 182
– Beobachtung, direkte 171
– Beratung 176
– Einschätzung 170
– Entspannungstechniken 184
– Folgen, körperliche 167
– Fünf-A-Konzept 179
– Gewichthalten 184
– Hypnose 185
– Nikotinersatztherapie 182
– Passivrauchen 186
– Pflegekraft, rauchende 196
– Raucheinteilung 181
– Rauchstopp/Reduzierung 174
– Rauchstopp/Zeitverlauf 179
– Tabakwirkstoffe 166
– Zwangsrauchstopp 181
Noncompliance 56, 144, 172
Noradrenalin 57

O
Obstipation 55, 143
Opiatabhängigkeit 189–193
– Betreuung/Pflege 191
– Erkrankungen, häufige 190

P
Pankreatitis 74
Persönlichkeitsabbau 74, 79
Persönlichkeitstheorie 57

Sachwortverzeichnis

Pflege bei Abhängigkeit 28
- Alkohol s. Alkoholabhängigkeit
- Drogen s. Opiatabhängigkeit
-, geriatrische/gerontopsychiatrische 28–31
- Medikamente s. Medikamentenabhängigkeit
- Rauchen s. Nikotinabhängigkeit

Pflege-Charta 202–205
Pflegediagnosen 54
- Alkoholabhängigkeit 54–56
- Medikamentenabhängigkeit 143–146
- Nikotinabhängigkeit 172

Pflegetheorie nach Peplau 109
Polyneuropathien 73
Prävalenz 42
Prävention 195–196
Promille-Stufen 64–65

R

Rauchen s. Nikotinabhängigkeit
Reinlichkeit, übertriebene 76
Relaps, alkoholbedingter 80–82
- Angebote, unterstützende 81
- Einschätzung 82
Rückenbeschwerden 134
Rückzug, sozialer 72

S

Schlafstörung 55, 132, 134, 143
Screening Alkoholabhängigkeit 83
Selbsthilfegruppen 160
Selbstschutz, unwirksamer 56, 144
Selbstwertgefühl, chronisch geringes 55
Serial Trial Intervention/STI 157–159
Serotonin 57, 167
SMAST-G 84–86
SOWAS 97

Spider Naevy 74
Stages of Changes 153–155
Stärkungstinkturen 63
Störungen, kognitive 74–75
Störungskriterien, diagnostische 50
Straßenverkehrsdelikte, alkoholbedingte 73
Strategien, übergreifende 195–198
Sucht im Alter 27–31
- Begriffsbeschreibung 46
- Betreuungskonzept 100
- Herausforderung 27
Suchtbegriff 46
Suchtmissbrauch 33
Suizidgefahr 56
Syndrom, amnestisches 49, 149

T

Tabak s. Nikotinabhängigkeit
Therapie 35
Thiaminmangel 73, 78
Trinken, kontrolliertes 99
TTM 153

V

Verhaltensstörungen, stoffgebundene 49, 144–146
Verhaltenstheorie 57
Verwirrtheit, akute 52
Vitamin-B12-Mangel 73, 78

W

Wahrnehmungsstörung 55, 143
Wernicke-Enzephalopathie 78

Z

Zusammenarbeit, interdisziplinäre 195

Medikamente: Substanzen/Substanzgruppen und Handelsnamen

A
Adumbran 135
Alkohol 49–50, 52–53, 60–128
Ammoniak 166
Amphetamine 50
Anabolika 137
Analgetika 133, 136
Antabus 122
Antepilepsin 135
Antidepressiva 122, 136, 137, 183
Antiepileptika 122
Antiphlogistika, nichtsteroidale 136
Antipsychotika 131
Anxiolytika 133
Arylcyclohexylamine 50
Aspirin 122

B
Baldrian 159
Barbiturate 134
Benzodiazepine 52–53, 121, 129–135, 137–139, 141–142, 147
Benzole 166
Bikalm 135
Biovital 63
Bisolvon-Linctus 63
Blausäure 166
Bronchicum Elixier 63
Bronchienmedikamente 63
Buerlecithin flüssig 63
Bupropion 183

C
Cannabinoide 49–50
Carbamazepine 122
Champix 183
Chlordiazepoxid 135
Clomethiazol 122
Clonazepam 135
Codein 63, 136
Codyl-Sirup 63
Coffein 50, 136

D
Dalmadorm 135
Diazepam 135, 146
Distraneurin 122
Disulfiram 122
Doppelherz 63
Dorex 63

E
Ephedrin 136
Ethanol 62
Ethylalkohol 62
Eupatal 63
Expectorans Solucampher 63
Expektal 63

F
Faustan 135
Fluninoc 135
Flunitrazepam 135
Flurazepam 135
Formaldehyd 166

G
Galama 63

H
Halluzinogene 50
Hustenmittel 63
Hypnotika 49, 121, 132, 134, 142

I
Inhalantien 50
Ipalat 63

K
Klosterfrau Melissengeist 63
Kokain 49–50

L
Laubel 135
Laxanzien 136
Librium 135
Lorazepam 122, 135
Lösungsmittel, flüchtige 50

M
Makatussin 63
Muskelrelaxanzien 134

N
Neuroleptika 131
Nicotin 50–51, 136, 165–170
Nortrilen 183

O
Opioide 49–50, 136, 189–193
Oxazepam 135
Ozothin 63

P
Pertussin 63
Phencyclidin/PCP 50
Phenole 166
Praxiten 135

R
Radepur 135
Risperidon 135
Rivotril 135
Rohypnol 135

S
Sedativa 49, 134, 142
Silomat 63
Sonmosan 135
Staurodorm 135
Stilnox 135
Stimulanzien 136
Substanzen, psychotrope 51, 129
Sympathikomimetika 50

T
Tabak 50, 165–170
Tavor 122, 135
Teer 166
Tegretal 122
Temazepam 135
Theophyllin 136
Tinkturen, alkoholhaltige 63
Tranquilizer 132
Tussipect 63

V
Valiquid 135
Valium 129, 135
Venostasin 63

W
Weingeist 62

X
Ximovan 135

Z
Zolpidem 132, 134–135
Zopiclon 132, 134–135
Zyban 183

Bücher aus verwandten Sachgebieten

Psychiatrische Pflege

Loth/Rutten/Huson-Anbeek/Linde (Hrsg.)
Professionelle Suchtkrankenpflege
2002. ISBN 978-3-456-83585-3

Sauter/Abderhalden/Needham/Wolff (Hrsg.)
Lehrbuch Psychiatrische Pflege
3., vollst. überarb. u. erw. Auflage
2011. ISBN 978-3-456-84640-8

Schmidt-Quernheim/Hax-Schoppenhorst
Professionelle forensische Psychiatrie
Behandlung und Rehablitation
im Maßregelvollzug
2., vollst. überarb. u. erw. Auflage
2008. ISBN 978-3-456-84582-1

Townsend
**Pflegediagnosen und -maßnahmen
für die psychiatrische Pflege**
3., überarb. u. erw. Auflage
2012. ISBN 978-3-456-83944-8

Walter/Nau/Oud (Hrsg.)
Aggression und Aggressionsmanagement
2012. ISBN 978-3-456-85073-3

Watkins
Recovery – wieder genesen können
Ein Handbuch für Psychatrie-Praktiker
2009. ISBN 978-3-456-84723-8

Altenpflege

Barrick et al. (Hrsg.)
Körperpflege ohne Kampf
Personenorientierte Pflege
von Menschen mit Demenz
2010. ISBN 978-3-456-84789-4

Bowlby Sifton
Das Demenz-Buch
Ein «Wegbegleiter» für Angehörige,
Pflegende und Aktivierungstherapeuten
2., überarb. Auflage
2011. ISBN 978-3-456-84928-7

Brooker
Person-zentriert pflegen
Das VIPS-Modell zur Pflege und Betreuung
von Menschen mit einer Demenz
2008. ISBN 978-3-456-84500-5

Buchholz/Schürenberg
**Basale Stimulation in der Pflege
alter Menschen**
3., überarb. u. erw. Auflage
2009. ISBN 978-3-456-84564-7

Davenport
«Giftige» Alte
Schwierige alte Menschen verstehen
und konstruktiv mit ihnen umgehen
2009. ISBN 978-3-456-84706-1

Gupta
Assessmentinstrumente für alte Menschen
2012. ISBN 978-3-456- 84805-1

Hafner/Meier
Geriatrische Krankheitslehre
Teil I: Psychiatrische und neurologische
Syndrome
4., vollst. überarb. u. erw. Auflage
2005. ISBN 978-3-456-84204-2

Kostrzewa/Gerhard
Hospizliche Altenpflege
Palliative Versorgungskonzepte
in Altenpflegeheimen entwickeln,
etablieren und evaluieren
2010. ISBN 978-3-456-84809-9

Marshall/Allan
«Ich muss nach Hause»
Ruhelos umhergehende Menschen
mit einer Demenz verstehen
2011. ISBN 978-3-456-84731-3

Weitere Informationen über unsere Neuerscheinungen finden Sie im Internet unter www.verlag-hanshuber.com.